从根源上逆转慢病与衰老的科学革命

人为什么会生病

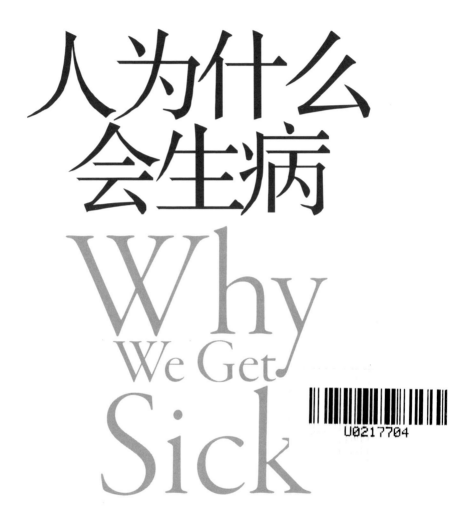

[美] 本杰明·比克曼 著　黄　山 译
Benjamin Bikman

北京科学技术出版社

读者须知

医学是随着人类的科研成果与经验积累不断发展的。本书中所有的建议都由作者审慎提出。虽然如此，你在采纳之前还是应该考虑自身情况与医生的建议。此外，如果你想获得详尽的医学建议，请向有资质的医生咨询。因本书相关内容造成的直接或间接的不良影响，出版社和作者概不负责。

Why We Get Sick by Benjamin Bikman, PhD

Copyright © 2020 by Benjamin Bikman. Published by arrangement with BenBella Books, Inc., Folio Literary Management, LLC, and The Grayhawk Agency, Ltd.
All rights reserved.
Simplified Chinese edition copyright © 2022 Beijing Science and Technology Publishing Co.,Ltd.

著作权合同登记号 图字：01-2021-5861

图书在版编目（CIP）数据

人为什么会生病 /（美）本杰明·比克曼著 ；黄山译 . — 北京 ： 北京科学技术出版社，2022.5（2024.8 重印）
书名原文：Why We Get Sick
ISBN 978-7-5714-2018-5

Ⅰ. ①人… Ⅱ. ①本… ②黄… Ⅲ. ①胰岛素抗体—研究 Ⅳ. ① R392.11

中国版本图书馆 CIP 数据核字（2021）第 272671 号

策划编辑：周 浪		电 话：0086-10-66135495（总编室）	
责任编辑：袁建锋		0086-10-66113227（发行部）	
责任校对：贾 荣		网 址：www.bkydw.cn	
图文制作：品欣工作室		印 刷：北京顶佳世纪印刷有限公司	
责任印制：李 茗		开 本：710 mm × 1000 mm 1/16	
出 版 人：曾庆宇		字 数：220 千字	
出版发行：北京科学技术出版社		印 张：17.25	
社 址：北京西直门南大街 16 号		版 次：2022 年 5 月第 1 版	
邮政编码：100035		印 次：2024 年 8 月第 7 次印刷	
ISBN 978-7-5714-2018-5			
定 价：79.00 元			

名人推荐

胰岛素抵抗作为多种慢性疾病发病的共同土壤，已经被越来越多的临床医生所认知，但是这种随工业文明发展而来的现代文明病还是第一次以这样的系统性科普方式介绍给普通读者。老子讲"抱一为天下式"，胰岛素抵抗作为多种慢性疾病发病的共同土壤，可以为我们进行慢性病管理提供一种共通的思路。相信无论是对于关注健康的一般读者，还是面对井喷式增长的慢性疾病患者的临床医疗工作者，这本书都会带来全新的视角。

——中国医师协会内分泌代谢分会常委，

中日友好医院内分泌科主任、教授、研究生导师

邢小燕

近20年来，我国经济迅猛发展，人民生活水平不断提高。但现代慢性疾病发病率也随之不断攀升，目前，我国慢性疾病患病总人数已居世界前列，这给患者个人及其家庭乃至整个社会都带来了沉重的负担，同时也给临床医疗工作带来了沉重压力。《人为什么会生病》一书收集了大量翔实的资料，用通俗易懂的语言，阐述了胰岛素抵抗不但是2型糖尿病的主要病因，还会导致肥胖症、高血压、高脂血症、高尿酸血症、动脉粥样硬化、心脑血管疾病、多囊卵巢综合征、帕金森病、老年痴呆及一些肿瘤等多种慢性疾病。通过本书的介绍，广大读者可以更全面地了解胰岛素抵抗对人体的危害。如果

我们早期采取措施，比如合理饮食、建立良好的生活方式、合理控制体重，等等，那么无须服药便可预防胰岛素抵抗，避免各种慢性疾病的发生和发展，取得事半功倍的效果。

——中华医学会内分泌学分会委员，北京大学首钢医院原大内科主任，

北京大学医学部优秀教师

陆小平

本书立意独特、结构严谨，读者可以从中了解为什么胰岛素抵抗是造成慢性病和衰老的潜在原因。比克曼博士为医学科研人员和寻求健康的普通读者写了一本语言优美、通俗易懂的著作。

——科技记者、《纽约时报》畅销书《脂肪的真相》

（The Big Fat Surprise）作者

妮娜·泰科尔兹（Nina Teicholz）

在发达国家，人们在读到与民众健康相关的新闻时，一定会感到心情沮丧，因为心脏病、糖尿病和各种神经退行性疾病（如帕金森病、阿尔茨海默病等）的患病人数都在持续上升。虽然如今对这些疾病的了解比以往任何时候都多，然而我们似乎对此仍然束手无策。但是，如果这些病症并非相互独立、互不关联，而是全部由某种病理状态（如胰岛素抵抗）造成的，事情是否会有所改观呢？在《人为什么会生病》一书中，本杰明·比克曼为我们揭示了许多疾病的根源，并提供了一条简明的康复与保健路径。

——《纽约时报》与《华尔街日报》畅销书作者

罗伯·沃尔夫（Robb Wolf）

是时候向人们普及"胰岛素抵抗"的概念了。如今仍有相当大一部分人未意识到，胰岛素抵抗是一种极为普遍且会造成严重后果的疾病，这是一个

重大问题，也是《人为什么会生病》着意解决的问题。

——医学博士、心脏病专家、循证医学教授

阿塞姆·马洛特拉（Aseem Malhotra）

《人为什么会生病》研究深入、内容翔实，是一部全面介绍胰岛素抵抗及其对人体影响的入门级读物。比克曼博士不但在书中以通俗易懂的语言阐述了胰岛素抵抗的发生原因，而且提供了相应的防治指南。如果您想了解当前工业化国家慢性病肆虐的原因及其防治措施，本书再合适不过了。所以，本人强烈推荐！

——医学博士、《纽约时报》畅销书《蛋白质的力量》

（Protein Power）作者

迈克尔·伊兹（Michael R. Eades）

胰岛素抵抗是目前困扰人类的几乎所有慢性病的根源。这些疾病不但吞没了无数的财富，而且为人类带来了无尽的痛苦。在本书中，本杰克·比克曼娴熟地阐述了胰岛素抵抗在疾病中的作用及其对人体的影响。最重要的是，他还揭示了消除胰岛素抵抗的方法！虽然他说的每一句话都有科学依据，而且这也是一本科学读物，但它通俗易懂、语言流畅，适于所有读者！

——医学博士、《全肉饮食》（The Carnivore Diet）作者

肖恩·贝克（Shawn Baker）

序

20世纪，医学取得了长足的进步。1900年，威胁人类的三大"健康杀手"分别是肺部感染（肺炎或流感）、肺结核和胃肠道感染。所以，如果有人在1900年问："人为什么会生病？"答案肯定是"因为感染"。但如今，情况发生了显著变化。随着公共卫生和个人卫生状况的改善，以及抗生素和抗病毒药物的广泛使用，在美国，因感染致死的人数已大大减少。

现在，如果我们再次问："人为什么会生病？"答案肯定与100多年前截然不同。目前，在美国，致人死亡的前两大病因（心脏病、癌症），以及前七大病因中的五个（心脏病、癌症、脑血管疾病、阿尔茨海默病和糖尿病），都与慢性代谢性疾病有关。[1] 在过去的数十年间，这些病症的发生率均呈上升趋势。那么，造成这一现象的原因是什么呢？通过阅读本书，您会发现，很多问题都能归结于同一个根源，那就是胰岛素抵抗和高胰岛素血症（即血液中胰岛素过量）。等等——这难道不是两个根源吗？不，它们俩其实是同一个。胰岛素抵抗和高胰岛素血症就像一枚硬币的两面，只是我们看待问题的方式不同而已。

作为一名肾病专家，我专攻肾脏疾病，而2型糖尿病是肾脏疾病的最常见病因。糖尿病患者的确诊数量在刚刚过去的短短30年内翻了两番，而我亲眼目睹了它造成的灾难性后果。除了肾脏疾病，2型糖尿病患者患心脏病、中风、癌症、失明、神经损伤、截肢和慢性感染的风险也大大高于普通人群。

几乎所有的慢性病都不是单一因素导致的。2型糖尿病（高胰岛素血症和胰岛素抵抗的一种典型状态）是其中最大的一种。由于我们未能彻底弄清2型糖尿病的致病根源，所以当前2型糖尿病的诊断和治疗存在根本性错误。目前，患者仅在血糖失控时才会被诊断为2型糖尿病，但其病因——超重和胰岛素抵抗——其实在确诊之前就早已存在了。正如本杰明·比克曼博士在本书中介绍的那样，我们应首先关注胰岛素抵抗。胰岛素抵抗是2型糖尿病的先兆，而且与许多其他病症相关。本书将胰岛素抵抗与大脑、心脏、血管以及其他内脏器官出现的各种问题联系起来，绘制出一幅令人震惊的画面。借此，我们可以了解慢性病肆虐的根本原因，以及能够采取的措施有哪些。作为一名教授和医学科研人员，这正是本杰明的专长。

我是在一次国际营养学会议上结识本杰明·比克曼博士的。会上，我介绍了间歇性断食对肥胖和2型糖尿病患者的益处。这两种疾病都是由胰岛素抵抗引起的。本杰明博士则在会上介绍了胰岛素的作用机制及其对健康的影响。我了解到，本杰明博士正在开展相关临床研究。这项研究所揭示的胰岛素在机体代谢方面的作用给我留下了深刻的印象。本杰明博士知识渊博且能言善辩，这两个优点难得能组合在一起。借助这一优势，他将与胰岛素相关的知识以通俗易懂的方式传递给了其他人。自那以后，我陆续参加过几次本杰明博士举办的讲座，每次都令我印象深刻且深受启发。本杰明博士思维敏捷，能够排除干扰，直击问题的核心。现在，他准备通过这部新书，即《人为什么会生病》，将其所了解到的知识广而告之。

和本杰明博士一样，我也是一名科普书作者。我在之前的几部书中探讨过肥胖的原因及其与2型糖尿病的关系。《肥胖密码》（*The Obesity Code*）和《糖尿病密码》（*The Diabetes Code*）这两本书，强调了胰岛素抵抗与肥胖、2型糖尿病的关联，以及它可能造成的其他后果。而在这本书中，本杰明博士明确指出，胰岛素抵抗是导致人患慢性病的原因，进而在更大的范围内解决了这一类的问题。本书囊括的疾病范围可谓庞大，但令人惊讶的是，多数疾病的发生都可以归结为一点，即胰岛素抵抗。为此，本杰明博士阅读了大量的文献，以期更清晰地描绘出胰岛素这一看似不起眼的激素对人体健康的影响。

胰岛素抵抗在众多疾病（如偏头痛、脂肪肝、高血压、阿尔茨海默病等）的发生和发展过程中都起着非常关键的作用。而且，这些疾病如今变得越来越普遍。本杰明博士认为，科学研究正在将这些看似毫无关联的健康问题联系起来。一项最新研究表明，高达85%的美国成年人可能存在胰岛素抵抗。其他一些国家的情形与美国相似，有的甚至更糟。[2]

本书的写作目的绝不仅限于为人们敲响警钟。尽管不及时治疗会导致严重的后果，但存在胰岛素抵抗并不意味着患者就被判了"终身监禁"，我们可以采取一些简单易行的方法来阻止或扭转胰岛素抵抗的发展。

本书中，本杰明博士将引领人们去摆脱那些失败的、基于热量平衡的"少吃多动"型策略，转而从一种更加精妙的、基于胰岛素生理作用的视角来解决问题。本杰明博士的策略侧重于通过生活方式的改变，使胰岛素重新回到健康水平。该策略设置合理，简单易行，效果突出。虽然本杰明博士提供的某些证据同样适用于传统医疗，但他指出，胰岛素抵抗很大程度上是由日常生活的选择造成的。生活方式对于我们来说，既是导致疾病的罪魁祸首，又是治疗疾病的重要方法。

胰岛素抵抗或许是一种您从未听说过的流行病。但要控制不断攀升的肥胖、糖尿病、阿尔茨海默病、心脏病等疾病的发生率，现在是时候对胰岛素抵抗进行深入研究了。如今，重拾健康的钥匙就握在您的手中！

——杰森·冯（Dr. Jason Fung）

目录

第一部分　问题：胰岛素抵抗及其危害

第三部分 解决方案：根除胰岛素抵抗的策略

绪论

如今，人类已经疾病缠身。从全世界范围看，人们都在同曾经极为罕见的疾病做斗争。但不幸的是，许多情况下，我们常常会输掉这场战争。据统计，全球每年有约1000万人死于癌症，另有近2000万人死于心脏病。此外，全球还有约5000万人患阿尔茨海默病，近5亿人患有糖尿病。

在上述疾病大肆流行的同时，其他一些致命性较低的疾病也呈抬头趋势。例如，全球约40%的成年人存在超重或肥胖；45岁以上的男性中，几乎一半的人睾酮水平偏低；近10%的女性正在因月经失调或不孕症而痛苦地挣扎。

乍看起来，这些疾病似乎毫无关联。但它们（以及其他许多疾病）其实存在一个共同点，那就是胰岛素抵抗可能是所有这些疾病的根源。您也可能存在胰岛素抵抗，而且可能性还不小。新近研究发现，高达85%的美国成年人可能存在胰岛素抵抗，[1]这一比例在墨西哥、中国和印度都约为50%，在欧洲一些国家和加拿大，这一比例偏低，但也超过了30%。此外，胰岛素抵抗在一些太平洋岛国、北非和中东地区人群中同样普遍存在。

胰岛素抵抗已成为全球最常见的健康障碍，每年受其影响的人群数量比其他任何疾病都要多。然而，大多数人对这一术语还相当陌生；即便有人对此有所了解，但也未必真正理解其含义。这并不奇怪，因为即便身为一名正在研究胰岛素抵抗的生物医学科学家，我也曾经对其一无所知。

我的蜕变之路：从对胰岛素抵抗一无所知到成为一名专家

既然胰岛素抵抗已如此普遍，那么您一定很疑惑：为什么自己并未听过更多的相关信息。您并不是唯一有此困惑的人。在将学术研究转向该领域之前，我对胰岛素抵抗同样不甚了了。

肥胖问题其实早在21世纪初就已经受到了人们的广泛关注。一项研究认为，脂肪组织能够分泌激素，而且这些激素可以随着血液到达全身，对相关组织器官产生影响。这一说法激起了我的兴趣，我想了解更多的内容。起初，我的研究方向是肌肉与运动的适应关系，那项研究使我对身体与肥胖的适应关系产生了兴趣。是啊，为什么不能存在这种关系呢？人体具有惊人的适应能力，即使出现了不健康因素（如肥胖），它也会设法适应并运转下去。（但您会在下文中了解到，并非所有的适应都是有益的。）随着文献阅读量的增加，我发现更多的证据表明，随着体脂的增加，脂肪本身也会产生胰岛素抵抗。

虽然我在读研究生期间对胰岛素抵抗的根源有了一些粗浅的了解，但对于胰岛素抵抗反向引起疾病的机制，我仍然一无所知。我的真正觉醒，发生在我成为大学教授之后。

我的首要教学任务，是向本科生讲授当人生病或受伤时，身体的运作方式，这门学科叫"病理生理学"。而作为一名科研人员，我长期致力于研究胰岛素抵抗的成因。但当时，我并没有意识到胰岛素抵抗与慢性病之间有什么更为特殊的联系，只是认为它是2型糖尿病的先兆，与心脏病之间也存在些许关联。

在整理讲课内容时，我逐渐开始关注胰岛素抵抗问题。后来，我豁然开朗。有件事至今仍令我记忆犹新：在准备一个有关心脏病（全球头号致死病因）的讲座时，我发现有数不清的文献强调胰岛素抵抗可通过多种方式导致高血压、高胆固醇血症、动脉粥样硬化等病症，这令我无比震惊，因为这种关联绝非无关紧要！

于是，我开始着意搜集其他疾病中也存在胰岛素抵抗的证据。结果发现，几乎所有的慢性病，在其发生和发展过程中都有胰岛素抵抗的身影。（正如下文所述，胰岛素抵抗在由食用精加工食品引起的慢性病中尤其常见。）

这是我第一次意识到，胰岛素抵抗会引起2型糖尿病以外的疾病。惭愧的是，那时我已经被人奉为胰岛素抵抗研究领域的专家了！

我对自身知识匮乏到如此程度感到尴尬。但令我惊讶的是，大多数医学科研人员和临床医生的无知程度与我无二。如果连生物医学专家都没有意识到胰岛素抵抗是导致常见慢性病的重要原因，我想普通人就更无从知晓了。随着时间的推移，我又意识到，如欲了解该问题的严重性，我们必须对浩如烟海的科研文献进行梳理，将所有相关要点串联起来。更为困难的是，我们还要将研究转化为实践，难怪极少有人愿意关注胰岛素抵抗带来的威胁。

最近，随着胰岛素抵抗研究范围的逐渐明晰，有人开始邀请我分享研究心得。于是，我开始通过公开演讲、采访和YouTube讨论的方式向全世界分享相关信息。然而，再多的演讲也不足以对这一话题进行完整的阐述，这令我萌生了出书的想法。

本书意在揭开胰岛素抵抗的神秘面纱，从而让所有人都能了解何为胰岛素抵抗，以及它如此危险的原因是什么。我希望以可靠的文献证据为基础，用能够阻止甚至扭转胰岛素抵抗的知识来武装读者。我希望向读者传授一些方法，使他们无须服用药物（或采用其他医疗手段），只通过简单地改善生活方式就能预防相关疾病。

本书援引的研究成果出自全球数百家学术机构。在胰岛素抵抗研究方面，这些机构大都有百年的功底。作为本书的作者和一名科研人员，我认为它们寻求证据的过程很有启发性。本书基于已发表且通过同行评议的科研成果写成，而非我个人的涂鸦之作。（所以，如果您与其中某些研究结论意见相左，还请以原始证据为主。）

如何判断自己是否存在胰岛素抵抗？

正如前文所述，对于胰岛素抵抗的普遍性、它引起的问题以及胰岛素抵抗的判断方法，许多专业医务人员都不甚了解。所以，即使医生从未向您提及该问题，也不代表您不存在胰岛素抵抗。

如欲了解自身是否存在胰岛素抵抗，请回答下列问题：

·您的腹部是否有摆脱不掉的赘肉？

·您是否患有高血压？

·您是否有心脏病家族史？

·您的血甘油三酯水平是否偏高？

·您的身体是否容易出现水肿？

·您的颈部、腋窝和其他身体部位是否有深色的皮肤斑块或皮赘？

·您的家庭成员中是否有人存在胰岛素抵抗或患有2型糖尿病？

·您是否患有多囊卵巢综合征（该项只针对女性）或勃起功能障碍（该项只针对男性）？

如果其中一个问题您回答了"是"，那么您就有患胰岛素抵抗的可能。如果任意两个（或以上）问题您回答了"是"，那么您肯定患有胰岛素抵抗。

无论您属于哪一种情形，本书都非常适合您。所以，您有必要阅读并了解胰岛素抵抗这一全球最常见疾病——了解它为何如此常见，了解您为什么要注意它，了解您能够采取的措施有哪些。现在是时候换一个角度来看待健康问题了，您可借此更清楚地了解自身的患病风险，并通过胰岛素视角来解决潜在的健康问题。

阅读指南

为了书尽其用，请牢记我的三大写作目的：

· 帮助人们熟悉胰岛素抵抗这一全球最常见的病理生理变化；

· 提供相关信息，证明胰岛素抵抗与常见慢性病存在关联；

· 提供针对胰岛素抵抗的解决方案。

本书各部分内容正是基于这三大目的展开的。第一部分介绍了胰岛素抵抗及其引起的众多病症。如果您已经稔熟胰岛素抵抗与许多慢性病之间的关联，并且希望了解这种关联的根源，请直接跳到第二部分。如果您已经了解造成胰岛素抵抗的原因及其后果，并且渴望学习消除该问题的最佳策略及其背后的科学原理，请直接阅读第三部分。

当然，对于大多数读者，甚至那些自认为了解胰岛素抵抗及其重要性的人，我还是建议从头读起，因为胰岛素抵抗背后有着很多不为人知的秘密（看完后您一定会大吃一惊）。

考虑到众多疾病均与胰岛素抵抗有关，我在书中用了较大篇幅来探讨胰岛素抵抗导致人们患病的原因。书中讨论的许多疾病，如2型糖尿病、严重的心脏病、阿尔茨海默病和部分癌症，均为目前尚无法治愈的重病。所以，有时候您可能会产生自己在读恐怖故事的错觉。但请不要绝望，尽管这些严重的慢性病都是由胰岛素抵抗引起的，但胰岛素抵抗是可以预防甚至逆转的。我们将在书中详细讨论这一点。虽然本书的一些内容可能令人生畏，但好在它有一个圆满的结局——我们仍能奋起一战，而且，如果采用基于科学的解决方案，我们一定能赢得最终的胜利！

第一部分

Why We Get Sick

问题：胰岛素抵抗
及其危害

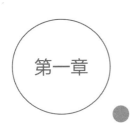

第一章

何为胰岛素抵抗？

胰岛素抵抗是一种您可能从未听说过的流行病。很多人对它并不熟悉，正是这种认知匮乏掩盖了它的普遍性。据统计，有一半的美国成年人存在胰岛素抵抗。[1]但实际情况可能是，多达88%的美国成年人可能受其影响。[2]

更加令人不安的是，这一情况在未来会更加普遍。而且，这不是一个区域性问题，而是一个全球性问题。80%的胰岛素抵抗患者生活在发展中国家。和美国一样，中国和印度的成年人中有一半存在胰岛素抵抗。胰岛素抵抗的流行并不是最近才开始的。根据国际糖尿病联合会的统计，全球胰岛素抵抗病例数量在过去30年间翻了一番，而且极有可能在未来20年内再翻一番。（图1-1）

胰岛素抵抗曾经是一种"富贵病"（我习惯称之为"富贵造成的瘟疫"），或者说，它曾是一种主要影响富裕中老年人的病症。但最近，这一情况发生了变化。有文献称，一名4岁的儿童患有胰岛素抵抗（在北美，高达10%的儿童患有该病[3]）。而且，低收入国家患该病的人口比例已经超过了高收入国家。[4]（图1-2）

糟糕的是，绝大多数胰岛素抵抗患者并不知道自己已经患病，甚至从未听说过这种病。所以，和公众探讨胰岛素抵抗的发病率在全球范围内逐渐上升的话题时，我们面临着一个额外的任务，那就是先让人们了解它。

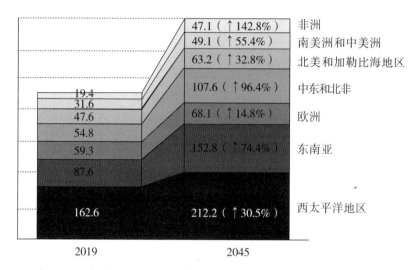

图 1-1　各地区当前（2019 年）与未来（2045 年）糖尿病患病人数（单位：百万）
数据来源：国际糖尿病联合会[5]

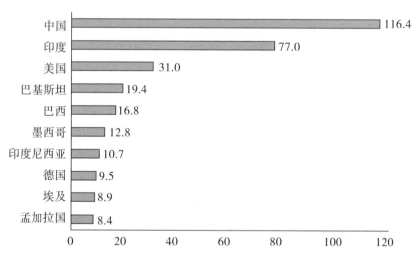

图 1-2　2019 年成年糖尿病患者人数排名前 10 位的国家（单位：百万）
数据来源：国际糖尿病联合会[6]

胰岛素简介

在讨论胰岛素抵抗之前，我们先来介绍一下什么是胰岛素以及胰岛素的作用。许多人只知道胰岛素是糖尿病患者使用的一种药物，但它实际上是人体产生的一种激素。

大多数激素都是在身体的某个部位产生，随着血液到达身体各处，并能作用于相关组织器官的一种蛋白质。具体到胰岛素，它是由胰腺（胰腺中的胰岛）产生的。胰腺是位于胃后方的一个器官。胰岛素最为人熟知的作用是参与调节血糖平衡。当人食用升糖食物后，胰腺会释放胰岛素，胰岛素会打开细胞之门，让葡萄糖进入大脑、心脏、肌肉等处的细胞以及脂肪组织，从而使血糖降低。除了参与调节血糖平衡，胰岛素对人体所有组织中的细胞都有影响，由此可见其作用范围之广。这种广泛性在其他激素中是极为罕见的，其他激素通常只影响一个或几个器官。然而，胰岛素却能用它那威力无穷的"手"触及人体的大部分细胞。

胰岛素的作用因目标组织器官细胞的不同而有所差异。例如，当胰岛素作用于肝细胞时，会促进后者合成脂肪（以及其他物质）；作用于肌肉细胞时，会促进后者合成蛋白质（以及其他物质）；等等。从头到脚，从内到外，胰岛素调节着每一处细胞的能量代谢，改变着其大小，影响着其他激素的产生，甚至决定着细胞的生死。所有这些作用都依赖于胰岛素的一种能力，那就是让细胞将小东西变成大东西，这一过程被称为"合成代谢"。所以，胰岛素是一种促进合成代谢的激素。（图1-3）

显然，胰岛素对于人体来说非常重要。当然，前提是它能正常发挥作用。如果胰岛素不能正常发挥作用，一种被称为"胰岛素抵抗"的状态便出现了。

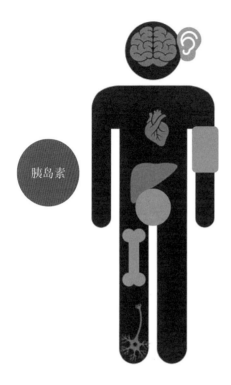

大脑：利用葡萄糖产生能量，促进神经细胞
　　　生长。

耳朵：利用葡萄糖产生能量，维持听觉。

心脏：利用葡萄糖产生能量，维持心脏大
　　　小，降血压。

肌肉：利用葡萄糖产生能量，合成肌肉蛋白
　　　质，维持体形。

脂肪：将葡萄糖转化为脂肪，存储脂肪，促
　　　进生长。

肝脏：存储葡萄糖，产生脂肪。

睾丸/卵巢：产生激素。

骨骼：利用能量，促进生长。

神经：利用葡萄糖产生能量，促进生长。

图 1-3　胰岛素的众多作用

何为胰岛素抵抗？

简而言之，胰岛素抵抗就是指机体对胰岛素的反应减弱。当细胞不再对胰岛素做出有效反应时（该现象可由多种情况引起，详见下文），就会产生胰岛素抵抗。

这种情况下，某些细胞需要高于正常水平的胰岛素才能产生与之前相同的反应。因此，胰岛素抵抗的主要特征是血液中的胰岛素水平较之前升高了，但胰岛素的作用却不如从前。

"血液葡萄糖"还是"血糖"？

虽然"血糖"一词语义含混且具有误导性，但从理论上讲，它是一种正确表述，因为一切简单碳水化合物都可以被称为"糖"。"糖"通常指的是蔗糖（即食糖和高果糖玉米糖浆），这是一种由葡萄糖和果糖分子结合而成的化合物。但此"糖"并非我们谈论的"血糖"。更准确地说，"血糖"专指葡萄糖。葡萄糖是人体摄入碳水化合物类食物并将其消化后的最终产物。

如前文所述，胰岛素的主要作用之一是参与调节血糖平衡。由于持续的高血糖具有危险性，甚至可能致命，因此，人体需要胰岛素将血液中的葡萄糖引导到组织细胞中，从而将血糖降到正常水平。那么，如果存在胰岛素抵抗，血糖会发生怎样的变化呢？胰岛素抵抗会使血糖控制受到影响，造成血糖水平升高，即所谓的"高血糖症"。抱歉，这里有些离题了。胰岛素抵抗可能在一个人患2型糖尿病之前就已经存在相当长一段时间了。（1型糖尿病和2型糖尿病的区别见下一节。）

人们几乎总是将胰岛素与血糖联系在一起，但考虑到胰岛素在体内的数百种（或许有数千种）作用，这种认识未免失之偏颇。在健康人体内，血糖水平正常通常意味胰岛素水平也正常。然而在胰岛素抵抗患者体内，血糖水平可能保持正常，但胰岛素水平却高于预期。在胰岛素抵抗和2型糖尿病的诊疗过程中，我们一直把血糖当作主角，实际上它只是个配角。换言之，血糖只是我们用来诊断和监测2型糖尿病的典型血液标志物，而胰岛素水平才是我们应该优先关注的对象。

那么，为什么两者的优先级会发生混淆呢？其实，这种基于血糖的胰岛素抵抗和2型糖尿病观念的形成是存在一定历史和科学原因的。

为什么人们大多关注血糖，而不关注胰岛素？

人们过去一直认为胰岛素抵抗是导致2型糖尿病的重要原因之一，所以它也被归为糖尿病（diabetes mellitus）的一种。

关于糖尿病的最早记载见于3000多年前的古埃及。古埃及的一份医学纸草书记载，患有某种疾病的人会排尿过多。后来，印度医生注意到某些人的尿液能像蜂蜜一样吸引昆虫。（事实上，"mellitus"即是对上述症状的描述。在拉丁语中，"mellitus"的意思是蜜糖。）

再后来，在希腊，这种病因多尿而得名"diabete"。"diabete"原意为"穿过"，它进一步强调了患者会产生大量尿液的事实。上述观察结果都有一个共同发现：在所有病例中，患者多尿且伴有体重减轻。有趣的是，早期的理论认为肉会溶解成尿液。

其实，早期的医生描述的是1型糖尿病。直到公元5世纪，才有医生认识到，糖尿病其实存在两种类型：一种发病年龄较早，且会导致体重减轻（即现代医生所称的"1型糖尿病"）；另一种发病年龄较晚，且会导致体重增加（即现代医生所称的"2型糖尿病"）。虽然类型不同，但在当时，二者的诊断标准是一样的，即尿液中的糖含量过高。在缺乏高超技术的条件下，人们基于葡萄糖对糖尿病下定义是可以理解的，毕竟高水平的葡萄糖导致了最常见的症状——多尿。

然而，以现代的观点来看，这一定义忽略了一个更相关因素——胰岛素。虽然1型糖尿病和2型糖尿病都存在血糖过高的问题，但它们在血浆胰岛素水平方面的表现却大相径庭。1型糖尿病患者体内胰岛素过少（或没有），而2型糖尿病患者体内胰岛素过多。

而胰岛素过量正是胰岛素抵抗的结果。由于与2型糖尿病存在关联，所以，胰岛素抵抗便被掩盖在了基于血糖的糖尿病诊断视角之下。

青少年发病的成人型糖尿病：拥有1型糖尿病的表现，却不是1型糖尿病

您是1型糖尿病患者吗？您的兄弟姐妹是吗？您的父母是吗？您的叔、伯、舅、姑、姨是吗？您的祖父母呢？即使您有明显的1型糖尿病家族史，但您本人也可能没有患病。事实上，1型糖尿病很少遗传。如果您存在1型糖尿病的相关临床表现，可以要求医生检测您体内是否存在抗β细胞抗体，如谷氨酸脱羧酶抗体（GADA）、人蛋白酪氨酸磷酸酶抗体（IA-2A）、抗胰岛细胞抗体（ICA），因为它们是1型糖尿病的明确诊断指标。如果检测结果为阴性，但存在糖尿病的典型发病症状，那么您很有可能患了青少年发病的成人型糖尿病（maturity onset diabetes of the young，MODY）。

与典型的1型糖尿病不同，青少年发病的成人型糖尿病是一种具有显著家族遗传倾向的遗传病。患者体内与产生胰岛素有关的基因发生了突变并失去作用。重要的是，与真正的1型糖尿病相比，青少年发病的成人型糖尿病不会对胰腺中负责生产胰岛素的β细胞造成损害。换言之，青少年发病的成人型糖尿病患者体内的β细胞依然完整，只是无法发挥正常功能。

由于缺乏胰岛素，青少年发病的成人型糖尿病患者确实会表现出1型糖尿病的所有症状，如高血糖、体重减轻、多尿、晕厥、口渴和饥饿。但是，1型糖尿病患者必须用胰岛素治疗，而青少年发病的成人型糖尿病患者可以用口服药物治疗，甚至在某些情况下只需改善生活方式即可。（治疗方法取决于其发生突变的具体基因。）

所以，您所谓的1型糖尿病家族史中的1型糖尿病可能根本就不是1型糖尿病。

由于缺乏现代技术手段，早期的医生只能专注于他们能够观察到的事物，这情有可原。但令人费解的是，为什么时至今日，医生们仍然执着

于血糖呢？因为血糖比胰岛素更容易被检测。检测血糖，我们只需要一台简易血糖仪即可。相比之下，胰岛素的检测难度要大得多。直到20世纪50年代末，人类才掌握了胰岛素检测技术，而且检测过程中还需要处理放射性物质。〔罗莎琳·萨斯曼·耶洛（Rosalyn Sussman Yalow）博士通过测定血标本中胰岛素含量建立了放射免疫分析法，并获得了诺贝尔奖。〕虽然如今的胰岛素检测技术已经相对成熟，但它依然不够简便，而且费用较高。

尽管我们如今已经可以对血浆胰岛素水平进行检测，但这来得似乎太迟了，因为糖尿病是一种"血糖疾病"已然成了一种根深蒂固的认知，而这一认知又促使我们针对该病形成了完全基于血糖的临床诊断标准。如果您以"血糖"和"糖尿病"为关键词进行网络搜索，一些排名靠前的结果会明确给出1型糖尿病和2型糖尿病的临床诊断标准。（二者的临床诊断标准是相同的，均为餐后2小时血糖≥11.1 mmol/L[①]。这似乎有些奇怪，因为它们之间其实存在较大的区别。）如果您上网搜索"胰岛素"，则会发现有关胰岛素治疗的信息铺天盖地。但具体到糖尿病，与血浆胰岛素相关的临床诊断方面的信息却少之又少。即便作为一名专业研究该病症的科研人员，我也很难就糖尿病给出一个具体的以血浆胰岛素水平为指标的诊断标准。

上述现象着实有趣，但它仍不足以解释为什么竟有如此多的胰岛素抵抗患者未被确诊。既然我们能够通过血糖水平确诊2型糖尿病，为什么

[①]　糖尿病的诊断一般不难，空腹血糖≥7.0 mmol/L，和／或餐后2小时血糖≥11.1 mmol/L，和/或糖化血红蛋白≥6.5%即可确诊。但2型糖尿病的特征是胰岛素抵抗、胰岛素相对缺乏所造成的高血糖，这与1型糖尿病中的胰岛素绝对缺乏大不相同，后者是因为胰岛细胞损坏所致。血糖水平不能直接区分1型糖尿病和2型糖尿病，还需根据年龄、临床表现等综合判定。

不能用它来诊断胰岛素抵抗[①]（又被称为"糖尿病前期"）呢？其原因是胰岛素抵抗并不一定意味着高血糖。也就是说，存在胰岛素抵抗的人，血糖水平不一定升高。（图1-4）既然如此，究竟是哪个方面出现了问题呢？您猜对了，是胰岛素作用发挥出现了问题。如果您存在胰岛素抵抗，那么您的血浆胰岛素水平必然会超出正常范围。但难点在于，既要为"过多"的血浆胰岛素确定一个具有一致性的指标，又要在临床上对其进行检测（而这是大多数医生在做常规检测时不会涉及的）。

于是出现了一种现象：有些人的胰岛素抵抗越来越严重，但其血糖仍然保持在正常范围内。这种现象可持续数年甚至数十年。但由于我们通常将血糖视为问题之源，所以直到胰岛素抵抗严重到一定程度时，才会意识到症结所在。此时，患者无论分泌多少胰岛素，都不能将血糖控制在正常

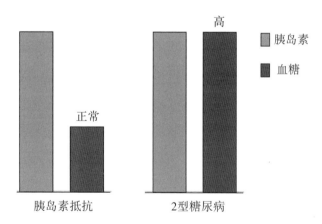

图1-4　胰岛素抵抗与2型糖尿病患者体内的胰岛素与血糖含量对比图

---

①　HOMA-IR胰岛素抵抗指数是目前临床上较常用的方法。HOMA-IR胰岛素抵抗指数=空腹血糖水平（FPG，mmol/L）×空腹胰岛素水平（FINS，μU/mL）/ 22.5。如果您的HOMA-IR数值很高，说明身体需要比正常情况使用更多的胰岛素，来保持血糖平衡。数值越高，您对胰岛素的抵抗就越强。通常，HOMA-IR>1.5时应警惕胰岛素抵抗的存在。糖化血红蛋白（HbA1c）水平反映过去2~3个月内血糖控制的状况，也是一种简单易行的检测方法。当HbA1c≥5.5%提示存在胰岛素抵抗，HbA1c≥6.5%提示糖尿病。最后，甘油三酯与高密度脂蛋白胆固醇的比值（TG/HDL）也是一种常用的诊断方法。3.0<TG/HDL<8.0提示胰岛素抵抗高风险，TG/HDL≥8.0提示确诊糖尿病。

范围。也正是由此时开始（可能在患胰岛素抵抗多年之后），胰岛素抵抗才引起我们的注意。

历史和科学竟然朝着如此错误的方向发展，这着实令人遗憾。最令我感到挫败的是，众多胰岛素抵抗患者之所以未被确诊，是因为我们看待问题的方式发生了错误。如果血浆胰岛素很容易检测，我们或许就不会将1型糖尿病和2型糖尿病混为一谈了，我们或许会推出一种能够及早识别它们的机制。但这一切都建立在我们对胰岛素这一更相关指标给予及早关注的基础上。与血糖相比，血浆胰岛素水平能够更好地预测2型糖尿病的发生风险，甚至能够提前20年预测到2型糖尿病的发生。[7]

在继续探讨之前，我们有必要明确以下两点。

首先，如前文所述，胰岛素抵抗会增加2型糖尿病的患病风险。这是事实，但二者的关系需要进一步澄清。2型糖尿病就是胰岛素抵抗发展到一定程度的结果。这一点，我们已经知道有近100年的时间了。1931年，德国科学家威廉·法尔塔（Wilhelm Falta）首次提出了这一概念。[8] 所以，如果您以后再听到有人谈论2型糖尿病的危害，可以直接将"2型糖尿病"替换为"胰岛素抵抗"，因为这种说法更加贴切。例如，与其说某人有2型糖尿病家族史，不如说他有胰岛素抵抗家族史。

其次，胰岛素抵抗表现为高胰岛素血症状态。这意味着，胰岛素抵抗患者血液中的胰岛素水平比普通人高。（当我们讨论到长期处于这种状态所造成的危害时，您就会明白其中的关联了。）

需要注意的是，胰岛素抵抗本身并不致命，它只是一种能快速将人送往死亡之地的工具，因为胰岛素抵抗会引起其他致命性疾病。当然，这也意味着我们可以通过消除这一根本原因来改善多种看似毫无关联的健康问题。

事实上，胰岛素抵抗与许多严重的慢性病有关，如脑病、心脏病、血管病和生殖系统疾病等。如果不及时治疗，胰岛素抵抗会使小问题演变成大病。大多数胰岛素抵抗患者最终都死于心脏病或其他心血管并发症，其他一些人则会患上阿尔茨海默病、乳腺癌、前列腺癌或其他致命性疾病。

我们必须了解胰岛素抵抗的致病方式，因为这对于理解胰岛素之于人类健康的意义至关重要。所以，我会在后续几章详细探讨胰岛素的生理作用，以及胰岛素抵抗导致各种疾病的机制。

现在请大家系好安全带，因为接下来将是一段颠簸的旅程。

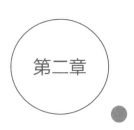

第二章

胰岛素抵抗与心血管疾病

  心脏病是全球头号"健康杀手"。因心脏病导致的死亡人数占因病死亡总人数的30%以上。鉴于其致死率如此之高，人们对心脏病的病因进行了深入探讨。经常上榜的心脏病病因包括吸烟、酗酒、高脂饮食、缺乏运动和腹型肥胖。然而，胰岛素抵抗却鲜有人关注。有些人认为，如果将心脏病的致病因素比作一张拼图，胰岛素抵抗充其量是其中的一块。但事实上，胰岛素抵抗恰恰就是整张拼图。胰岛素抵抗和心血管疾病之间存在密不可分的联系。约瑟夫·克拉夫特（Joseph Kraft）是一位杰出的医学家，他一生致力于揭秘胰岛素抵抗对身体健康的影响，并取得了丰硕的成果。克拉夫特曾明确表示："那些患心血管疾病的人之所以没有被诊断为2型糖尿病（或胰岛素抵抗），仅仅是因为他们尚未被确诊而已。"[1]换言之，对于心血管疾病和胰岛素抵抗，只要确诊其中一个，另一个被确诊只是早晚的事。[2]二者的联系如此紧密，以至于有些生物医学期刊设置专栏来讨论该话题。

  我们如今所称的"心脏病"，实际上并不仅仅指某一种疾病。"心脏病"和"心血管疾病"是影响人类心脏和血管健康的各种病症的统称。因此，"心脏病"可能包括高血压、心肌肥厚、动脉斑块形成或其他情况。我们将在本章对其中几种进行讨论。

高血压

血压过高会极大地增加人患心脏病的概率。随着血管内压力的增加，心脏必须更加努力地工作，才能使血液充分地流到全身。由于心脏长时间承受过大的负荷，所以如果不加以治疗，高血压最终会导致心力衰竭。

毫无疑问，胰岛素抵抗与高血压存在关联。如果患者同时且长期患有这两种疾病，就表明这种关联的确存在。研究发现，几乎所有高血压患者都存在胰岛素抵抗。[3]专业医务人员对此并不感到诧异。但值得注意的是，胰岛素抵抗与高血压之间的关系并不仅仅在于"二者存在相关性"，因为我们已经了解到，胰岛素抵抗和高水平的胰岛素可直接导致高血压。但绝大多数胰岛素抵抗患者并不知道他们已经存在胰岛素抵抗。对于刚刚被确诊的高血压患者，这种因果关系可能是他们患有胰岛素抵抗的第一个证据。

但被确诊患有高血压并不意味着未来一片黑暗。虽然胰岛素抵抗和高血压之间的确存在较强的关联，但这也意味着，随着胰岛素抵抗的改善，患者的血压也可能得到改善。

经过多年的研究，我们已经逐步厘清胰岛素抵抗和伴随而来的高胰岛素血症导致血压升高的机制。[4]（图2-1）

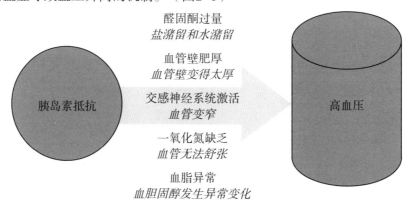

图 2-1 胰岛素抵抗导致血压升高的机制

醛固酮水平升高

胰岛素可以作用于醛固酮，这是胰岛素抵抗导致血压升高的机制之一。醛固酮对心脏健康意义重大，但这一点不常被讨论。醛固酮由位于肾脏上方的肾上腺释放，有助于调节体内盐和水的平衡。盐主要由两种元素组成，即钠和氯，二者均为人体细胞正常运转所需的关键物质。醛固酮会向肾脏发出信号，让肾脏保留钠并将其重新吸收到血液中，以避免其通过尿液排出体外。因此，如果肾上腺向血液中释放太多的醛固酮，人体就会保留很多的钠。而水随钠走，所以，钠过多会增加血液中的水分，进而提高血容量。随之而来的，便是血压升高。

而胰岛素会引起血醛固酮水平升高。因此，对于胰岛素过量且已经发生胰岛素抵抗的患者来说，胰岛素对醛固酮的影响存在异常。相应地，患者的血容量会增加并可能引起血压升高。这或许就是胰岛素抵抗和高血压之间存在如此紧密联系的原因。同时，这也解释了为什么碳水化合物比其他营养物质更能增加血浆胰岛素水平，进而造成血压显著升高，[5]而膳食脂肪却不会产生类似的影响[6]。（膳食因素对血浆胰岛素水平的影响见第二部分。）

对盐敏感怎么办？

有些人会因为盐摄入过量而患高血压，但有些人即使大量吃盐也不会出现类似情况。因吃盐多而患高血压的人被称为"盐敏感型高血压患者"。

吃盐后，健康人会感知到盐含量增加并减少分泌醛固酮。此时肾脏会加大盐和水排出量，从而确保血压正常。然而在胰岛素抵抗的情况下，人体内的醛固酮水平异常升高。存在这种情况的人，吃盐后，其肾脏会保留盐而非将其与水一起排出体外。久而久之，就会导致体内水分积聚，进而造成血容量增加和血压升高。[7]

血管壁增厚

胰岛素抵抗引起高血压的第二个机制是使血管壁增厚。

血管壁分多层，其中最内层衬着一层细胞，名为"内皮细胞"。如前文所述，胰岛素是一种合成代谢激素，它会向包括内皮细胞在内的机体细胞发出生长信号。这原本是一种健康的反应，但当血液中存在过量的胰岛素时，其产生的信号会过于强烈。随着内皮的增厚，血管腔会变得狭窄。血管腔变窄，会导致血管内的压力升高。

血管舒张不良

我们可以用水管（软的那种）来打比方。如果加大水管的直径，水的流速就会减慢，压力也会随之降低。此时，水不会喷涌而出，而是缓缓流出。一氧化氮是一种强效血管舒张剂，它可以增大血管的直径。血管内皮细胞能够产生一氧化氮，帮助血管平滑肌舒张，进而增大血管的直径。和水管一样，随着管径的增大，血管内部的压力会减小。由于这种降压作用迅速且有效，所以人们长期以来都是通过口服硝酸甘油产生一氧化氮来快速扩张血管，增加血流量，从而预防胸痛的发生，或抑制胸痛的发作。

胰岛素能够激活血管内皮细胞的一氧化氮产生机制。当胰岛素随着血液到达各血管时，它会向血管内皮细胞发出信号，使其产生一氧化氮，后者则会促进血管扩张，从而提高血流量。[8]这可能也是胰岛素引导营养物质流向各组织并供其使用的机制之一。例如，胰岛素能够通过增加流向肌肉的血液量帮助肌肉获得更多的营养和氧气。

与前文讨论的心血管问题不同，由于高胰岛素血症的影响，胰岛素抵抗会导致血醛固酮过量和血管内皮细胞生长过度活跃。胰岛素抵抗造成的问题在于，胰岛素刺激内皮细胞产生一氧化氮的能力减弱。这种情况下，内皮细胞对胰岛素要求增加一氧化氮的信号反应减弱。所以，人在患胰岛素抵抗之前，胰岛素能够增大血管的直径并降低血压；但在患胰岛素抵抗之后，这种能力减弱，从而造成血压升高。

血管变窄

交感神经系统负责调节身体的无意识行为，包括心脏跳动、血管舒缩、汗液分泌等。这种调节机制通常被称为"战或逃反应"，因为它的活动会驱使身体采取行动，强令身体进入最佳状态。血压升高也是该反应的一部分。我们通常认为血压升高是件坏事，但当人为了生存而战斗或逃跑时，血压升高反而是有益的反应，因为这可以使输送到全身各组织（尤其是肌肉）的血液量（包括其中的营养和氧气）增加。

有趣的是，即使在人体没有察觉到威胁的情况下，胰岛素也可以启动这一过程，只是程度较为微弱。但对于存在过量胰岛素的胰岛素抵抗患者而言，该过程会变得异常活跃。此时，系统频繁地激活"战或逃反应"，血管平滑肌收缩，血管变窄，以至于只要胰岛素水平升高，血压便随之升高。

血脂异常

脂质是存在于人体血液和组织中的脂肪和类脂肪物质。人体会存储脂肪，以备将来能量消耗之需。当身体需要能量而又没有足够的葡萄糖供应时，机体可以将脂质分解成脂肪酸并像燃烧葡萄糖一样将其消耗掉。血脂异常只是血液中脂质含量异常的一种状态。通常，人们将血脂异常简单地定义为脂质过多，但血脂异常其实是指血浆中各种脂质的水平发生了异常变化——可以是过多，也可以是过少。

血浆中的主要脂质成分包括甘油三酯（TG）、低密度脂蛋白胆固醇（LDL）和高密度脂蛋白胆固醇（HDL）。医生多数情况下只会关注后两者，且他们通常认为低密度脂蛋白胆固醇是有害的（不少文献将高密度脂蛋白胆固醇称为"有益胆固醇"，将低密度脂蛋白胆固醇称为"有害胆固醇"）。虽然的确有证据支持该论点[9]，但也有众多研究得出了相反的结论[10]。除此之外，几乎没有多少一致的证据表明低密度脂蛋白胆固醇像我们曾经认为的那样致命。而这种不一致性或许与我们的检测方式有关。

虽然都被冠以"低密度"之名，但实际上不同的低密度脂蛋白胆固醇的大小和密度并不相同。我们在几十年前就已经了解到，如果将低密度脂蛋白胆固醇按大小和密度来分类（即所谓的"类型"），对预测心脏病的发生风险将更有指导意义。低密度脂蛋白胆固醇有两种类型——A型和B型。其中，A型体积大、密度低，B型体积小、密度高。胆固醇载体必须先从血液进入血管壁，然后才能引起疾病。我们据此可以理解，体积小、密度高的脂蛋白比体积大、密度低的脂蛋白更容易做到这一点。

如果您认为仍然难以理解，我们可以打个比方。假设您站在一座桥上，左手拿着一个沙滩球（代表A型低密度脂蛋白胆固醇），右手拿着一个高尔夫球（代表B型低密度脂蛋白胆固醇）。如果将两个球都抛进水里，会发生什么呢？体积大、密度低的沙滩球会漂浮在水面上，而体积小、密度高的高尔夫球则会沉入水底。这与A型和B型低密度脂蛋白胆固醇在血管中的情形相似，相对于B型低密度脂蛋白胆固醇，A型低密度脂蛋白胆固醇更容易漂浮在血管内，与血管壁的接触次数很少。重要的是，低密度脂蛋白胆固醇只有在接触血管壁时才会释放所携带的脂质。因此，B型低密度脂蛋白胆固醇占优势的人比A型低密度脂蛋白胆固醇占优势的人更容易患心血管疾病。[11]

到目前为止，测定低密度脂蛋白的数量仍然不属于常规血脂检查项目。如果您近期做过血脂检测，或许还记得这一检测项目主要针对三种脂质成分——甘油三酯、低密度脂蛋白胆固醇和高密度脂蛋白胆固醇。有趣的是，我们可以利用其中两种脂质成分的检测结果来准确判断低密度脂蛋白的数量。通过将甘油三酯的检测结果除以高密度脂蛋白胆固醇的检测结果，我们可以得到一个比值，这一比值能够比较准确地判断体内低密度脂蛋白胆固醇的数量。该比值越低，说明体积大、密度低的A型低密度脂蛋白胆固醇越占优势。反之，则说明体积小、密度高的B型低密度脂蛋白胆固醇越占优势。[12]（图2-2）几乎所有血脂检测都会涵盖甘油三酯和高密度脂蛋白胆固醇这两个指标，这意味着，我们无须进行专门检测即可轻易了解自身占优势的低密度脂蛋白胆固醇类型。

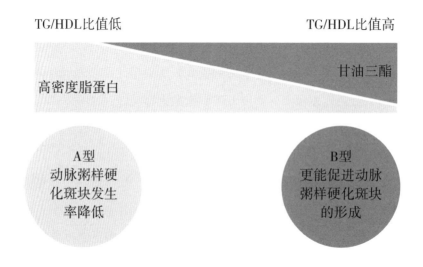

TG/HDL比值低　　　　　　　　　　　TG/HDL比值高

高密度脂蛋白　　　　　　　　　　　甘油三酯

A型
动脉粥样硬
化斑块发生
率降低

B型
更能促进动脉
粥样硬化斑块
的形成

图 2-2　A 型、B 型低密度脂蛋白胆固醇对比图

　　但这一切与胰岛素抵抗有什么关系呢？胰岛素能够选择性地促使肝脏（肝脏负责制造几乎全部的胆固醇）合成B型低密度脂蛋白。随着胰岛素抵抗程度的加深，血浆胰岛素水平会逐步上升。此时肝脏会收到信号，促使B型低密度脂蛋白取得优势。[13]简单来说，因为脂质在血管壁上的沉积和动脉粥样硬化斑块的形成会减小血管的直径，因此，血脂异常与高血压之间存在密切关联。（实际过程稍微复杂，详见下一节。）

他汀类药物

作为最常用的降脂药，他汀类药物主要被用来降低血浆胆固醇水平，从而降低人患心脏病的风险。他汀类药物对于因某种已知基因缺陷而导致血浆胆固醇水平居高不下（如家族性高胆固醇血症）的人尤为有效。[14] 但对于其他从未患过心脏病的人，如果只是常规血脂检查发现其属于心脏病高危人群，那么服用他汀类药物几乎不会产生任何效果。[15] 这可能是因为他汀类药物实际上会增加B型低密度脂蛋白胆固醇与A型低密度脂蛋白胆固醇的比值。[16]

除了影响血浆胆固醇，他汀类药物还会产生与胰岛素抵抗相关的不良反应。服用他汀类药物可令绝经后妇女2型糖尿病的发生风险增加50%。[17] 对于他汀类药物引起胰岛素抵抗的机制，我们如今已经有了比较清晰的认识。他汀类药物的某些作用不但可能损害肌肉组织，[18] 而且会阻断细胞对胰岛素产生反应，促进相关激素的释放，从而导致血糖升高。[19]

动脉粥样硬化

动脉粥样硬化是心脏病发病过程中最重要的一环。[20] 我们之所以对胆固醇谈之色变，是因为有理论认为胆固醇可导致动脉粥样硬化，其结果是血管变硬、变窄。[21] 接下来，我们将对这一过程进行详细讨论。

由上一节内容可知，胆固醇必须进入血管壁才能致病。然而，沉积在内皮下的胆固醇本身并不是致病原因。当胆固醇和脂肪进入内皮时，它们是良性的——似乎不会引起不良反应。事实上，血管内皮细胞和身体的其他细胞一样，需要胆固醇和脂肪来维持健康的功能。但这些脂质可能不会长期处于良性状态，某些人体内的胆固醇和脂肪会发生一些有害变化。

在胆固醇和其他脂质被氧化后，潘多拉魔盒便被打开了。这一过程是在氧化应激水平较高时发生的。之后，被氧化的脂质会被一种名为"巨噬细胞"的白细胞吞噬，以防止其他细胞被氧化。（在希腊语中，巨噬细胞原意为"大胃王"。考虑到这种细胞会吞噬并消化病原体、异物和细胞碎片，这个名称再贴切不过了。）久而久之，巨噬细胞内便充满了氧化型脂质。由于在显微镜下呈泡沫状，所以这种富含脂质的细胞又被称为"泡沫细胞"。此时，泡沫细胞会释放蛋白质信号，通知并招募更多的巨噬细胞前来帮忙（该过程又被称为"炎症反应"）。一段时间后，新来的巨噬细胞也变成了泡沫细胞，造成问题进一步恶化。最终，这种泡沫细胞和脂质的混合物便演变成动脉粥样硬化斑块的核心。

胆固醇一直饱受诟病，但只有将其他脂质的有害作用考虑在内似乎才更加合理（且公平），尽管这会令问题进一步复杂化。需要特别指出的是，作为一种多不饱和脂肪酸，常见于大豆油等种子油中的亚油酸是最容易被氧化的。由于其被氧化程度远超胆固醇，所以亚油酸也有可能成为动脉粥样硬化的元凶。[22] 事实上，胆固醇的氧化过程通常是亚油酸和胆固醇分子结合，[23] 就像中性胆固醇被淘气孩子（氧化后的亚油酸）骑在了背上一样。在这一过程中，同样能够发现胰岛素抵抗的身影。

胰岛素抵抗是导致动脉粥样硬化的重要危险因素，[24] 其原因可能是胰岛素抵抗刺激了被认为与这种病有关的两个主要变量。我们已经讨论了其中一个——胰岛素在增加B型低密度脂蛋白中的作用，B型低密度脂蛋白是问题脂肪（如亚油酸）的载体。另一个变量是氧化应激，胰岛素抵抗似乎能够提高氧化应激水平。[25] 由下文可知，胰岛素抵抗与氧化应激存在双向关系，即氧化应激也可反过来加重胰岛素抵抗。

血管内皮炎症

各种炎症标记物，尤其是日益为人所知的C反应蛋白，比胆固醇水平更能准确地预测心血管疾病。[26] 值得注意的是，胰岛素可在胰岛素敏感者（血浆胰岛素水平正常）体内引发抗炎作用，[27] 但它也会在胰岛素抵抗者（血浆胰岛素水平高）体内激活炎症。[28]

这一点很重要，称其极为重要也不为过。既然胰岛素抵抗是炎症的诱因之一，它必然也是导致心脏病的祸端——胰岛素抵抗可通过多个途径促进动脉粥样硬化，进而造成心血管问题。首先，胰岛素抵抗能够升高血压，增加血管壁损伤的发生风险。其次，胰岛素抵抗会导致更多的脂质沉积在血管壁上。另外，胰岛素抵抗还会增强炎症反应，促进巨噬细胞对血管的持续浸润。随着其"吞下"的氧化型脂质越来越多，巨噬细胞最终演变成泡沫细胞。这些事件全部是胰岛素抵抗引起的后果，它们共同作用，最终促使动脉粥样硬化斑块形成。所以，胰岛素可以直接促进血管中泡沫细胞的形成并不令人意外。[29]

心肌病

有一些心血管疾病表现与心肌受损关系密切。患上心肌病之后，心脏的肌肉无法产生足够的力量将血液输送至全身。

根据心脏的结构变化，心肌病可分为多个类型，包括：

· 扩张性心肌病（会导致心脏"膨出"）；

· 肥厚性心肌病（心肌过厚，血液无法充分充盈）；

· 限制性心肌病（心肌有瘢痕或者僵硬）。

这些心肌病有时也被统称为"非缺血性心力衰竭"。顾名思义，这种心力衰竭并不是由心脏供血不足造成的。

上述三种心肌病中，扩张性心肌病与胰岛素抵抗的关系最为密切。[30] 葡萄糖是心肌细胞的主要燃料。但对于扩张性心肌病患者来说，其心脏肌肉发生扩张，即心肌伸展、变薄。这种情况下，心肌无法正常收缩，心脏不能很好地泵血。之所以会出现这种现象，是因为在发病过程中，心肌会更加依赖葡萄糖来维持功能，但胰岛素抵抗降低了心脏吸收和利用葡萄糖的能力，这种代谢变化导致心脏的营养和能量相对缺乏。[31]

虽然证据不太充分，但有研究表明，胰岛素抵抗可能在肥厚性心肌病的发展过程中起着一定的作用。[32]（这一发现并不令人特别惊讶，因为其中的联系并不难理解，不是吗？）血浆胰岛素水平长期升高极有可能促进心肌生长，使其厚度增加，造成心室充盈障碍。

行文至此，我希望读者已然厘清如下事实：在与心脏病相关的众多危险因素中，胰岛素抵抗位列榜首。任何希望成功降低心脏病发病风险的努力都必须先解决这一问题。既然我们已经认识到胰岛素抵抗的核心作用，就应该着手消除疾病发生的根源，而不是只专注于症状的治疗。尽管全世界都在努力预防心脏病，但如果我们继续忽略胰岛素抵抗所起的作用，问题只会越发严重。

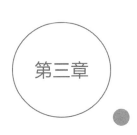

第三章

胰岛素抵抗与神经系统疾病

就在20年前，医学文献仍然将大脑列为对胰岛素没有反应的器官。但后来，科学家们就这一问题开展了大量的研究。如今我们知道，胰岛素负责调节大脑的许多功能过程。而且我们发现，越来越多的证据表明，胰岛素抵抗能够威胁大脑健康。

就像人体的其他细胞一样，脑细胞上也存在胰岛素受体，它们能感知胰岛素并对其做出反应，从而帮助细胞发挥应有的作用。胰岛素会促进大脑吸收和利用葡萄糖，[1] 帮助其生长和生存。[2] 而且，胰岛素在调节人的食欲和能量利用方面也发挥着一定的作用。当大脑感知到体内胰岛素水平增加时（一般发生在餐后），人的食欲就会减弱。胰岛素在大脑内的另一个作用，是它能影响生殖激素的分泌（详见下文）。[3]

此外，胰岛素在学习和记忆的形成中也起着重要作用。[4] 在一项极有价值的研究中，研究人员发现，患有1型糖尿病的大鼠无法像胰岛素分泌正常的大鼠那样学会走迷宫，但在接受胰岛素治疗后，1型糖尿病大鼠的学习和记忆能力都得到了改善。[5]

这表明胰岛素对于维持大脑的正常功能具有重要作用。当胰岛素过量时，或者大脑无法对胰岛素做出反应时[6]，即当大脑发生胰岛素抵抗时，[7] 问题就出现了。人们通常认为只有部分组织才会产生胰岛素抵抗，比如肌肉和肝脏，然而研究人员发现，大脑会与其他组织同步产生胰岛素抵抗。此外，长期的胰岛素抵抗可令大脑的结构发生变化。一项最新研究表明，每过10年，胰岛素抵抗患者的大脑就会比同龄胰岛素敏感者的大脑老两岁。[8] 胰岛素抵抗造成的一个明显后果是大脑功能受损。而对胰岛素反应减弱可能刺激人饮食过量，从而导致体重增加。胰岛素抵抗还能损害人的短期记忆能力和长期记忆能力。[9] 所以，胰岛素和大脑之间的这种联系对人的健康和独立生活能力有重大影响。

不仅如此，胰岛素抵抗还会对大脑的生理机能产生更为严重的损害，增加人患严重脑相关疾病的风险。本章将探讨胰岛素与中枢神经系统疾病之间的关联。我们首先从最常见的阿尔茨海默病开始。

阿尔茨海默病

虽然胰岛素抵抗与典型的脑病之间的关联性已经明确，但对于痴呆症，我们仍然存在许多认识空白。痴呆症是指损害日常生活能力的记忆和智力功能减退或丧失。痴呆症包括多种疾病，阿尔茨海默病是最常见的一种。

我们目前尚未完全了解阿尔茨海默病的病因和性质。由于缺乏预防和治疗手段，阿尔茨海默病已经迅速发展成最常见的神经系统疾病之一，占所有痴呆症病例的80%，影响了全球约3000万人。[10] 如果按当前的趋势继续发展，预计这一数字将每20年翻一番。[11] 尽管阿尔茨海默病已呈肆虐之势，但我们仍然对其诊断和治疗知之甚少，更不必说预防了。事实上，由于缺乏对阿尔茨海默病的清晰认识，我们甚至只能在解剖死者的大脑后才能确诊此人生前是否患病。但有一条线索已经逐渐明晰，那就是胰岛素抵抗在阿尔茨海默病的发生和发展过程中起着显著作用。由于二者的相关性极高，人们甚至为阿尔茨海默病取了个新名字——3型糖尿病。[12]

其实，临床医生和医学科研人员早在几十年前就发现了阿尔茨海默病与胰岛素抵抗之间的联系。但人们起初认为，之所以存在这样的联系，是因为阿尔茨海默病患者通常缺乏运动。生物医学专家认为，阿尔茨海默病患者产生胰岛素抵抗的原因是他们无法外出锻炼。然而，另一项调查显示，早期阿尔茨海默病患者的体力活动水平与未患阿尔茨海默病的健康人相似，但他们却存在严重的胰岛素抵抗。随着证据的不断涌现，这种联系变得越发清晰。

毫无疑问，阿尔茨海默病是一种机制尚不明确的复杂疾病。但在阿尔茨海默病研究的早期阶段，人们曾普遍认为大脑中β–淀粉样蛋白肽斑块形成和tau蛋白缠结是这种疾病的两大病理特征。

阿尔茨海默病的发病机制，是β–淀粉样蛋白肽斑块在大脑中形成。淀粉样蛋白是人体正常产生的蛋白质，当它们聚集成斑块时，就可能破坏正常的大脑功能，包括记忆力、情绪调节能力、运动调节能力和学习能力。

由于这些β–淀粉样蛋白肽斑块可造成严重危害，因而大脑进化出了一套防止斑块形成的机制。其中最重要的一种物质是载脂蛋白E（ApoE），一种多功能脂蛋白。在大脑中，载脂蛋白E能够携带必需胆固醇并将其输送至神经元。功能正常的情况下，它还能进一步分解β–淀粉样蛋白肽斑块。但载脂蛋白E的基因有三种分型，其中约15%的人是载脂蛋白E4（ApoE4）基因携带者，而这种基因无法有效发挥预防斑块形成的作用。载脂蛋白E4基因携带者在75岁前后患阿尔茨海默病的概率是普通人的10~30倍。[13] 正因如此，研究人员在探索阿尔茨海默病的危险因素时，通常将载脂蛋白E4基因列为最重要的变量。例如，芬兰的一个研究小组曾广泛开展了一项有关阿尔茨海默病危险因素的调查。[14] 不出所料，载脂蛋白E4基因表型是阿尔茨海默病患者中的最显著变量（$p=0.0001$）。其他显著变量包括年龄（$p=0.005$）和受教育程度（$p=0.002$；这是上学的另一大益处，很可能是因为学习使人思维活跃，需要更频繁地应对挑战）。[15] 然而，另外一个显著变量并不是高血压（$p=0.31$）、中风史

（$p=0.59$）或吸烟（$p=0.47$），而是空腹胰岛素水平（$p=0.0005$）。没错，空腹胰岛素水平的影响比年龄更具有统计学意义！值得注意的是，这项研究涉及的所有胰岛素抵抗标记物在阿尔茨海默病中都具有统计学意义，包括各种血糖和胰岛素测量值。

胰岛素有可能促进β-淀粉样蛋白肽斑块形成。一项研究中，研究人员向健康老年人体内注射胰岛素，结果发现这种人为的胰岛素水平急速上升导致受试者脑脊液中的β-淀粉样蛋白肽增多，这一现象在老年阿尔茨海默病患者中更为显著。[16] 但仅仅产生β-淀粉样蛋白肽斑块并不足以影响阿尔茨海默病的发病风险，更重要的是β-淀粉样蛋白肽斑块沉积的位置。在阿尔茨海默病患者体内，β-淀粉样蛋白肽斑块并不会沉积在脑细胞中，而是沉积在脑细胞之间的空隙中。受到胰岛素的刺激，脑细胞增加β-淀粉样蛋白肽的分泌，[17] 这会加剧β-淀粉样蛋白肽斑块在脑细胞之间的沉积。

tau蛋白缠结被认为是阿尔茨海默病的另一个关键病理特征。tau蛋白是一种维持正常神经结构的蛋白质。阿尔茨海默病患者体内的tau蛋白会变得异常活跃，就像一个顽皮的孩子一样疯疯癫癫。这意味着tau蛋白无法正常发挥作用，它不再维持正常神经结构，而是形成神经纤维缠结。

即便是在这一机制中，我们依旧能够发现胰岛素的身影。在大脑中，正常的胰岛素信号会抑制tau蛋白的活动。[18] 所以，当这种信号通路被破坏时（如发生胰岛素抵抗），tau蛋白就会陷入过度活跃状态，进而出现缠结现象。[19]

以上证据似乎已说明胰岛素在β-淀粉样蛋白肽斑块的形成和tau蛋白缠结中发挥着作用，因此我们很难再用其他理论来解释阿尔茨海默病的根源。但最近一项研究发现，没有痴呆迹象的老年人，其大脑中也存在β-淀粉样蛋白肽斑块和tau蛋白缠结现象。[20] 显然，其中存在另一种机制，需要我们从新的角度来看待阿尔茨海默病的发病根源。

第二种机制确实存在，即大脑的代谢过程发生了变化。（您可能已经猜到了，这里依然少不了胰岛素的身影。）

大脑有巨大的能量需求。静息状态下，大脑是人体内新陈代谢最活跃的组织之一（比肌肉活跃好几倍），因此它对任何能量缺乏都极为敏感。作为一台"高性能引擎"，燃料不足会导致它运行不稳。人在饱餐状态下，大脑的能量全部来自葡萄糖；而在断食状态下，葡萄糖只能提供不到一半的能量（剩余部分来自一种被称为"酮"的物质，详见下文）。[21] 典型的西式饮食模式（每隔几小时进餐一次，而且通常为精加工食物）使人体时刻处于饱腹状态。但这种大脑对葡萄糖的完全依赖会造成一个可怕的问题，即大脑无法获得足够的葡萄糖。与在肌肉中一样，胰岛素会促进葡萄糖进入脑细胞。但随着大脑开始产生胰岛素抵抗，它获得足够的葡萄糖以满足自身能量需求的能力也在减弱。[22] 此时的大脑就像缺乏燃料的引擎一样，无法正常工作。这一现象被称为"葡萄糖代谢减退"。葡萄糖代谢减退越严重，阿尔茨海默病的发病速度就越快。一般可将这种减退机制概括为：大脑的胰岛素敏感性降低→葡萄糖摄取量减少→大脑能量降低→大脑功能受损。

由于发病率的上升，我们如今比以往任何时候都更加关注和了解阿尔茨海默病。虽然一些早期理论开始逐渐式微，但我们在阿尔茨海默病的代谢成因方面取得的进展为我们检测和治疗这种疾病提供了更新、更好的手段。然而值得注意的是，胰岛素抵抗的影响不止于此。除了阿尔茨海默病，胰岛素抵抗与其他痴呆症也存在关联。

血管性痴呆

血管性痴呆是仅次于阿尔茨海默病的第二种常见痴呆症，而且其症状与阿尔茨海默病相似，只是血管性痴呆是由大脑血流量不足引起的。但这两种疾病存在一定的相关性，即大脑中沉积的斑块也可能对血管造成伤害。如果"斑块—缠结"理论是正确的，那么阿尔茨海默病可能正是血管性痴呆的元凶之一。[23]

请先回想一下前文提到的心血管疾病。由于胰岛素抵抗能够广泛影响心血管功能，所以您可能会联想到胰岛素抵抗和血管性痴呆之间是否也存在较强的联系。事实确实如此。火奴鲁鲁—亚洲衰老研究计划（Honolulu-Asia Aging Program）对约1万名成年男性进行了为期20多年的跟踪调查。结果发现，与胰岛素敏感者相比，胰岛素抵抗者患血管性痴呆的风险上升了1倍。[24] 这极有可能是与高血压相关的多种因素（如一氧化氮生成量改变、血管壁增厚以及第二章讨论的其他机制）共同作用的结果。但无论其机制如何，都存在有力的证据，表明胰岛素抵抗不仅会造成心脏问题，还可能导致血管性痴呆。

帕金森病

帕金森病是一种脑病，其最显著特征是患者控制身体活动的能力减弱。除了运动迟缓、四肢僵硬和震颤等症状外，帕金森病还能引发抑郁、睡眠障碍、疲劳、认知变化等问题。虽然每年约有6万人被诊断为帕金森病，但我们对其病因却知之甚少，更无预防或治愈之策。

随着病情的恶化，大多数帕金森病患者都会发展为痴呆症。这种痴呆症的一个主要特征，是大脑中会积累一种被称为"路易体"（Lewy bodies）的蛋白质。更加严重的是，患者会丧失产生多巴胺的神经元。帕金森病的病位在被称为"黑质"的大脑区域。黑质是大脑的一种结构，控制着运动和奖赏功能。黑质中的细胞可产生多巴胺。当这些细胞死亡时，大脑便丧失了多巴胺来源，从而造成运动问题。

胰岛素能改变大脑中的多巴胺，[25] 这说明胰岛素和帕金森病之间存在直接的因果关系。此外，一项研究发现，通过降低大鼠体内的胰岛素水平，其大脑中的多巴胺受体数量增加了35%。[26] 另一项研究发现，胰岛素抵抗最严重的人，大脑产生的多巴胺最少。[27]

对于帕金森病和胰岛素抵抗之间的关系，虽然研究人员一致认为是胰岛素抵抗导致了多巴胺生成减少，但也有证据表明存在相反的机制，即多巴胺生成减少导致了胰岛素抵抗[28]。

在啮齿动物和人类实验中，改善多巴胺的信号转导机制可改善研究对象的代谢功能，而抑制该机制则会造成其代谢功能恶化，甚至产生胰岛素抵抗。人类研究取得的证据则更加令人兴奋：在接受能够阻断多巴胺受体的抗精神病药物治疗后，受试者产生了胰岛素抵抗，体重也增加了。事实上，接受抗精神病药物治疗的患者，在5年内患2型糖尿病的比例高达40%。[29] 一旦他们停止服药，胰岛素抵抗也会在几周内消失。[30]

无论胰岛素抵抗与帕金森病是否直接相关，二者之间存在明确的关联都是不争的事实。帕金森病患者中，2型糖尿病的发生率约为30%，而胰岛素抵抗（或糖尿病前期）的发生率可高达80%。[31]

胰岛素抵抗与亨廷顿病

没有多少实质性证据表明胰岛素抵抗与亨廷顿病之间存在因果关系。但我依然认为有必要对此进行探讨，因为在其他特征（如年龄、身体成分等）相似的情况下，亨廷顿病患者比非亨廷顿病患者更容易产生胰岛素抵抗。[32] 一项严格的对照研究发现，相对于健康人，亨廷顿病患者发生胰岛素抵抗的概率上升了近10倍。[33]

亨廷顿病具有明显的遗传性。在亨廷顿病基因的作用下，假以时日，这种病会对人的肌肉和精神造成毁灭性伤害。研究人员发现，通过在DNA中加入人类亨廷顿病基因，实验小鼠患上了亨廷顿病。有趣的是，随着病情的发展，这些小鼠在几周内就产生了胰岛素抵抗。[34]

偏头痛

约18%的美国成年人患有偏头痛。偏头痛是一种常见的神经系统疾病。一项针对中年女性的研究发现，胰岛素抵抗者患周期性偏头痛的概率是普通人的2倍。[35]另一项涵盖男性和女性受试者的独立研究发现，偏头痛受试者的血浆胰岛素水平明显高于非偏头痛受试者。[36]从另一个角度来看，在使用胰岛素增敏剂治疗后，32名周期性偏头痛受试者中超过一半的人发病频率显著降低。[37]

和阿尔茨海默病一样，偏头痛的部分问题也可能是由于大脑"缺乏燃料"造成的。[38]当胰岛素不能正常发挥作用时，葡萄糖便无法进入脑细胞。

周围神经病变

现在我们已经明确了胰岛素抵抗与大脑功能受损之间的相关性。需要注意的是，脑神经与遍布全身的神经交流。和脑内神经一样，脑外神经同样会受到胰岛素抵抗的影响。伴随糖尿病而来的神经损伤（四肢，尤其是足部的灼烧感和麻刺感）通常与2型糖尿病有关，而且被认为是糖尿病的主要并发症之一。长期以来，糖尿病诱发的神经病变被认为是高血糖造成的，而高血糖是2型糖尿病的临床诊断指标。但最新研究结果对这一观点构成了挑战。高血糖的确与神经病变有关，但问题似乎在血糖变化之前就已经存在了。这表明罪魁祸首并非血糖，而是其他因素。此处的"其他因素"正是胰岛素抵抗。和人体内的其他细胞一样，神经细胞也会对胰岛素做出反应。神经细胞如何吸收和利用葡萄糖是由胰岛素决定的。当神经细胞产生胰岛素抵抗后，它维持正常功能的能力便减弱了，从而造成神经病变。[39]

　　由以上讨论可知，胰岛素抵抗与多数慢性大脑相关疾病有关。由于大脑需要大量能量维持运转，所以它需要可靠的燃料支持。如果大脑发生了胰岛素抵抗，其获得能量的途径便会受限。而且这种联系在疾病出现之前就已经存在了。我们如今已经逐渐了解胰岛素在大脑乃至中枢神经系统中所起的作用，例如它能影响人的食欲、帮助提高记忆力、调节多巴胺释放等。由此得出的结论是，健康的大脑依赖于健康的胰岛素敏感性。

　　大脑和其他神经发生疾病是严重的健康问题。试想一下，失去对身体的控制是何等可怕的情景。但研究胰岛素抵抗在这些病症中所扮演的角色为我们提供了一个全新的视角。该视角不仅有助于我们认识疾病，而且有可能帮助我们延缓病情进展的速度，甚至预防它们的发生。

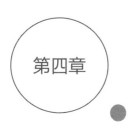

第四章

胰岛素抵抗与生殖健康

出于物种延续的目的，人类自然需要像所有其他动物一样繁衍后代。有些人在生儿育女上并未遇到任何阻碍，但有些人却因不孕不育而备受煎熬。无论您属于哪种情形，生殖健康的基本要件都是不变的：性腺（男性的睾丸、女性的卵巢）产生性激素，而且其中一些激素与大脑有关。大脑和性腺相互作用，妥善地协调着男性和女性体内的众多事件。生殖正是建立在这些事件基础之上的。然而，您可能根本想不到，胰腺分泌的一种看似不起眼的激素竟然也在生殖健康中扮演着重要的角色。

胰岛素抵抗和生殖疾病之间存在联系真是令人意想不到。大多数人都无法想象，胰岛素对生殖活动也有影响，更不必说是根本性影响了。但正常的生殖活动绝对离不开胰岛素的参与，这可能也是代谢功能和生殖功能之间存在着简单而深刻联系的证据。生殖是一件充满风险的事情，将后代置于危险或不健康的环境中（如使其忍饥挨饿）绝非明智之举。而作为一种信号，胰岛素恰恰能从代谢的角度告诉大脑，我们所处的环境是否安全。胰岛素水平正常表明准父母是健康的，他们的饮食能够满足胎儿的发育乃至其出生后的生长需求。

很显然，我们需要胰岛素来维持生殖健康。啮齿动物实验表明，大脑和性腺的功能会因胰岛素缺乏而发生改变，进而弱化生殖活动。[1]但胰岛素过量带来的问题同样不容忽视。（胰岛素抵抗几乎可以等同于人时刻处于高胰岛素血症状态，此时胰腺分泌更多的胰岛素，以增强其功效。）相对于胰岛素敏感人群，存在胰岛素抵抗的男性和女性更容易不孕不育。[2, 3]此外，存在胰岛素抵抗的儿童也更容易在青春期出现各种问题。[4]

这一现象内涵丰富，因为它揭示了生育背后的微妙调节机制以及代谢过程促进生殖活动的途径。本章将从性和生殖视角探讨胰岛素问题对男性、女性和儿童的影响。

女性生殖健康

女性生殖是一个复杂过程。在一个月经周期内，各种激素发生变化，促使卵子发育成熟并最终释放，这一过程被称为"排卵"。排卵通常每个月发生一次。怀孕后，女性的生殖能力还体现在维持胎儿发育、供养胎儿生长方面。即便在婴儿出生后，女性的生殖任务也并未结束，她的身体还会继续发生变化，包括产生母乳和影响生殖的其他方面。

女性生育过程涉及大量的生理变化，自然需要大量的能量支持。可能正是由于这个原因，女性的生育能力和生殖健康与胰岛素和胰岛素抵抗的关系似乎比男性密切得多。

在讨论胰岛素抵抗与女性生殖障碍的联系之前，我认为有必要强调一下，胰岛素和孕育之间原本存在有趣且正常的关系。作为一种生长信号，胰岛素能通过激活合成代谢促进细胞生长，甚至在某些情况下能够增加细胞数量。妊娠期自然少不了生长的参与，而这正是胰岛素之所能。胰岛素有助于胎盘生长，[5]促进乳腺组织发育以便为哺乳做准备，[6]甚至可以增加身体的脂肪储存，以确保孕妇为孕育过程提供足够的能量。女性脂肪组织中的胰岛素受体数量会在怀孕初期增加，并在分娩之后恢复到正常水平。[7]在妊娠期，女性的脂肪组织比其他任何时候都更容易生长，因为此时该组织对胰岛素的敏感性更强。

妊娠期是胰岛素抵抗发挥"正常"甚至有益作用的少数时期之一。没错，胰岛素抵抗是妊娠期发生的自然现象。健康女性在孕晚期时的胰岛素敏感水平平均只有孕早期时的一半。[8] 所以，发生胰岛素抵抗对孕妇而言反而是件好事！这一现象被称为"生理性胰岛素抵抗"，即身体有意产生的胰岛素抵抗。当孕妇体内产生胰岛素抵抗时，其血浆胰岛素水平会随之上升（但实际情形也可能是血浆胰岛素水平升高，进而导致胰岛素抵抗，详见下文），从而促进相关组织（如胎盘）生长。

但血浆胰岛素水平在妊娠期升高并不仅仅是为了让女性做好成为母亲的准备。更重要的是，胰岛素还有助于刺激胎儿的生长发育。[9]

虽然胰岛素抵抗是妊娠期发生的自然现象，但它可能对女性的生殖健康造成其他影响，包括生育问题、多囊卵巢综合征、妊娠期糖尿病、先兆子痫等。

妊娠期糖尿病

妊娠期糖尿病是胰岛素抵抗引起的与女性生殖相关性最高的一种疾病。在妊娠期，当女性的胰岛素抵抗达到一定程度后，胰岛素便无法继续将血糖维持在正常水平，进而引起妊娠期糖尿病。此时，生理性胰岛素抵抗演变成病理性胰岛素抵抗，两者的分界线便是能否将血糖控制在正常范围。

所有孕妇都有可能患妊娠期糖尿病，而与胰岛素抵抗有关的常见危险因素与该病的相关性最高（详见第二部分）。具体到妊娠期糖尿病，这些危险因素包括孕前超重或肥胖、年龄偏大、有糖尿病家族史，以及种族类别（东亚人、西班牙人和中东人）。[10]

即使女性在怀孕前没有患胰岛素抵抗或2型糖尿病的迹象，妊娠期糖尿病也会导致她们未来患2型糖尿病的风险升高。据统计，有妊娠期糖尿病史的女性患2型糖尿病的风险比无此病史的女性平均高7倍。[11]

先兆子痫

妊娠期发生严重的胰岛素抵抗（通常表现为妊娠期糖尿病）会增加女性患先兆子痫的风险。后者是最严重的妊娠期疾病之一，可导致女性肾功能迅速恶化。研究表明，在孕早期产生明显胰岛素抵抗的女性在孕晚期更容易发生先兆子痫。[12]

这两种疾病之间的联系目前尚不明确，但很可能与胰岛素抵抗引起的一些血压问题有关，包括交感神经系统的激活和一氧化氮含量的降低[13]（详见第二章）。

无论是哪种机制，胰岛素抵抗引起的血压变化都会阻碍血液流向包括胎盘在内的母体组织。[14]当胎盘无法获得充足的血液时，就会在胎盘内甚至母体内产生一种名为"血管内皮生长因子"（VEGF）的信号蛋白。血管内皮生长因子能够促进血管形成。胎盘通过增加这种信号蛋白的含量来提高其自身的血流量。[15]这在健康的孕妇体内是正常现象，因为胎盘需要更多的血液，而血管内皮生长因子有助于这一过程。但如果发生了先兆子痫，胎盘会通过一种不明机制释放另一种蛋白质，即"可溶性血管内皮生长因子受体"（sVEGFR）。这种蛋白质会与血管内皮生长因子结合，阻碍其发挥作用。此时，即使胎盘制造再多的血管内皮生长因子也无济于事。

该机制不仅会伤害胎盘（阻碍其制造新的血管），也会使肾脏遭受严重损伤——它们也需要胎盘产生的血管内皮生长因子。肾脏通常需要血管内皮生长因子来维持正常的血液过滤功能，这是肾脏的主要职能，也是维持人体健康的必要环节。当肾脏无法获得足够的血管内皮生长因子时，便会逐渐丧失该功能。由于肾脏无法发挥正常的过滤功能，毒素和多余的水分便开始在血液中蓄积。水分蓄积会增加血容量，这是血压升高的主要原因（详见第二章）。但更加危险的是毒素蓄积。当它们作用于大脑时，可能导致癫痫甚至死亡。与此同时，肾脏缺乏血管内皮生长因子还会造成"肾漏"，使血液中的蛋白质逸出到尿液中。这是我们不但需要监测先兆子痫患者的血压，还要监测其尿蛋白含量的原因。

如果不能及早发现并治疗，先兆子痫可能造成母体肝肾衰竭，并为未来罹患心脏病埋下隐患。而且，流向胎盘的血液减少，意味着胎儿获得的养分和氧气减少，从而会导致新生儿体重低于正常水平。真正解决先兆子痫的唯一手段是摘除胎盘。但这意味着胎儿一旦发育到可安全分娩的水平，就需要立即分娩，同时也意味着需要引产和提前剖宫产来保护母亲的健康。

新生儿超重或体重不足

新生儿超重或体重不足都会对其以后的成长造成影响，而母亲患高胰岛素血症或胰岛素抵抗会对胎儿的体重产生极为显著的影响。

需要注意的是，本节所称的"新生儿体重"并不包括遗传因素对体重的自然影响。我所讨论的情形是，在考虑到一切因素的前提下，新生儿体重高于或低于预期水平。

母亲的代谢健康与婴儿的健康息息相关。荷兰饥荒研究（Dutch Famine Study）为此提供了极为有力的证据。1944—1945年，时值第二次世界大战末期，荷兰发生了大饥荒。这项研究对在此期间怀孕的女性进行了随访。[16] 研究人员发现，饥荒对人体的影响取决于饥荒发生在其母亲的孕早期、孕中期还是孕晚期。如果母亲在孕早期经历过饥荒，其子女在未来会明显比普通人更容易受到肥胖的困扰。重要的是，这一结果并不一定与婴儿出生时的体重是否高于或低于正常水平有关。换言之，它与新生儿体重无关。（而肥胖和胰岛素抵抗密切相关，详见下文。）

对于妊娠期胰岛素抵抗非常严重的母亲（如孕妇患妊娠期糖尿病及/或多囊卵巢综合征，详见下文），其子女出生时体重则通常高于正常水平。胎儿在富含胰岛素和葡萄糖的环境中发育，自然比在正常环境中发育得更加苗壮。这看似有益，但却会产生持久的影响。这些婴儿在青少年期及以后患肥胖症和其他代谢性疾病的风险高达40%。[17]

还有一种情况是新生儿出生时体重低于正常或预期水平（常见于母亲患先兆子痫的情形[18]）。有人可能想当然地认为，任何出生体重高的婴儿都比出生体重正常的婴儿更有可能发生肥胖或胰岛素抵抗，与出生体重低的婴儿相比更是如此。但事情并非如此简单。

出生体重高的人在童年后期患肥胖和胰岛素抵抗的风险的确要高，[19]但出生体重低的人却面临着实实在在的健康风险。虽然听起来很矛盾，但和出生体重高的婴儿一样，出生体重低的孩子在未来更容易发生肥胖和代谢紊乱。英国曾对低出生体重引起的并发症做过详细记录。研究人员发现，出生时瘦弱的孩子不会一直保持这种状态。[20]这的确是事实，因为出生时体重低于正常水平的婴儿最有可能发生肥胖和胰岛素抵抗。[21]这一趋势可能在儿童4岁时就开始出现了，低出生体重儿此时通常已经赶上了体重正常的同龄人，并开始反超。但这种情况也可能发生在青少年后期，并持续到晚年。[22]低出生体重给身体带来的压力和出生后发生的复杂事件可能是造成这一结果的部分原因。[23]（有关压力与胰岛素抵抗的联系，请参阅第100-101页。）

父亲在新生儿代谢紊乱的发生中扮演了什么角色？

绝大多数关于新生儿代谢紊乱的研究都集中在母亲的胰岛素水平和代谢健康方面，而父亲的胰岛素水平和代谢健康却鲜有人关注。[24]但在一些研究中，研究人员不仅关注后代的出生体重，而且对其父亲的胰岛素抵抗情况和其他代谢参数与子代代谢紊乱的关系进行了研究，结果表明，父亲的胰岛素抵抗对后代的确有影响。如果父亲患有胰岛素抵抗，其后代也可能遗传这一特征。[25]

母乳分泌不足

除了对婴儿发育和自身健康产生影响外，母亲患胰岛素抵抗还会影响其哺乳能力。2000年，一项以患妊娠期糖尿病的母亲为对象的研究发现，胰岛素抵抗最严重的女性，其母乳分泌量通常也最低。[26]

有趣的是，如果一位新妈妈在母乳喂养方面有问题，那么她在产后改善胰岛素抵抗方面可能会遇到障碍。母乳喂养是提高母亲产后胰岛素敏感性的有效手段。[27] 因此，无法进行母乳喂养会增加妊娠期胰岛素抵抗自然消退的难度。

多囊卵巢综合征

多囊卵巢综合征是导致女性不孕的最常见原因，目前全球约有1000万名女性受其影响。顾名思义，多囊卵巢综合征患者的卵巢会出现囊肿，导致卵巢剧痛并长大到正常体积的数倍。归根结底，多囊卵巢综合征是由胰岛素分泌过多引起的，二者之间存在密不可分的因果关系。

正如前文所述，女性的生育能力是一部由激素组成的"交响乐"。在月经周期的第一阶段，女性的雌激素水平较低。下丘脑是大脑中一个很小但极为重要的部分，它会向同样位于大脑中的垂体发送信号，使垂体释放卵泡刺激素（FSH），卵泡刺激素促使卵巢中的多个卵泡发育为成熟卵子，随后，其中一颗卵子取得优势地位。随着卵泡的成熟，卵巢会分泌大量的雌激素。此时，下丘脑和垂体会收到"一颗卵子准备排出"的信号。然后，垂体释放促黄体生成素（LH）。促黄体生成素的激增促使占优势地位的成熟卵子穿过卵巢包膜，进入盆腔，被输卵管伞端抓取，最终抵达子宫——这就是排卵过程。伴随着排卵，剩余的发育中的卵子收到激素信号，开始退化并从卵巢中消失。

正如前文所述，排卵是一个极其复杂的过程（但愿您能够看懂！）。

最重要的一点是，一颗卵子取得优势地位并最终排出的过程是由特定激素控制的，如果这种激素释放规律被扰乱，问题就会接踵而至。

那么，胰岛素是如何参与这一过程的呢？和其他组织一样，卵巢也会对胰岛素做出反应。其中一种反应非常出人意料，那就是抑制雌激素的产生。所有雌激素均由雄激素转化而来。在雌激素的产生过程中，芳香化酶会将包括睾酮在内的雄激素转化为雌激素。（顺便提一下，该过程在男性和女性体内都存在。）但胰岛素过量会抑制芳香化酶。当芳香化酶的作用被抑制时，雄激素转化为雌激素的量会减少，导致雌激素的产量低于正常值，而雄激素的水平则随之升高。

雌激素可对机体产生广泛的影响，其中一个影响发生在女性月经周期内。前文提到，雌激素水平会在月经中期急剧上升。雌激素激增会向大脑发出信号，使其增加促黄体生成素的分泌量，诱导卵巢排卵并最终促使剩余的发育中的卵子退化。如果由于胰岛素抵抗造成女性无法在月经中期大量分泌雌激素，排卵就不会发生，这些卵子便会滞留在卵巢中。

除了影响雌激素的分泌，胰岛素还可能直接作用于大脑，阻碍促黄体生成素的正常分泌。促黄体生成素的产生一般具有脉冲性。而胰岛素似乎能够改变这一分泌模式，从而危害女性的正常生育能力。

胰岛素对性激素的影响不仅仅会造成生育问题。由于转化为雌激素的雄激素相对较少，所以多囊卵巢综合征患者体内的雄激素水平较高。在高水平雄激素的刺激下，患者的面部和体表毛发增多、增粗，当然也可能发生雄激素性脱发。即使不考虑其对性激素的影响，高水平的胰岛素本身也会导致女性出现一种被称为"黑棘皮病"的皮肤问题（详见第六章），这是多囊卵巢综合征患者的常见表现之一。

不孕症治疗相关问题

您可能已经猜到，由于胰岛素抵抗能引起各种生殖障碍，所以许多存在胰岛素抵抗的女性最终不得不寻求不孕症治疗。

在探讨治疗方法前，我需要首先声明：胰岛素敏感性对女性的生育能力有直接影响。女性无须服用任何生育干预药物，只需降低血浆胰岛素水平并提高机体的胰岛素敏感性（无论是通过减肥，还是使用胰岛素增敏剂），就能促进自然排卵。[28]

克罗米芬是提高女性生育能力的常用药，它可以通过影响雌激素的作用来诱导排卵。但多囊卵巢综合征患者对该药的反应通常较差，因而多数患者需要加大用药量，但这可能增加不良反应的发生率。[29] 事实上，检测多囊卵巢综合征患者的血浆胰岛素水平可以准确预测其对克罗米芬的反应性。血浆胰岛素水平越低，其对克罗米芬治疗就越敏感。

如果说女性的生育能力是一部由激素组成的交响乐，那么胰岛素就是乐队的指挥。在整个月经周期内，包括雌激素、卵泡刺激素和促黄体生成素在内的生育激素的增减，都是由"指挥"决定的。如果女性能够控制自身的胰岛素水平，生育激素一般都会恢复正常。而由此引发的常见生殖健康问题，也会随之完全消失。

男性生殖健康

与复杂的女性生殖健康相比，男性生殖健康是一个相对简单的问题。造成男性不育的主要原因是精子数量低或精子质量差，次要原因一般包括解剖结构异常或生理缺陷（这极为罕见）。本节将讨论的重点，是胰岛素抵抗可能导致精子的数量或质量以及勃起功能出现问题。考虑到胰岛素抵抗与这两个问题都有关联，我们不妨先关注它与睾酮的关系。

我们对睾酮有一种文化上的痴迷。如今经常有男性说自己被诊断为"T值偏低"（即睾酮水平偏低），并将其他健康问题（如精力不济与减肥困难）归咎于此。不少人倾向于认为睾酮水平低是导致体重增加的原因。这种关联当然存在，[30] 但睾酮水平低的确诊病例显著增多，说明还有其他因素在作祟（除非您认同男性会自发地变得"缺乏男子气概"）。因此，在得出"男性仅在一代人的时间内就进化到自发地产生低水平睾酮并染上肥胖症和不育症"的结论之前，我们有必要从相反的角度重新思考这一过程，如果再考虑到代谢不良实际上是造成睾酮分泌减少的原因的话。

男性的睾酮水平随着体脂含量的增加而降低，[31] 随着体重的减轻而升高。[32] 当然，胰岛素与这些变化之间存在高度相关性，但很难区分这些变化是胰岛素抵抗直接导致的还是脂肪组织过多导致的。多项研究表明，在不考虑体脂因素的情况下，胰岛素可直接抑制睾酮的产生（胰岛素水平越高，睾酮水平越低）。[33]

脂肪组织的"卵巢"作用

与男性的睾丸不同，女性的卵巢产生的雄激素相对较少。而卵巢内存在高水平的芳香化酶——这是一种非常忙碌的酶，能将雄激素转化为雌激素。（这种转化同样发生在睾丸内，只是程度较低。）

值得注意的是，芳香化酶也存在于脂肪组织中。[34] 没错，男士们，你们的脂肪组织就像女性的卵巢一样。更准确地说，多余的脂肪组织会增加男性和女性体内的雌激素水平。（所以，在听到医生宣布您"T值偏低"后，千万不要拿脂肪做的坏事去责怪睾丸！）

生精功能障碍

虽然没有排卵那样复杂，但精子的产生同样需要多种激素的参与，包括来自大脑的一些激素、睾酮，甚至睾丸产生的雌激素。如果这些激素的分泌受到干扰，就会导致男性无法产生足够数量或足够健康的精子。如果睾酮水平低于正常，男性甚至无法产生精子。[35]

勃起功能障碍

胰岛素抵抗可令男性患勃起功能障碍的风险增加，[36] 而且勃起功能障碍会随着胰岛素抵抗的加重而加重。[37] 二者之间的关系如此紧密，以至于有人认为勃起功能障碍可能是胰岛素抵抗的早期征兆之一。科研人员最近在一篇论文中指出："胰岛素抵抗可能是导致年轻人患无明确病因勃起功能障碍的潜在机制。"[38] 换言之，如果一个看似健康的年轻人患上了勃起功能障碍，那么胰岛素抵抗很可能就是病因。如欲理解二者的关联，我们需要重新回顾胰岛素抵抗对血管的影响。

勃起功能障碍通常是由血管调节问题引起的。我们知道，血管必须急速扩张才能使阴茎勃起并维持在该状态。这一过程需要一氧化氮的参与。[39] 正如第二章所述，如果内皮细胞发生了胰岛素抵抗，它们的一氧化氮分泌量就会降低，血管便接收不到快速扩张的信号。

如果将女性的生育能力形容为交响乐，那么男性的生育能力即是理发店播放的四重唱——节拍是少了一点，但每一个都必不可少。男性生育能力的复杂性在于它需要身体过程（即勃起）和激素过程（即产生精子）的共同支持。无论是哪一个过程，胰岛素都是"主唱"，并且控制着其他成员的节拍。

青春期问题

青春期是一个各方面都会发生剧烈变化的时期。众所周知，这是激素强烈波动的结果。而这一切通常始于大脑中促性腺激素释放激素（GnRH）的释放。促性腺激素释放激素向青少年的卵巢和睾丸发出信号，诱导其产生高水平的雌激素和雄激素。这两种激素都会促进第二性征的发育（男孩表现为面部毛发增多和声音发生改变，女孩表现为局部脂肪增多、臀部变宽），并且会使男孩和女孩的生长速度明显加快。

这段快速生长期自然需要巨大的能量支持。由于激素支配着体内的能量利用，所以青春期不仅会迎来显著的身体变化，代谢功能同样会发生改变。

为了更好地了解新陈代谢与青春期的关系，我们需要先认识另一种激素——瘦素。瘦素是一种由脂肪组织分泌的代谢激素。脂肪组织越多，血液中的瘦素就越多。您也许听说过，瘦素可以向大脑发出"饱腹"信号，提示身体已经吃饱了。但瘦素的作用远不止于此，它还能告诉大脑体内已经储备了足够的脂肪，可以开始性发育。从本质上说，瘦素可通过提高促性腺激素释放激素的分泌量来促使人进入青春期。这种作用极其强烈，所以给小鼠单独注射瘦素就足以诱导其进入青春期。[40]（图4-1）

乍看之下，青春期似乎全是其他激素的话题，与胰岛素关系不大。但事实上，胰岛素与瘦素高度关联且相互影响。当胰岛素水平升高时，会刺激脂肪细胞产生瘦素，从而促进大脑和性腺分泌性激素前体。由于胰岛素在其中起到一定的作用，所以代谢健康和营养状况会对刚进入青春期的人产生强烈的影响。

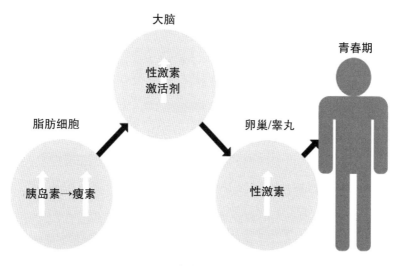

图 4-1　胰岛素对青春期的影响

营养过剩、胰岛素抵抗与青春期提前

人进入青春期的时间是由多种因素共同决定的。其中一些因素（如家族史[41]）在情理之中，而另一些因素则在意料之外。例如，亲子关系和睦的女孩比亲子关系不睦的女孩进入青春期的时间晚。[42]决定一个人何时进入青春期的最重要因素是营养状况和体脂量。[43]（或许是因为女性在生殖过程中存在代谢负担，必须供养发育中的胎儿并喂养新生儿，所以相对于男孩，女孩的青春期似乎对新陈代谢和营养状况更为敏感。）

近年来，营养问题发生了全球性转变。过去人们曾担心世界某个角落有人食不果腹，但如今营养过剩的问题更加普遍。更为严重的是，我们过量食用的很多食物都是可导致胰岛素水平激增的精制碳水化合物，比如糖。[44]与这种生活方式转变相对应的是血浆胰岛素水平的急剧上升。[45]

前文指出，胰岛素是脂肪生长的驱动剂——胰岛素水平升高可促进脂肪细胞发育和生长，同时防止储存在脂肪细胞中的脂肪分解。随着脂肪细胞的扩增，它们会产生更多的瘦素，并将其释放到血液中。瘦素和胰岛素之间的关系在青春期尤为重要，因为瘦素过量会造成青春期提前，即所谓的"性早熟"。数十年来，全球性营养过剩改变了人体内的胰岛素和瘦素水平，进而对青春期产生显著影响。

根据当前标准，女孩进入青春期的年龄应为8～12岁，男孩应为9～14岁。然而，我们如今的生活方式已经与前几代人大不相同。综观历史，19世纪中期的女孩进入青春期的平均年龄为16岁左右。这一数字在20世纪初降至14岁左右，在20世纪中期和20世纪后期分别进一步降至13岁和12岁。目前，女孩进入青春期的平均年龄已经降至10岁以下。换言之，200年来，女孩进入青春期的年龄竟然差了将近7岁！

肥胖和性早熟之间的联系可以用下列指标量化：人在2～8岁的体质指数（BMI，衡量体脂的粗略指标）每高出平均水平1个单位，其青春期就

会提前1个月。[46]换言之，如果某个处于该年龄段的女童，其体质指数比平均水平高出5个百分点（很有可能发生），她就会比正常女童提前约半年进入青春期。

对于导致这些变化的原因，人们提出了各种推测，而且不少理论都是围绕着洗涤剂和塑料制品中存在的类雌激素分子暴露展开的。虽然类雌激素分子的确可能造成影响，但胰岛素抵抗和高胰岛素血症在其中起着无可辩驳的作用。同时，过量的胰岛素会导致过量的瘦素产生，从而造成青春期提前。旨在增加胰岛素敏感性的医疗措施（稍后深入讨论）可以通过降低胰岛素和瘦素的水平将人进入青春期的年龄推迟到正常范围。[47]

营养不良与青春期

虽然营养不良已经不太常见，但它与青春期的关系仍然值得一提。对于营养不良的儿童，影响其进入青春期的因素取决于营养不良发生的时间。

其中一种情形是，如果儿童的出生体重低于正常水平，其体重通常会在头几年赶上同龄人，而其体脂增量甚至会在未来几年超过同龄人。正因为如此，出生体重低的儿童通常可以与同龄人同时进入青春期（甚至可能更早），[48]女孩尤其如此。需要注意的是，出生体重低会增加胰岛素抵抗的发生风险。[49]因此，对于出生时相对营养不良的儿童，当其体脂水平赶上并超过正常水平时，其血浆胰岛素水平会经历由低到高的过程，胰岛素抵抗程度亦是如此。胰岛素水平升高会引起瘦素水平升高，此时人更有可能提前进入青春期。

第二种情形是，儿童在进入青春期之前发生营养不良，但其出生时体重正常。由于生活方式的影响，这类儿童的血浆胰岛素水平极低，因此其体脂率也维持在极低水平。反过来，胰岛素和体脂水平低下又会导致瘦素分泌不足，[50]进而造成青春期延迟。年轻的女性体操

运动员便是最好的例证，她们需要通过严格的训练和节食来降低体脂率、增加肌肉量，以确保取得优异的成绩，而青春期延迟在她们中是常见现象。[51] 营养不良造成青春期延迟的另一个例子是神经性厌食症患者。神经性厌食症是一种自我强加的饥饿状态。这种状态下，青春期通常也会延迟。即使后来获得了充足的营养，某些神经性厌食症患者的身体发育也可能永久受阻（如乳房发育不良）。[52]

生殖是一个高耗能过程。在孕育下一代之前，身体需要确保一切运转正常，包括代谢功能。胰岛素控制着所有代谢激素，是人体代谢状态的重要指标。在生殖健康方面，胰岛素的作用无外乎两种——促进或阻碍生殖。胰岛素水平正常代表新陈代谢健康，唯有如此，人的生育能力才能得到保证。

遭遇生育问题的确令人沮丧，但与下一章所讨论的健康问题——癌症相比，它远未达到令人闻之色变的程度。尽管生育问题和癌症存在巨大的差异，但它们有一个共同点，那就是都受到胰岛素的影响，只是程度不同而已。

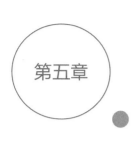

第五章

胰岛素抵抗与癌症

在美国，癌症是第二大致死病因，而且大有赶超心脏病成为健康"头号杀手"之势。[1]癌症几乎可以影响任何器官。乳腺癌和前列腺癌分别为两性群体中最常见的癌症，而肺癌的致死率最高。每年，美国因癌症治疗而产生的经济支出高达1600亿美元，全球每年因癌症治疗而产生的经济支出则达到了1.2万亿美元之巨。但即便如此，每年因癌症死亡的人数依然呈上升之势。显然，这些投入并未得到应有的回报。

不同的癌症病因各异。虽然人们普遍认为癌症是由基因突变或基因损伤造成的，但越来越多的证据对这一观点提出了质疑。或许癌症不是一种遗传性疾病，而是一种代谢性疾病。尽管这种假设尚存争议，但代谢说不乏有效的证据支持，其中一些研究早在一个世纪前就已经开始了（详见下文）。[2]

无论具体成因是什么，癌症都是一种涉及细胞生长的疾病，即某些细胞的增殖失去了控制。癌症的背后同样有胰岛素抵抗的身影，胰岛素能加快癌细胞的生长速度。胰岛素抵抗会在人体内掀起一场狂风暴雨，而这场狂风暴雨则为癌细胞提供了赖以壮大的两种基本食物。

首先，癌细胞似乎酷爱甜食——它们爱吃葡萄糖。[3]正常情况下，细胞会源源不断地获得营养物质。由于人体不希望所有的细胞都无限制地增殖，所以我们进化出了自动控制系统。有了这套系统，健康的细胞便不会擅自吸收营养物质，除非收到了一种名为"生长因子"的物质的特别指示。在收到指示后，细胞开始吸收营养物质，并利用酶来燃烧它们，进而释放能量，为身体所用。能量的产生发生在线粒体内。但癌细胞的新陈代谢与众不同，它们能以一种特别的方式获取能量。大约在100年前，德国医生兼科学家奥托·海因里希·沃伯格（Otto Heinrich Warburg）发现，癌细胞几乎完全依赖葡萄糖作为代谢燃料。沃伯格的研究还表明，癌细胞并不利用线粒体来分解葡萄糖，该过程发生在线粒体之外，而且不需要氧气参与（即所谓的"无氧酵解"）。如今，我们将这种现象称为"沃伯格效应"。这种严重偏离正常过程的行为使得癌细胞在体内各处迅速生长，包括因血流量不足而缺乏氧气的地方。

其次，前文提到，胰岛素抵抗患者血液中的胰岛素水平会升高。如果您已经了解胰岛素抵抗的主要作用之一是促进细胞生长，那么您很容易就能理解胰岛素抵抗给癌症患者制造的困境。胰岛素的促合成代谢作用也可以促进癌细胞的生长，尤其是在癌细胞的胰岛素敏感性比正常细胞高的情况下。因此，当高水平的胰岛素向脂肪细胞发出生长信号时，任何因基因突变而对胰岛素更敏感的癌细胞都将在胰岛素的刺激下以比正常细胞更快的速度生长。

为了进一步突出胰岛素抵抗与癌症之间的相关性，我们先对癌症研究中重点关注的物质之一——胰岛素样生长因子1做个简单介绍。胰岛素样生长因子1是一种蛋白质，它能够像胰岛素一样促进身体的正常生长。生长通常是一种有益过程，但这也是许多癌症的共同特征。[4]

如果将血糖和胰岛素这两种信号源合起来考虑，就不难理解为什么高胰岛素血症患者（无论胖瘦）死于癌症的概率比普通人高了（大约是普通人的2倍）。[5] 更糟糕的是，乳腺癌、前列腺癌和直肠癌与胰岛素抵抗的关联性非常强。

乳腺癌

乳腺癌是与胰岛素抵抗关系最为密切的一种癌症，也是困扰美国女性的最常见癌症类型（男性也会患乳腺癌，虽然极为罕见，不到总病例数的1%）。但乳腺癌在全球范围内并不是最常见的癌症，这凸显了环境对癌症的重要影响。胰岛素抵抗与环境关系密切，详见第二部分。

研究发现，空腹胰岛素水平最高的乳腺癌女性，预后也最差。[6] 正如前文所述，胰岛素可促进细胞生长，癌细胞也不例外。但胰岛素水平升高并不能完全解释胰岛素和乳腺癌之间的关系。乳腺肿瘤组织中的胰岛素受体密度平均是正常组织胰岛素受体密度的6倍多。[7] 您没看错，是6倍多！这意味着这一恶性组织对胰岛素及其生长信号的敏感性是正常组织的6倍以上！

鉴于多年来不断有证据表明胰岛素抵抗与乳腺癌之间存在联系，于是人们开始研究并使用胰岛素增敏剂来治疗乳腺癌，并取得了一定的效果。[8]研究人员发现，控制胰岛素抵抗可从本质上帮助控制乳腺癌。

脂肪组织的作用是造成这种关联的原因之一。我们将用两章的篇幅来探讨胰岛素抵抗和肥胖之间的复杂关系。前文已经指出，体脂过多会增加雌激素的分泌量（详见第49页"脂肪组织的'卵巢'作用"）。乳腺组织对雌激素较为敏感，雌激素会向乳腺组织发出生长信号。但如果信号过于强烈（如肥胖），乳腺组织就可能过度生长，从而增加人患乳腺癌的风险。[9]

前列腺癌

前列腺癌是困扰美国男性的最常见癌症，而且其发病风险随着年龄的增长而升高。前列腺癌同样与胰岛素抵抗有着较强的关联性。

　　和乳房一样，前列腺也是一个对性激素高度敏感的组织。它会根据激素信号增大或缩小。对于前列腺来说，睾酮是最主要的信号激素，但胰岛素同样对前列腺有影响。比起患前列腺癌，男性其实更应该担心前列腺肥大。前列腺肥大又称"良性前列腺增生"，在中老年男性中较为常见，通常会导致排尿困难（增大的前列腺阻碍尿液从膀胱排出）。与胰岛素敏感的男性相比，存在胰岛素抵抗的男性发生前列腺肥大的风险会升高2~3倍。[10]

　　在年龄、种族和体重等因素相同的情况下，存在严重胰岛素抵抗的男性，其患前列腺癌的风险可能是胰岛素敏感者的2.5倍。[11] 事实上，前列腺癌和胰岛素抵抗经常同时存在，以至于有些科研人员怀疑前列腺癌是否也可能是胰岛素抵抗造成的。[12] 尤其需要指出的是，一项基于500名男性的研究发现，血浆胰岛素（而非血糖）水平与前列腺癌患病风险呈正相关。[13]（图5-1）

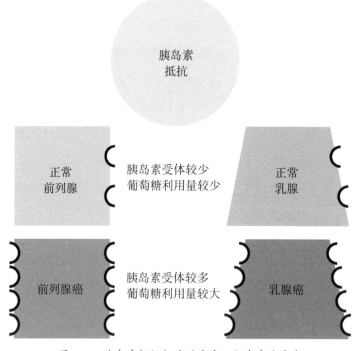

图 5-1　胰岛素抵抗与前列腺癌、乳腺癌的关系

与乳腺癌类似，前列腺肿瘤（无论是恶性还是良性）的常见特征也是组织中胰岛素受体过多。[14] 这再次表明，血液中过量的胰岛素与前列腺中过多的胰岛素受体相结合，产生了一个强烈的"生长"信号，刺激前列腺异常生长。

结直肠癌

胰岛素抵抗不但与消化道的下半部分（包括结肠和直肠）发生癌变的风险升高有关，而且会提高结直肠癌的致死率。[15] 据统计，胰岛素抵抗合并结肠癌患者死于该病的概率，大约是非胰岛素抵抗结肠癌患者的3倍。高胰岛素血症必然伴随着胰岛素抵抗，这可能是结肠癌发病的主要驱动因素。[16]

胰岛素过量会增加肠黏膜细胞的数量。[17] 这看似好事，但如果考虑到癌症是由细胞过度生长造成的这一事实，好事反倒成了坏事。

癌症是一种骇人的疾病，部分原因在于它的随机性——"遵规守矩"的健康人可能患癌，而终身吸烟者却可能生龙活虎。毫无疑问，有些变量，例如年龄和遗传因素，是人力无法左右的。因此，为了降低健康人群的患癌风险，改善癌症患者的预后，关注可控变量（如环境和饮食）是最可取的策略。我们不能直接断定哪种因素与癌症的关系最为密切，但胰岛素抵抗在癌症发生中显然起着主要作用。值得庆幸的是，如您所见，我们依然能够对此做些什么。

在结束癌症这一沉重话题之后，我将在下一章带您一窥身体的各个部分。它们是人活动和工作的基础，但同样摆脱不了胰岛素的影响。

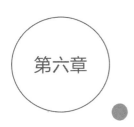

第六章

胰岛素抵抗与衰老、皮肤问题、肌肉和骨关节疾病

人到中年我才意识到，自己再也回不到过去了。虽然积累了智慧，但身体的灵活性已不如从前。同样发生改变的还有外表。我猜我不是唯一有此感慨的人。随着年龄的增长，我们的身体会发生一些重大变化——皮肤松弛、干燥，肌肉力量下降，骨骼也变得疏松脆弱。虽然我们尚不完全了解衰老的发生机制，但由于无人能够免于衰老，所以我们对它充满好奇也无可厚非。

衰老

简而言之，衰老是细胞丧失自我补充能力的结果。这种能力丧失逐渐扩展到器官，并最终导致整个身体的机能日渐衰退。人们对衰老进行了比较详尽的研究，并提出了各种理论来解释衰老的原因，而且每种理论都有相应的证据支持。有些理论将衰老归因于基因对细胞复制次数的固有限制。也有理论认为衰老应归因于有害环境因素（如氧化应激或炎症）对细胞的损伤。还有理论暗指胰岛素抵抗是造成衰老的原因，而且该理论同样有充分的证据支撑。

对酵母菌、蠕虫、苍蝇和小鼠等多种生物进行实验获得的确凿证据表明，胰岛素抵抗与寿命缩短有关。研究人员发现，通过弱化胰岛素的影响——降低血浆胰岛素水平或选择性地阻断其作用，实验生物的寿命相对延长了50%。[1] 重要的是，该方法不仅对胰岛素信号通路基因发生改变的生物有效，甚至对仅通过饮食手段保持低水平胰岛素的生物也有效！[2] 但这些发现可能并不适用于人类。

低热量饮食延年益寿？

数十年前，衰老"损伤理论"的拥趸们提出，热量限制型饮食可以延年益寿。支持该观点的最权威研究是基于猴子进行的，而猴子是与人类亲缘关系最近的动物之一。2009年，当科研人员发现限制热量确实能延长平均寿命时，人们对该理论的追捧达到了顶点。[3] 但后来有人发现，食用热量限制型食物但死于"非衰老"因素（如感染）的猴子并未被计算在内。如果将这些猴子也纳入统计，它们的平均寿命并没有增长。2012年，另一项基于猴子的类似研究表明，热量限制型饮食并不能延长猴子的寿命，该理论因此再遭重创。[4]

将一切衰老问题或其根本原因完全归咎于胰岛素抵抗并非明智之举。但一个关键事实为该理论提供了支持——长寿的人胰岛素敏感性高，即使控制其他显著变量（包括体重和性别）之后也是如此。[5] 此外，胰岛素相关基因发生特殊变异的人比无变异者更加长寿。[6] 而且当前研究支持"胰岛素增敏剂可能延缓衰老"的观点。

虽然衰老的实际过程涉及多种因素，但几乎所有衰老特征，如皮肤老化、肌肉萎缩、骨质流失等，都可能是胰岛素抵抗造成的。

皮肤问题

皮肤由多种细胞构成，每一种细胞都有特定的功能。令人惊讶的是，皮肤对胰岛素也有反应。您可能听说过，糖尿病会引起皮肤问题。糖尿病患者往往存在皮肤干燥、瘙痒等问题，而且容易发生皮肤感染；另外，皮肤出现损伤后，伤口难以愈合。虽然这些问题通常是由高血糖及/或血液循环障碍引起的，但的确有一些皮肤病与胰岛素变化有关。而且不少皮肤病发生在人成年之前。

黑棘皮病

黑棘皮病可能是胰岛素抵抗的第一大迹象。这种病是由黑色素细胞过度活跃造成的。黑色素细胞位于皮肤内，能够产生一种叫作"黑色素"的物质，而黑色素的多少决定了皮肤的颜色或色调：深色皮肤者黑色素较多，浅色皮肤者黑色素较少。

和人体的其他细胞一样，黑色素细胞对胰岛素也很敏感。黑色素细胞会在高水平胰岛素的刺激下进入过度活跃状态，从而产生更多的黑色素，使皮肤较正常肤色黑。[7]然而，它可不是人造美黑的替代品！这种黑化一般出现在皮肤相互摩擦的部位，如颈部、腋窝和腹股沟，但也可能出现在躯干、手臂、腿部或面部等区域。无论一个人的肤色如何，这种色素变化通常都很显眼，只是在肤色较浅者身上可能更加明显。（需要特别注意的是，口腔中的深色斑块是黑色素瘤的征兆，黑色素瘤是一种黑色素细胞癌变。）

任何胰岛素抵抗患者，包括肥胖症患者和2型糖尿病患者，都可能因患黑棘皮病而发生皮肤变化。此外，黑棘皮病可发生于任何年龄段，儿童胰岛素抵抗患者也不例外。

皮赘

您是否曾对自己或他人身上出现的小皮瓣感到疑惑？这种小皮瓣的学名为"软垂疣"，而"皮赘"则是其通俗叫法。皮赘常与黑棘皮病同时出现，二者通常发生在相同的区域，如颈部、腋窝、腹股沟。与胰岛素敏感者相比，胰岛素抵抗者更容易出现皮赘。[8]胰岛素抵抗和皮赘之间之所以存在关联，可能是因为高胰岛素血症会刺激角质形成细胞（构成皮肤的一种细胞）的生长和分裂。

银屑病

银屑病是一种慢性炎症性皮肤病，以寻常型银屑病最为常见。寻常型银屑病的发病区域皮肤呈红色或粉红色，上覆白色或银色鳞屑，且有明显的边界。银屑病通常发生在肘部、膝盖、头皮或腹部。该病可见于所有年龄段，尤以青春期到35岁前最常见。

银屑病的发病机制尚不明确，但免疫系统和基因似乎均与之有关。此外，银屑病患者明显更容易发生代谢并发症，如胰岛素抵抗。[9]事实上，胰岛素抵抗与银屑病之间的联系极为密切——银屑病患者发生胰岛素抵抗的概率几乎是普通人的3倍。[10]

痤疮

虽然严重痤疮多见于青少年时期，但人在成年后依然可能受其困扰。痤疮的典型特征是面部、颈部或其他部位出现大量的（黑头或白头）粉刺。胰岛素抵抗会引发或加重痤疮，无论胖瘦，痤疮患者的空腹血浆胰岛素水平都比正常人高。为了探究胰岛素抵抗与痤疮之间的关系，研究人员要求患痤疮和未患痤疮的年轻男性饮用葡萄糖溶液。结果发现，超重的痤疮患者，其血浆胰岛素水平会飙升至原来的4倍多；精瘦的痤疮患者，其血浆胰岛素水平也上升了1倍多。[11] 痤疮不仅是人体内在疾病在皮肤的外在表现，而且是代谢性疾病的一部分。

前文用了大量篇幅介绍胰岛素抵抗造成的严重后果。虽然这些问题的确值得警惕，但它们有一些在日常生活中很难被发现。例如，我们很难知道大脑中是否存在斑块或身体血脂异常。但是，我们可以轻易看到皮肤的变化。

胰岛素抵抗与听力减退

听力减退与眩晕发作通常被认为是衰老的表现——令人遗憾但又无法避免。但这些症状或许并不是衰老直接造成的，而是由随着年龄增长而越发严重的代谢紊乱造成的。

听力减退是几乎所有老年人都会经历的事情。所以，听力减退又被称为"老年性耳聋"。老年性耳聋极为常见，以至被公认为是衰老造成的第一大交际障碍。即使控制体重和年龄变量，胰岛素抵抗者的内耳功能依然可能发生严重损伤。[12] 而且胰岛素抵抗越严重，人就越难以听清低频音。

梅尼埃病是另一种常见的耳部疾病。该病被认为是由内耳积液引起的，可导致眩晕、耳鸣和听力减退。梅尼埃病与胰岛素抵抗有较强的关联性。一项研究发现，76%的梅尼埃病患者存在胰岛素抵抗。[13] 其他数据显示，高达92%的耳鸣患者存在高胰岛素血症。[14] 因此，耳鸣患者极有可能存在胰岛素抵抗。40多年前，著名耳鼻喉科专家威廉·厄普德格拉夫（William Updegraff）博士率先研究了二者之间的联系，并大胆断言："眩晕的最常见、最容易被忽视的病因是葡萄糖代谢紊乱。"[15]

肌肉功能受损

肌肉约占普通中年人体重的25%～30%，这使其成为人体内最大的胰岛素敏感组织。肌肉对胰岛素确实敏感，而胰岛素起着多种重要作用，如促进肌肉生长，维持和调节蛋白质代谢，等等。肌肉是胰岛素抵抗的一大影响因素，人体内的肌肉量及其对胰岛素的敏感性在很大程度上决定了全身的胰岛素敏感性。肌肉之所以具有如此作用，很大程度上是因为它能在胰岛素的作用下从血液中吸收葡萄糖。随着血糖水平的下降，胰岛素也会恢复到基线水平。机体对胰岛素的敏感性随着肌肉量的变化而变化。[16]所以，人拥有更多的肌肉相当于拥有了更大的"空间"来储存葡萄糖并将其从血液中清除，这有助于将胰岛素维持在较低水平，确保身体保持较高的胰岛素敏感性。

胰岛素抵抗者的肌肉对胰岛素的敏感性约为普通人的一半，[17]而且肌肉通常是最先产生胰岛素抵抗的组织之一。胰岛素抵抗会损害肌肉功能，可能因此导致肌肉损失、肌力和运动表现下降。

肌肉损失

伴随衰老而发生的肌肉损失又称"少肌症"。人到中年后，肌肉量会以大约每年1%的速度减少。[18]

当然，肌肉损失在某种程度上是正常衰老过程的一部分，可归因于多种激素的变化，包括生长激素和雄激素。但当肌肉开始对胰岛素的作用（包括胰岛素的合成代谢作用）产生抵抗时，肌肉就丧失了这一强有力的生长信号。

为了维持或增加肌肉量，肌肉必须产生足够的蛋白质来弥补蛋白质的损失，这种现象被称为"蛋白质转换"。蛋白质转换可以是消极转换（蛋白质的损失量大于生成量）、平衡转换（蛋白质的损失量与生成量相等）或积极转换（蛋白质的生成量大于损失量）。胰岛素一方面刺激肌肉蛋白质的生成，一方面防止肌肉蛋白质的分解，从而帮助肌肉处于蛋白质的平衡转换（或积极转换）状态。当然，这一切取决于肌肉对胰岛素的反应。如果排除衰老所造成的影响，胰岛素抵抗者的肌肉蛋白质分解量大于同龄的胰岛素敏感者。[19]换言之，胰岛素抵抗者更难以促进肌肉生长，甚至难以维持肌肉量。

胰岛素与健身运动员

与所有运动员一样，求胜心切（或不那么心切）的健身运动员愿意尝试任何能给他们带来优势的方法，有时甚至包括非法使用药物，如合成代谢类固醇或人生长激素。有些人还会使用看似"无害"的激素，如胰岛素。虽然胰岛素能刺激骨骼肌生长是不容否认的事实，但胰岛素水平长期高企并非真的"无害"（我希望他们现在已经认清这一事实！）。所以，故意使用胰岛素的健身运动员需要考虑胰岛素在促进肌肉生长之外的影响，包括胰岛素抵抗、高胆固醇血症、高血压、痴呆等。有人可能还在庆幸，至少自己拥有了大块肌肉……当然，至少在胰岛素抵抗不断加剧造成肌肉量越来越难以维持之前，他们还有炫耀的资本。

纤维肌痛

纤维肌痛是最常见的全身性疼痛之一。当被问及"感觉如何"时，纤维肌痛患者一般只回答："我就是疼。"广泛的肌肉疼痛通常伴随着疲劳、记忆问题和情绪问题。纤维肌痛患者不但受到症状的困扰，对于造成其疼痛的原因，许多人更是从未得到过合理的解释。有些人是在手术、感染或身体创伤后首次出现疼痛症状的，但多数情况下，纤维肌痛的发生并没有明显的诱因。最新证据表明，胰岛素抵抗可能是导致纤维肌痛的原因之一。在《胰岛素抵抗是否是造成纤维肌痛的原因——初步报告》（*Is Insulin Resistance the Cause of Fibromyalgia: A Preliminary Report*）中，研究人员称纤维肌痛患者极有可能存在胰岛素抵抗和血糖控制问题。[20]

我们知道，胰岛素在维持肌肉健康和强壮中起着重要作用，但显然，胰岛素抵抗却会严重破坏人的肌肉。当然，如果没有坚强的支撑，人的肌肉将毫无用武之地。这些支撑就是骨和关节。

骨关节疾病

骨的作用远不只提供支撑，使人能够站立和移动，它们还负责保护器官、储存矿物质、制造红细胞和白细胞。和大多数组织一样，骨也会发生有规律的变化。肌肉需要高蛋白的支持，而骨健康则依赖骨基质转换——骨不断地分解和重新制造其内容物，钙和其他矿物质也在骨内外不断交换。这一切离不开两种重要细胞的参与——成骨细胞和破骨细胞。前者负责加强并生成新骨以取代旧骨，后者负责分解旧骨。两种细胞共同作用，保证人的骨量充足、骨骼健康。

然而，与肌肉相比，骨的胰岛素信号转导机制并未受到应有的重视。因此，我们对骨胰岛素抵抗的了解并不充分。但随着认识的深入，我们发现胰岛素显然有助于维持骨量。成骨细胞和破骨细胞之所以能够共同发挥作用，至少在一定程度上是因为胰岛素对二者的影响不同。胰岛素通过刺激成骨细胞的活性促进骨生长，[21] 通过抑制破骨细胞的作用减少骨分解。[22] 总之，胰岛素通过支持骨生长、防止骨质流失来增加骨量。

骨是否对机体胰岛素敏感性有决定性影响？

除了最基本的造骨作用外，成骨细胞还能分泌一种被称为"骨钙素"的激素。研究显示，给实验小鼠注射骨钙素可改善其胰岛素抵抗并预防其2型糖尿病的发生。[23] 有趣的是，人体内同样存在这种联系：骨钙素水平低的人更有可能发生胰岛素抵抗，反之亦然。[24] 这可能归功于维生素D的作用。成骨细胞需要维生素D来产生骨钙素。[25] 所以，这就能够解释为什么高维生素D水平通常与胰岛素敏感性升高有关。2019年，一项基于男童的研究发现，胰岛素抵抗与青春期骨生长受损密切相关。[26]

骨量降低

对于骨质疏松症，不少人都有耳闻，这是骨发生薄弱化的一种现象。随着胰岛素抵抗病情的进展，患者会经历骨量减少，此时的骨比正常情况下要薄、要脆弱，但尚未达到骨质疏松的程度。

体重是研究胰岛素抵抗对骨健康影响必须考虑的因素。无论体重源自脂肪还是肌肉，人的体型越大意味着骨越大，而胰岛素抵抗与体脂过多有关。[27] 大量证据表明，虽然胰岛素抵抗者的骨量可能处于（甚至高于）正常水平（这可能是出于移动庞大身躯的需要），但他们的骨强度却较低，容易发生骨折。[28] 然而，对于胰岛素抵抗对骨健康的影响，目前学术界尚存争议，不同的研究得出了截然相反的结论，[29] 其中某些差异可能是由于胰岛素抵抗患者服用了不同药物造成的。[30]

足够的骨量不仅是维持运动能力的保障，对于身患致命性疾病、需要接受足以影响其一生的重大手术的患者而言，骨量充足更是意义重大，尤其是需要进行骨髓移植的白血病（一种血细胞癌）患者，他们的骨中将被注入其他人的细胞。研究人员曾对骨量减少者和骨量正常者在骨髓移植中的区别进行了研究，他们发现了一个有趣的现象：与胰岛素敏感者相比，胰岛素抵抗者更有可能发生骨量减少。事实上，胰岛素抵抗是区分两组患者的唯一变量。[31]

骨关节炎

虽然良好的骨健康被认为是高质量生活的必要条件，但如果没有健康的关节来保证骨移动，骨几乎毫无用武之地。骨关节炎，或称"关节软骨丧失"，曾被认为是一种由关节过度磨损和撕裂造成的疾病。由于骨关节炎在肥胖症患者中较为常见，不少医生认为这只是关节长期承受过重负荷的结果。但越来越多的人将其视为一种代谢性疾病。与许多其他组织一样，关节也对包括胰岛素在内的代谢信号物质敏感。研究人员对大量超重者进行了调查，发现骨关节炎患者最有可能是血浆胰岛素水平最高的群体。[32]

作为关节的一个重要组成部分，软骨是一种光滑、柔韧的结缔组织，内衬在构成关节的骨末端。软骨中的主要细胞被称为"软骨细胞"。毫无疑问，软骨细胞同样对胰岛素敏感。软骨细胞负责制造和维护软骨的内衬——软骨基质。软骨基质的主要成分为胶原蛋白和软骨细胞利用葡萄糖产生的其他物质。软骨细胞需要胰岛素来吸收葡萄糖。胰岛素抵抗患者的软骨细胞无法维持软骨基质，最终造成软骨衰弱。

除了软骨基质，关节的另一个重要组成部分是有"关节润滑油"之称的滑膜液。滑膜液由一种名为"滑膜细胞"的特殊细胞产生。和软骨细胞一样，滑膜细胞在维持关节正常工作方面发挥着重要作用。当滑膜细胞暴露在高水平胰岛素中时，会遭遇免疫细胞入侵，从而加剧关节炎症，减少滑膜液的产生。毫无疑问，缺少润滑油的齿轮必然发生磨损。

切不可将骨关节炎与类风湿关节炎混为一谈，后者是一种慢性炎症性关节病。类风湿关节炎可引起炎症，进而造成患者发生胰岛素抵抗的风险升高（炎症对胰岛素抵抗的影响见第二部分）。事实上，这种疾病的严重程度和活动会随着时间的推移而起伏不定，随之而来的胰岛素抵抗亦是如此。[33]

按下葫芦浮起瓢

不少关节疼痛患者会服用各种葡萄糖胺制剂。葡萄糖胺或有改善关节健康、减轻关节疼痛的功效，但这缺乏确凿的证据支持。[34] 比起改善关节健康，葡萄糖胺加重胰岛素抵抗的可能性更大。[35] 基于人类和啮齿类动物的研究均发现了明确的证据，表明葡萄糖胺会使身体的胰岛素敏感性降低。

痛风

痛风是一种炎症性关节病。人在患该病后，尿酸晶体会沉积在关节内，并在随后引发炎症。最常发生痛风的部位是四肢，包括足部（尤其是大脚趾）、脚踝、手指和手腕。

顾名思义，尿酸通常由肾脏排入尿液，并经由尿液排出体外。然而，胰岛素抵抗改变了这一路径，使尿酸无法被正常排出，从而在体内蓄积。[36] 随后，尿酸进入血液并沉积在关节中。这会引起局部炎症反应，造成红肿和胀痛（典型的痛风症状）。

人的肌肉、骨骼和皮肤有一个共同的使命，那就是将身体各部分连接起来，形成一个整体。这些组织需要胰岛素的作用来维持其强度和完整性。当然，胰岛素并不仅仅作用于这些庞大（肌肉和骨骼）、有弹性（皮肤）的组织。本章对皮肤和运动机构涉及的组织做了探讨，接下来我们将深入人体，详细了解胰岛素抵抗对为身体提供营养和保持身体清洁的各种组织造成的影响。

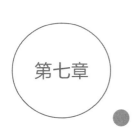

第七章

胰岛素抵抗与消化系统及肾脏疾病

　　肠道和肾脏是维持生命的两大重要器官，它们承担着保持身体清洁的责任。肠道和肾脏的作用是阻止有害物质进入或停留在系统中，并将其排出体外。不幸的是，这两种器官均容易发生胰岛素抵抗。相当一部分（约63%）胰岛素抵抗患者同时存在胃肠道问题。此外，胰岛素抵抗也是导致肾衰竭的主要原因。所以，人体对胰岛素的反应与胃肠道和肾脏健康密切相关，控制胰岛素抵抗是确保这些器官发挥最佳作用的前提。

消化道疾病

　　消化系统囊括了从口到肛门的所有器官，还包括多个与之相关的器官，如肝脏、胆囊和胰腺。这些器官协同工作，消化食物并将营养从肠道吸收入血。消化和吸收过程涉及多个步骤：食物的咀嚼和吞咽（唾液中的酶开始消化过程）、食物通过肠道、某些腺体向肠道分泌消化物质以便将食物分解为小分子、小分子穿过肠道细胞进入血液。每一步都需要上一步的协调配合，而胰岛素抵抗会令所有步骤产生问题。

反流性食管炎

胃能产生一种强酸性汁液来消化食物。胃能够预防这种酸对自身的消化是因为它有一层厚厚的保护性黏膜。但食管却无法承受这种强酸，所以需要一圈被称为"食管下括约肌"的肌肉将胃与食管隔绝开来。然而，有时胃内容物仍有可能反流进食管。由于缺乏保护机制，强酸性混合物会导致食管下端发生溃疡。

约40%的美国成年人有频繁烧心的经历，这是胃食管反流造成的常见症状。[1] 前文提到，超过一半的美国成年人存在胰岛素抵抗，所以代谢综合征与反流性食管炎及类似慢性病胃食管反流病之间存在高度相关性并不令人意外。[2] 尤其需要指出的是，代谢综合征的两大主要症状——腹型肥胖和胰岛素抵抗——同样与反流性食管炎有关。腹型肥胖与反流性食管炎之间有关联可能更容易理解：人体中段存在更多的脂肪可能压迫包括胃在内的周围组织，从而增加胃部压力，使食管下括约肌发生松弛。和前文多次提到的情形相似，胰岛素抵抗也会导致腹型肥胖（详见下一章）。需要注意的是，尽管腹型肥胖可能是胃食管反流病的罪魁祸首，但真正发挥作用的并不是肥胖本身。在详细研究众多生活方式变量后，中国台湾的医生发现，在不考虑腹型肥胖、高血压或其他变量的前提下，胰岛素抵抗可令人患胃食管反流病的风险上升15%。简而言之，研究对象的胃食管反流病会随着胰岛素抵抗的加重而恶化。[3]

随着时间的推移，食管下端最外层的细胞开始改变，形成类似肠壁的坚固内壁，以保护自身免受胃酸反流的侵害。这是一种被称为"巴雷特食管"的疾病，在人发生胰岛素抵抗时更为常见。[4] 巴雷特食管本身可能并不是严重或致命的疾病，它仅会导致胸骨后不适及/或吞咽疼痛。但一旦细胞发生变化，就可能朝着恶性方向发展。因此，巴雷特食管造成的真正问题是它有可能发展成食管癌。[5]

胃轻瘫

让我们沿着胃肠道继续我们的旅程。为了将消化后的食物残渣排出体外，肠道需要不断地收缩和舒张，这种不自觉运动被称为"肠蠕动"。胃轻瘫是一种较为严重的病症，表现为胃肠道（通常是胃）瘫痪，无法推动食物向前运动，从而导致食物滞留并凝结成一团坚硬的胃石。当经过肠道时，胃石会逐渐堵塞本就狭窄的通道并引起疼痛。

糖尿病是造成胃轻瘫的主要原因。有观点认为，在糖尿病患者中，胃轻瘫是由特定神经损伤引起的。[6]负责控制胃部的神经（迷走神经）受到了损伤，致使其引起胃部收缩和蠕动的能力减弱。这种神经损伤很可能是高血糖造成的，但胰岛素本身对此也有一定影响。一项研究中，受试者接受了胰岛素注射以人为地诱发高胰岛素血症。结果显示，和胰岛素抵抗造成的结果一样，食物在受试者肠道中的移动速度降低了近40%。[7]

降血糖的不良反应

控制血糖会影响血浆胰岛素水平。有趣的是，肠道和肾脏在这一过程中是常见的"受攻击部位"。由于血浆胰岛素和血糖关系密切（血糖升高会引起血浆胰岛素水平升高），所以人们研发了两种控制血糖和血浆胰岛素的药物。第一种药物（α-葡萄糖苷酶抑制剂）主要作用于肠道，它可以通过阻断葡萄糖的消化迫使糖分停留在肠道内，从而阻止其进入血液。然而，未消化的糖分会引起渗透性腹泻。[8]第二种药物（钠-葡萄糖共转运蛋白2抑制剂）是人为地迫使肾脏减少葡萄糖的重吸收。但不幸的是，进入尿液的葡萄糖会促进细菌生长，从而增加尿路感染的风险。[9]即无论从肠道还是肾脏进行控制，血糖与胰岛素的调控都会影响到这两个器官。

当然，如果没有其他器官的协助，肠道无法独立完成任务。从独立的角度来看，肠道基本上是供食物和最终生成的废物穿过并排出人体的一个管道，所以它只负责转运物质、吸收营养和水。为了在吸收之前对食物进行适当的消化，肠道还依赖多个器官的支持，详见下文。

肝脏疾病

如果根据器官负责的生理过程对其进行打分，那么肝脏肯定得分最高。在清除血液毒素、清理老化的血细胞、储存维生素、营养代谢（如处理脂肪、蛋白质和碳水化合物）等过程中，肝脏都发挥着不可或缺的作用。肝脏广泛参与了众多关键过程，这可能是它成为医学热点甚至文化符号的部分原因。在波斯文化中（尤其是在伊朗），人们将地位特殊的人亲昵地称为"jigar tala"，意思是"金肝"。

如果肝脏未发生胰岛素抵抗，全身性胰岛素抵抗或许不会发生。肝脏可能是最先发生胰岛素抵抗的器官之一。[10] 在接收到来自血液的胰岛素信号后，健康的肝脏会吸收葡萄糖。但它不会立即利用葡萄糖，而是将其作为身体的后备能量储存起来。通过将多个葡萄糖分子相结合，肝脏会将一部分葡萄糖转化为一种被称为"糖原"的物质；另一部分葡萄糖则转化为脂肪。这会降低血液中的葡萄糖含量，进而降低血浆胰岛素水平。然而，一旦发生胰岛素抵抗，肝脏就会进入一种特殊的病理状态。这种状态下，血液中葡萄糖和脂肪含量增加，低密度脂蛋白胆固醇的大小也可能发生变化（如前文所述，该过程可增加动脉粥样硬化和管腔狭窄的发生风险，详见第24–28页）。[11]

正常情况下，糖原作为储备能量储存在肝脏和肌肉中。当人体察觉到自身有能量需求，如出现低血糖和应激反应，或需要促进消化时，糖原就会转化为葡萄糖并释放到血液中。但在发生胰岛素抵抗后，胰岛素不再指示肝脏以糖原的形式储备葡萄糖。在缺乏胰岛素信号的情况下，即使血液中存在高水平的葡萄糖和胰岛素，肝脏依然分解糖原，并将分解产生的葡萄糖释放入血，从而导致血糖和血浆胰岛素水平进一步升高。

脂肪的转化遵循另一套机制。当胰岛素进入健康的肝脏时，多余的葡萄糖会被肝脏吸收并转化为脂肪。部分脂肪被储存在肝脏中，另一部分则进入血液。[12] 然而，伴随胰岛素抵抗发生的典型高胰岛素血症会导致这一过程频繁地发生。换言之，过量的胰岛素会向肝脏发出信号，促使其产生过量的脂肪。这会造成两个问题，即高脂血症和脂肪肝。

高脂血症

前文讨论过胰岛素抵抗在引起血脂异常中的作用（详见第24−27页），即胰岛素可导致血液中的胆固醇发生有害变化。高脂血症是指血液中含有过量的脂肪，而且这些脂肪通常以脂蛋白为载体［即低密度脂蛋白胆固醇及其前体极低密度脂蛋白（VLDL）胆固醇］。

肝脏可以合成一种名为"软脂酸"的饱和脂肪。饱和脂肪并非健康脂肪，因为血液中饱和脂肪含量增加可提高人患炎症和心血管疾病的风险，并加重胰岛素抵抗。需要指出的是，即使完全不吃脂肪，这种情况依然会发生。（血液中的饱和脂肪与膳食饱和脂肪并不相同，详见下文。）

非酒精性脂肪肝

肝脏能够储存脂肪，而不是将其直接释放到血液中。但如果肝脏储存的脂肪过量，其功能便会逐渐丧失并可能产生严重的健康问题。对于肝脏而言，过量脂肪的定义是脂肪占肝脏总重的5%以上。

过去人们认为，脂肪肝几乎全部是由过量饮酒造成的。由于其他组织无法代谢酒精，久而久之，过量饮酒就会导致脂肪在肝细胞中堆积，引发酒精性脂肪肝。然而，不饮酒的人同样会患脂肪肝。据调查，美国约有

1/3的人患有非酒精性脂肪肝，[13] 而且这一数字呈逐年增加趋势（考虑到该病在早期并无临床症状，所以真实病例数可能比这还要多）。这听起来真是非常可怕，一种30年前几乎闻所未闻的疾病，如今竟成为西方国家最常见的肝病。[14] 而这与胰岛素抵抗有莫大的关系。

甜得发腻的果糖

果糖与酒精相似，但不会造成宿醉。二者的共同点是，处理它们的器官相同——均由肝脏负责代谢。不幸的是，肝脏代谢果糖和酒精的途径极其有限，很多无法用于制造能量的物质都只能被转化为脂肪。事实上，和过量饮酒引发酒精性脂肪肝的机制一样，大量摄入果糖则是非酒精性脂肪肝的一个重要诱因。[15] 果糖极易转化为肝脏脂肪，可能只需食用一周高果糖食物就足以令肝脏明显肥大。

2009年发表的一篇研究报告探讨了果糖和葡萄糖对内脏脂肪的影响。[16] 在研究期间，受试者饮用了含有果糖和葡萄糖的饮料。不出所料，所有受试者的脂肪量都有所增加。更有趣的是脂肪的堆积部位：饮用含葡萄糖饮料的受试者以皮下脂肪增多为主，饮用含果糖饮料的受试者以内脏脂肪增多为主。可怕的是，我们如今摄入的果糖比上一代人增加了好几倍。[17] 除了直接摄入糖分（其中一半为果糖），果糖摄入量的增加很大程度上归因于人们对果汁的喜爱。不少人认为果汁是健康饮料，但所有果汁都是纯果糖的主要来源。（这种认识误区正是造成非酒精性脂肪肝在儿童和成年人中蔓延的主要原因。[18]）希望本节内容能够警醒您，在喝果汁之前请三思，更不能将果汁递给孩子！[19] 但这并不是提倡少吃水果。水果富含膳食纤维，而且果糖含量较低，所以天然水果与果汁大不相同。事实上，在降低糖尿病的患病风险方面，应采用食用天然水果的方式，而不是饮用果汁。所以，水果应该多"吃"，而不是多"喝"。

小酿酒厂腹中藏

不饮酒也会患酒精性脂肪肝，一位男子就有此遭遇。科研人员偶然发现，这位头脑清醒的受试者其实并不怎么清醒。尽管他没有饮用任何酒精饮料，但他的血液中酒精含量却居高不下。[20] 值得注意的是，这名男子体内的某种肠道细菌（肺炎克雷伯菌）水平很高。这种细菌能够通过发酵葡萄糖产生大量酒精，这是他患脂肪肝的原因。但他并不是唯一的受害者。这项研究发现，高达60%的脂肪肝患者体内都存在这种细菌。

胰岛素抵抗是目前已知最有效的非酒精性脂肪肝预测指标。与胰岛素敏感者相比，胰岛素抵抗者患非酒精性脂肪肝的风险上升了15倍。更重要的是，几乎所有肥胖者都患有非酒精性脂肪肝，即使是存在胰岛素抵抗的瘦人，也有相当一部分患有非酒精性脂肪肝。[21] 事实上，如果瘦人被确诊非酒精性脂肪肝，则几乎可以肯定此人已产生胰岛素抵抗，而且很有可能发展成2型糖尿病。

脂肪肝曾一度被认为是其他疾病造成的一种良性副作用，但最新研究推翻了这一观点。非酒精性脂肪肝是导致更严重、更有可能危及生命的肝病的一个重要途径，而且这些肝病均与胰岛素抵抗有关。[22] 非酒精性脂肪肝可引起肝脏发炎。而慢性炎症可能导致肝脏出现瘢痕，即肝纤维化。在非酒精性脂肪肝患者中，有一半的人会发展成肝纤维化。[23] 随着病情的发展，其中1/5的人会患肝硬化，并可能进一步恶化为肝衰竭，需要肝移植才能续命。有些人虽然幸免于肝衰竭，但却患了肝癌[24]——最终结局都不会太好。

丙型肝炎

　　随着时间的推移，胰岛素抵抗可引起上文所讨论的所有肝脏疾病。但有几种由已知病毒（即肝炎病毒）引起的肝脏感染与胰岛素抵抗无关。虽然胰岛素抵抗的确与肝炎无关，但也有个别证据表明胰岛素抵抗可能令感染恶化。例如，胰岛素抵抗合并丙型肝炎的患者，其肝纤维化程度非常严重。[25]此外，胰岛素抵抗还可能降低抗病毒药物的疗效。[26]

胆囊疾病

　　胆囊位于肝脏正下方，是肝脏的亲密战友。胆囊的主要职能是储存胆汁。胆汁主要由水、盐、胆红素（由老化的红细胞形成的一种物质）和脂肪构成。这些物质共同作用，可以使肠道中的脂肪乳化，以便被身体吸收。与肝脏直接产生胆汁来消化脂肪相比，胆囊储存胆汁的行为使身体能够一次消化更多的脂肪。

　　当原本含水较多的胆汁变稠并产生结石时，最常见的胆囊疾病便发生了。

胆结石

　　胆汁容易形成结石的原因有两个：一是肝脏产生了更多的胆固醇；二是胆囊收缩不完全，无法将胆汁排入肠道。而胰岛素抵抗对这两方面都有影响。

　　我们首先讨论第一种情况。如果胆汁中含有过量的胆红素或胆固醇，就有可能导致胆结石形成。肝脏负责清除体内老化的红细胞，而胆红素正是由部分老化的红细胞构成。虽然胰岛素抵抗与该过程无关（据我所知），但胰岛素对肝脏产生胆固醇的速度有巨大影响。除了进入血液，胆固醇也可以进入胆汁并储存在胆囊中。因此，当身体发生胰岛素抵抗且血浆胰岛素水平升高时，肝脏便开始产生过量的胆固醇，从而造成胆汁中的胆固醇过量。

多项人类研究发现，胰岛素抵抗是引发胆结石（尤其是全球最常见的胆固醇胆结石）的最重要危险因素之一。[27] 而动物研究取得了更加明确的证据，表明胰岛素抵抗可直接导致胆结石的形成。一项基于仓鼠的研究显示，连续一周每天为仓鼠注射胰岛素足以加速胆固醇胆结石的形成。[28] 在另一项研究中，科研人员培育了只有肝脏发生胰岛素抵抗的转基因小鼠。他们给这些小鼠喂食富含胆固醇的食物，结果显示，肝脏发生胰岛素抵抗的小鼠产生了大量的胆固醇胆结石，而正常小鼠则没有。[29]

胆囊通常能够通过收缩将胆汁泵入肠道来降低形成结石的概率。这一机制可确保胆汁成分（如胆固醇）因淤积时间较短而无法形成结石。

胆结石与膳食脂肪有关系吗？

胆结石与膳食脂肪之间存在较强的联系。胆结石形成后，人会经常感到右季肋部疼痛，这是结石阻塞胆管时，胆囊试图将胆汁排入肠道产生的感觉。

增加膳食脂肪摄入量是预防胆结石形成的最佳手段之一。脂肪的摄入会促使胆囊排空，所以增加膳食脂肪摄入量能提高胆囊的活动性（或收缩频率），有助于预防胆结石的形成。

这就是采用低脂肪低热量饮食的减肥者更有可能形成胆结石并最终被迫摘除胆囊的原因。[30]

胰岛素抵抗可减缓胆囊的运动。胰岛素抵抗越严重，胆囊收缩的频率

就越低。[31] 研究表明，通过输注胰岛素诱发的急性高胰岛素血症状态足以降低胆囊的功能。[32]

怀孕与胆结石

怀孕会增加胆结石形成或胆汁淤积的风险，而胆汁淤积是胆结石形成的早期预警。[33] 有趣的是，一旦妊娠期结束，淤积的胆汁就会自行恢复到正常浓度。请回想第四章内容：还有哪种因素会在妊娠期恶化，并在分娩后得到改善？没错，是胰岛素抵抗。事实上，胰岛素抵抗不但是胆汁淤积的最有效预测因素，还可能是造成妊娠期相关胆结石形成的主要原因。[34]

在调节众多营养过程（如控制血糖）和清除血液中的某些毒素方面，肝脏发挥着至关重要的作用。但对血液的清理不仅仅涉及肝脏一个器官，肾脏也承担了大部分的"过滤"职能，而肝肾的正常工作是建立在胰岛素功能正常基础之上的。

肾脏疾病

虽然肾脏并非胃肠道的一部分，但它们也发挥着非常重要的作用：肾脏可以滤出血液中的毒素并通过尿液将其排出体外。除了过滤工作，肾脏还参与了大量的身体过程，有助于调节人体的血容量、血液pH值，促进骨健康，等等。简而言之，当肾脏无法正常工作时，身体便无法正常工作。

肾结石
不少人认为，人生最大的痛苦莫过于肾结石排石。如果您询问既生过孩子又经历过肾结石排石的女性朋友哪个过程更痛苦，我敢打赌，她一定会选肾结石排石。

在肾结石完成从肾脏到尿出的痛苦之旅前，它必须先在肾脏中形成。而胰岛素抵抗可以影响该过程，因为它会引起两种微妙的生理变化，为肾结石的形成提供温床。

首先，血浆胰岛素水平升高会增加血钙含量。过量的血钙可导致各种问题，如影响心脏健康、促进肾结石形成等。由于高血钙具有致病性，所以肾脏会不断地过滤血钙并将其中一小部分通过尿液排出体外。随着血钙水平的上升，被肾脏过滤的钙自然也会增多。最终，尿液中的钙达到甚至超过饱和点。此时，钙开始在肾脏内结晶，进而形成结石。

高胰岛素血症导致血钙水平升高的具体途径十分有趣。胰岛素可增加人体甲状旁腺激素的水平[35]（而高水平的甲状旁腺激素会反过来引发胰岛素抵抗[36]）。甲状旁腺激素的主要功能之一是通过增加源自肠道食物的钙吸收量和源自骨骼的钙回收量来提高血钙水平。

胰岛素抵抗与肾结石之间的另一个联系是它对尿液pH值的影响。肾脏参与平衡身体的pH值，尿液比身体的其他部分酸性更强。对于胰岛素抵抗与尿液pH值改变之间的关系，我们尚未形成清晰的认识。一种可能的机制是，在胰岛素抵抗状态下，肾脏产生分子中和尿液中酸性物质的能力下降。随着碱性的逐步增强，尿液能够溶解的物质（如钙、尿酸盐等）越来越少，结石便产生了。

肾衰竭

肾衰竭是一种涉及大部分肾功能丧失（包括过滤能力）的致命性疾病。2型糖尿病是导致肾衰竭的最常见病因——如果您还记得2型糖尿病其实就是胰岛素抵抗的话，那么胰岛素抵抗会导致人患肾衰竭的风险上升50%一定不会令您感到特别惊讶。[37]胰岛素抵抗越严重，人患肾衰竭的风险就越高。胰岛素抵抗最严重者发生肾衰竭的风险是轻度胰岛素抵抗者的4倍。[38]重要的是，即使血糖水平正常，这种情况仍然会发生！

胰岛素抵抗导致肾衰竭的机制目前尚不明确。虽然有证据表明肾衰竭是由胰岛素抵抗引起的某些并发症（如高血压和高脂血症）造成的，但它可能只是胰岛素过量的结果。胰岛素会增加肾脏过滤装置的尺寸和厚度，[39]从而加大分子从血液进入尿液的难度。

这种联系的重要性无须我刻意夸大。鉴于肾衰竭患者死亡的概率是肾脏健康者的3倍，所以我们有必要尽早确定一切危险因素，如胰岛素抵抗。如果我们仅凭惯例来判断风险（如血糖达到可正式确诊2型糖尿病的水平），可能一切为时已晚。因此，我们必须对血浆胰岛素水平进行检测，因为它可在血糖升高前数年提示人是否存在胰岛素抵抗。

消化系统和泌尿系统参与了人类生存所必需的基本过程，即将营养物质吸收至体内，并将因营养消化和代谢而产生的废物排出体外。当胰岛素抵抗开始改变其功能时，消化和泌尿过程会受到损害，造成食物的消化和吸收发生改变，甚至肾脏过滤废物和调节机体pH值的功能发生改变。一旦食物被消化并进入血液，它就成为人体利用或储存的物质——具体取决于食物的种类，而这一过程会产生有意义的代谢后果。

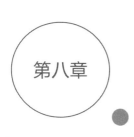

第八章

代谢综合征与肥胖

代谢综合征曾经是一种不为人知的疾病，但如今它已经引起广泛关注。医学文献对代谢综合征的讨论越来越多，其流行性甚至引起了大众媒体的关注。1/3的美国成年人患有该病，至少存在一种相关症状的成年人的患病比例更是接近90%。代谢综合征实际上是一系列代谢紊乱的统称。世界卫生组织基于以下两个主要标准来定义代谢综合征：一是患者必须有高血压、血脂异常、中心性肥胖和血糖异常中的两项；二是患者必须存在胰岛素抵抗。

没错，胰岛素抵抗加上上述任何两种问题就可以诊断代谢综合征。（由于胰岛素抵抗是代谢综合征的一个决定性要件，所以代谢综合征曾一度被称为"胰岛素抵抗综合征"。）

肥胖本身无须赘述，它臭名昭彰、人见人恨（虽然有时这很不公平）。随着肥胖的日益流行，比起挨饿，如今人们患肥胖症的概率更高。[1]从某种意义上说，肥胖是胰岛素抵抗和高胰岛素血症所引起代谢后果的完美体现。胰岛素可强力促进脂肪细胞生长：它一方面阻止脂肪细胞将脂肪分享给身体使用，另一方面刺激脂肪细胞继续生长。肥胖和胰岛素抵抗的关系不但密不可分，而且出奇的复杂（详见下文）。

胰岛素不足

　　"患者体内胰岛素不足"是2型糖尿病诊断中的常见表述。但是，这种表述具有极强的误导性。虽然有些2型糖尿病患者的胰岛素水平可能确实因胰腺中的β细胞功能障碍而降至危险水平，但绝大多数2型糖尿病患者β细胞功能正常，只是无法产生足量的胰岛素来克服严重的全身性胰岛素抵抗。然而，这种"胰岛素不足"的表述会驱使人们使用胰岛素治疗2型糖尿病。但胰岛素会促使患者发胖，使病情恶化，同时加重胰岛素抵抗。

　　向高胰岛素血症的糖尿病前期患者或2型糖尿病患者提供更多胰岛素，与向甲状腺功能亢进（一种甲状腺激素过剩造成的疾病）患者提供更多的甲状腺激素一样，均为抱薪救火之举。"胰岛素不足"的更确切说法应该是"胰岛素作用不佳"，我们不妨试试其他治疗方法。

肥胖与胰岛素抵抗之间的复杂关系

　　和一切值得探索的关系一样，胰岛素抵抗与肥胖之间也存在着复杂的关系——这是一个先有鸡还是先有蛋的问题。

　　人们早在大约一个世纪前就已注意到，肥胖和胰岛素抵抗往往同步发生（保守说法）。毫无疑问，体脂过多与胰岛素抵抗有关。大多数（约70%）超重或肥胖者都存在胰岛素抵抗。而且，由于胰岛素抵抗通常与体脂过多有关，所以不少科研人员一直致力于探索其中的原因。然而，对于肥胖和胰岛素抵抗之间的因果关系，我们的研究历史只有短短的30年。许多研究人员得出的结论是，肥胖导致了胰岛素抵抗。的确，这是主流观点。"肥胖诱导性胰岛素抵抗"也常常作为术语见诸报端。如果在生物研究搜索引擎上输入该词条进行查找，您会得到成千上万条结果。更是有众多研究报告称，减轻体重可改善机体的胰岛素敏感性。

但正如我在前文断言的那样，事情没有那么简单。基于相同的研究数据，我们可以得出另一个合理结论——体重减轻是机体胰岛素敏感性改善的结果。事实上，有些研究确实支持存在下列可能性：胰岛素抵抗可能在受试者体重增加之前就已经发生了（或者胰岛素敏感性在受试者体重减轻之前就已经得到了改善）。[2] 科研人员对一组儿童的若干变量做了测量，并在10年后进行随访。结果发现，即使体重或体重增量相同，血浆胰岛素水平最高的儿童也最有可能增重最多。另一项类似的研究显示，尽管初始体重相似，但胰岛素水平最高的儿童在成年后发生肥胖的概率是胰岛素水平正常儿童的36倍。[3]

然而，基于成年人的研究结果却有些似是而非。但一项有趣的研究仍然给我们提供了一些启示。通过对成年人进行多年的随访，波士顿的科研人员发现，当胰岛素水平较低时，体重的增速较慢；胰岛素水平越高，体重增量越多。[4] 但随着成年人体重增加达到极限，胰岛素便不再具备预测作用。[5] 这种体重增加极限又被称为"个人脂肪阈值"。此时，脂肪组织和胰岛素抵抗之间进入了一种冷战状态（第十一章将对该问题进行回顾和扩展）。

虽然有明确的证据表明高水平的血浆胰岛素可导致肥胖，但这一观点并非毫无争议[①]。另一种理论更受欢迎，专业医务人员和普通民众对其的接受度都很高，而且关于它的研究已有数十年的历史。

[①]　如欲了解更多信息，建议阅读加里·陶贝斯（Gary Taubes）所著的《卡路里的两面性》（*Good Calories, Bad Calories*）、杰森·冯博士所著的《肥胖密码》、大卫·路德维希（David Ludwig）博士所著的《永远填不饱的肚子》（*Always Hungry?*），以及史蒂芬·戈尼特（Stephan Guyenet）博士所著的《饥饿的大脑》（*The Hungry Brain*）。

人为什么会发胖

肥胖的研究与治疗史既令人兴奋又令人遗憾。人们曾普遍认为，肥胖至少在一定程度上是一种激素问题。维也纳著名内科医生威廉·法尔塔（Wilhelm Falta）博士于1923年指出："增肥……有赖于完整的胰腺。"[6]（此处的"胰腺"应为"胰腺分泌的激素"。）然而，到了20世纪中期，人们的认识发生了戏剧性的转变。如今被人奉为圭臬的理论正是这次转变的产物。"热量平衡"观点认为，肥胖只是人摄入的热量大于其消耗量的结果。换言之，吃得多、消耗少只会增加脂肪，吃得少、消耗多才会减少脂肪。

考虑到我们将体脂定义为储存热量的生物容器——一个储备热量以供未来使用的场所，上述理论确实有些道理。此外，它也符合我们对能量利用与储备的理解。毕竟，少向火堆扔些木柴，可供燃烧的东西就会少些。遗憾的是，该理论忽略了人体对燃料利用方式的复杂调节过程。显然，身体比篝火更加复杂。

身体如何利用我们摄入和储备的能量？是制造更多的肌肉、强健骨骼，制造更多的脂肪，还是将其作为热量散发出去，一切都取决于激素。目前人类已知的激素多达上千种，而且其数量仍在持续增加。虽然大多数激素与人体如何利用热量无关，但仍有不少激素与此相关。此外，在促进脂肪细胞生长方面，没有哪种激素比胰岛素更有效。

瘦素抵抗

　　"瘦素"一词源自希腊语"leptos"，原意为"瘦"。补充瘦素曾被认为是解决肥胖流行的最佳手段。该方法对极少数无法产生瘦素的人确实有效。但对于绝大多数受体重问题（超重或肥胖）困扰的人而言，补充瘦素并非有效解决方案。

　　事实上，大多数肥胖者体内瘦素水平会升高，而非降低。这是因为瘦素在肥胖人群中无法继续有效地调节食欲和代谢过程。瘦素的作用是抑制胰岛素分泌，从而帮助人维持苗条的身材。[7]但如果瘦素水平长期居高不下，人体就会产生瘦素抵抗，造成瘦素抑制胰岛素分泌的能力减弱，[8]进而导致体脂增加。

　　更大的问题是，这会形成一个恶性循环。既然瘦素抵抗起因于长期升高的瘦素水平，那么又是什么造成了瘦素水平升高呢？答案当然是胰岛素过量。作为一种天然机制，胰岛素会刺激脂肪组织产生瘦素，所以瘦素过量是胰岛素过量的结果。

　　1型和2型糖尿病是胰岛素抵抗增加体脂的最佳例证。（您应该还记得，1型糖尿病是由胰岛素分泌过少引起的，而2型糖尿病则是由胰岛素分泌过多引起的。）

　　除非接受胰岛素注射，否则1型糖尿病患者不会发胖——绝对不会。事实上，为了保持苗条的身材，有些深谙这一事实的1型糖尿病患者会故意减少胰岛素的注射量（无论摄入哪种食物），以避免发胖。[9]但这会造成糖尿病饮食失调症。1型糖尿病患者通常在10～20岁时发病，此时恰值他们最注重外表的年纪。然而，尽管能够随心所欲地控制体重，但他们仍然会患严重的高血糖症——其血糖水平甚至可达到正常值高限的10倍。虽然本书的主题是胰岛素过量造成的不良影响，但严重的高血糖显然也有问题。不少慢性糖尿病饮食失调症患者都有肾衰竭、失明甚至截肢的经历。

此外，且不论血糖的影响，血浆胰岛素水平过低或缺乏，可导致血液pH值发生危险变化，进而可能引起致命性酸中毒。

和1型糖尿病患者因缺乏胰岛素而身材精瘦的情形不同，2型糖尿病患者的体重却会因需要使用胰岛素控制血糖而增加。[10] 对于2型糖尿病患者，我们的目标是找到一种能尽量减少脂肪增加的胰岛素疗法。在发现体重增加之后，有些2型糖尿病患者可能尝试通过节食进行补救。但由于注射胰岛素会逐渐加重胰岛素抵抗，所以他们需要更多的胰岛素才能控制好血糖。此时，即使节食也阻止不了胰岛素抵抗引起的脂肪增加。[11]

总之，胰岛素是体脂的决定性因素——体脂随着血浆胰岛素水平的上升而增加，随着血浆胰岛素水平的降低而减少。由于胰岛素在增加体脂方面作用突出，即使摄入的热量保持不变，胰岛素水平升高也会导致体脂增加。[12] 假如A、B二人采用热量同为2500 kcal①的饮食，但A的饮食能够降胰岛素，而B的饮食能够升胰岛素，那么，一段时间后，A将比B瘦。（饮食问题详见第二部分。）简而言之，胰岛素会诱导营养物质以脂肪的形式储存在体内。

当然，您将在下文看到，肥胖导致胰岛素抵抗的理论仍然正确，关键在于我们要理解二者之间的双向关系。这一新理论不仅是语义上的改变，它同时意味着我们看待肥胖和胰岛素抵抗之间关系的方式发生了根本性转变。它将改变我们对胰岛素抵抗根源的认识，从而为最终战胜它打下更好的知识基础。

在确定胰岛素抵抗为罪魁祸首后，下一步就是追根溯源，厘清胰岛素的正常信号转导机制出错的原因是什么。

---

① 1 kcal≈4.186kJ。

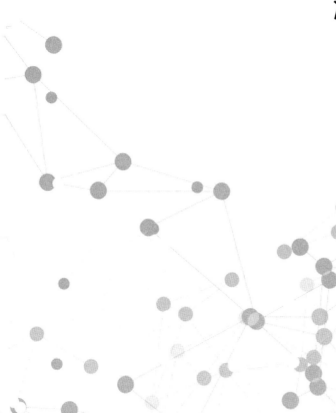

第二部分

Why We Get Sick

原因：人产生胰岛素抵抗的根源

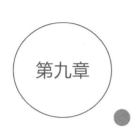

第九章

遗传因素与年龄对胰岛素的影响

至此，我们已经确定，胰岛素抵抗是众多慢性病的根源。不幸的是，这些疾病已呈星火燎原之势。所以，本书接下来需要解决的问题是：我们是如何陷入当前困境的？身体产生胰岛素抵抗的原因是什么？更重要的是，胰岛素抵抗有防治手段吗？

鉴于胰岛素抵抗的普遍性，研究人员投入了大量的精力，希望揭开其发生机制。有些研究取得了突破性进展（如遗传因素的实际作用，但它并没有想象中重要），而另一些研究则总结了前人的经验教训（如保持健康生活方式的重要性）。虽然其中某些因素无法避免，但好在其他因素完全可控。这些可控因素正是值得我们探索之处。

我们先从一个令人沮丧的话题开始，即我们无法掌控的因素。就像人人都会变老一样，所有人的基因（无论好坏）都继承自父母。本章的目的不是打击您的信心。相反，我希望您能意识到，有些因素非人力所能左右，进而更加坚定地（我希望如此！）做出一些您可以控制的、真正有意义的改变。

遗传因素

哈哈——，遗传因素是我们对父母失望的新借口。

毫无疑问，如果您的父母是胰岛素抵抗患者，那么您很有可能也在胰岛素抵抗的泥潭中苦苦挣扎。一项基于少年儿童胰岛素抵抗的研究发现，父母中至少一方患胰岛素抵抗的儿童容易发生胰岛素抵抗，其空腹血浆胰岛素水平比父母无胰岛素抵抗的儿童高出约20%。[1]此外，也有研究人员以同卵双胞胎为对象，以更有说服力的方式探究了家族遗传因素的作用。结果您可能已经猜到：基因相同但在不同家庭长大的人很可能遇到相似的健康问题，如胰岛素抵抗。[2]

然而，导致胰岛素抵抗的基因突变极为罕见，约占全部2型糖尿病病例的5%（在糖尿病前期和胰岛素抵抗病例中占比更少）。[3]对于绝大多数"普通"胰岛素抵抗者而言，遗传因素的作用逊于后天因素——这是一个关于基因与环境、先天与后天的老生常谈的话题。换言之，携带更有可能致人胰岛素抵抗的基因是一回事，而因错误的生活方式导致这些基因表达是另一回事。所以，我们的日常决定至少与遗传因素同样重要（详见下文）。

种族

有趣的是，某些具有特定遗传特征的种族更容易患胰岛素抵抗。一项著名的研究对美国四个主要族群——西班牙裔、亚裔、非裔和白人（称之为"北欧人"似乎更准确）的胰岛素敏感性做了对比。[4]尽管所有组别的腰臀比大致相同，但西班牙裔美国人的胰岛素抵抗最严重，亚裔美国人次之。这很有趣，因为亚裔美国人的腰臀比最低（虽然不具有统计学意义）。非裔美国人和美国白人的胰岛素抵抗程度分列三、四名。此外，多数族群的腰臀比与胰岛素抵抗之间均存在高度相关性（这符合我们的预期）。但亚裔美国人似乎并不遵循这一规律。他们的腰臀比和身体质量指数最低，但令人惊讶的是，他们的胰岛素抵抗反而相对更加严重。（如欲了解更多有关腰臀比的知识，请参阅第十一章第106页方框内的内容。）

但这项研究并不包括其他种族，而他们同样值得一提，如皮马印第安人。皮马印第安人是大致生活在亚利桑那州南部的美洲原住民。在美国，该族群是胰岛素抵抗患病率最高的群体。在皮马印第安人中，胰岛素抵抗已经成为极其严重的问题，甚至出现了4岁儿童被诊断为2型糖尿病的案例。[5]

胰岛素抵抗在皮马印第安人和其他美洲原住民中的普遍存在，甚至在20世纪80年代催生了一个著名理论，即"节俭基因型理论"。[6]"基因型"是一个科学术语，专指"人携带的基因"。节俭基因型理论的建立是为了解释为什么有些人（如美洲原住民）患胰岛素抵抗和2型糖尿病的风险如此之高。该理论的基础是，由于"饥饱交替"（即食物匮乏时期加短暂的食物丰富时期）的影响，人们进化出了以脂肪形式有效储存食物能量的能力。这一能力可确保人在食物匮乏时的能量供应。而胰岛素抵抗引起的高水平胰岛素则能够发出信号，提醒身体储存能量。

遗憾的是，这一理论非但未经进一步证实，还不断受到其他研究的质疑。作为对比，我们再来关注另一些有严重胰岛素抵抗的群体。由于地理位置的原因，这些群体从未经历过饥饱交替。例如，尽管某些太平洋岛民所处的气候和地理位置可一年四季为他们提供充足的植物性食物和鱼类，但他们的胰岛素抵抗率却冠绝全球。[7]这一现象不禁令研究人员怀疑，某些群体的胰岛素抵抗与其易储存脂肪的基因关联较弱，而与其对特定食物的适应性关联较强。

这一新理论的事实依据是，胰岛素抵抗在最近采取西式饮食的人群中开始蔓延。欧洲血统的人胰岛素抵抗发生率较低，但该比例也在随着时间的推移而增加。根据该理论，欧洲血统的人本应有更多的时间适应可导致血浆胰岛素水平升高和2型糖尿病的食物，但最近（在过去的100年间）接触这些食物的人已经尝到了苦头。群体对比显示，移民后采取西式饮食的人比坚持遵循传统饮食方式的前同胞更有可能患上胰岛素抵抗。

年龄

胰岛素抵抗与遗传因素关系复杂。相比之下，年龄对胰岛素抵抗的影响稍显清晰，只是结果同样令人沮丧。虽然永葆青春不切实际，但了解年龄和胰岛素抵抗之间的关联，能够帮助我们在衰老过程中免受胰岛素抵抗之苦。

衰老是某些神经脆弱者的禁忌话题。如第六章所述，衰老是一个极为复杂的过程，涉及无数重大和细微的生理与心理变化，包括头发稀疏花白、皮肤脆弱发皱，以及连钥匙也不知道丢在何处的记忆力减退问题……

除了上述令人不快的显著变化外，衰老还会引起新陈代谢变化，如胰岛素敏感性降低。前文提到，胰岛素敏感性降低甚至可能引起某些衰老症状。和胰岛素抵抗与体重增加的关系类似，衰老与胰岛素抵抗之间同样存在双向关系——胰岛素抵抗往往随着人年龄的增长而恶化。[8] 许多衰老过程和常见病症都是致人产生胰岛素抵抗的因素，包括与年龄相关的肌肉损失（肌少症）和伴随衰老而发生的激素变化。但与许多变化不同的是，胰岛素抵抗可能不一定是衰老造成的，这说明我们仍有抗争的机会。

女性衰老引起的激素变化：胰岛素抵抗在更年期加重的原因

更年期涉及一系列不可避免的变化，它标志着女性生育期的结束。有趣的是，更年期能够完美诠释新陈代谢和生殖过程之间的紧密联系——当其中一个发生变化时，另一个通常也会随之改变。

某些身体变化伴随着卵巢激素分泌的改变，主要表现为雌激素的减少。雌激素是一个激素小家族的统称，这些激素不仅可以帮助女性维持各种正常的身体功能（如生殖），而且对代谢功能有着重要影响。

潮热与胰岛素抵抗

一项基于3000多名中年女性的研究显示，有潮热经历的受试者患胰岛素抵抗的比例明显更高。[9]更重要的是，潮热和胰岛素抵抗之间的关系不受雌激素水平和体重的影响。

无论男女，雌激素都有助于维持机体的胰岛素敏感性。因缺乏芳香化酶而无法产生雌激素的人为此提供了强有力的证据。芳香化酶是一种可将雄激素转化为雌激素的酶。由于无法制造雌激素，再加上其他因素的影响，人就会产生胰岛素抵抗。[10]

当然，更年期并不会导致雌激素发生如此剧烈的变化。但雌激素水平的降低足以使女性在更年期比其他任何时候都容易产生胰岛素抵抗。[11]而通过激素替代疗法人为地将雌激素维持在较高水平，有助于更年期女性保持胰岛素敏感性[12]（但这绝对不是唯一的方法，详见下文）。

男性衰老引起的激素变化：睾酮能够改善胰岛素抵抗的原因

有人将年长男性睾酮水平降低视为男性更年期的一种表现。与女性的身体因雌激素水平下降而发生变化类似，男性的身体同样会因睾酮水平下降而发生变化。胰岛素抵抗增加就是这众多变化之一。[13]接受睾酮治疗可减少这些负面变化，同时提高机体的胰岛素敏感性。[14]

被诊断为"睾酮水平低下"的男性数量近来呈上升趋势。除了确诊人数异常增加外，确诊者的平均年龄也大大降低——根据男性衰老的标准定义，这些确诊者其实并不"老"。更重要的是，该现象是最近才开始出现的，而且可在很大程度上归因于生活方式的改变。（后续章节将讨论生活方式在形成这种"低睾酮"状态中的作用。虽然这与衰老本身关系不大，但与男性衰老的原因关系匪浅。）

　　和天气一样，与遗传因素或年龄抗争完全是徒劳之举，但这并不意味着我们不能未雨绸缪。正如前文所述，至少衰老对胰岛素抵抗的部分影响是性激素发生变化的结果。与年龄相关的变化可对性激素产生巨大的影响。相应地，胰岛素（作为一种激素）与其他激素也存在千丝万缕的联系。所以，现在准备好一窥这纷乱的激素江湖吧！

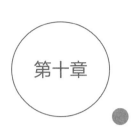

第十章

胰岛素抵抗的激素成因

本章是一节基础生理学课程，主题介绍激素对激素的影响。虽然也存在非激素性影响因素，如压力和睡眠不足，但一旦体内的某种激素开始发生变化，其他激素也会被强行拉进舞池。由于胰岛素在控制人体代谢方面起着重要作用，所以它成为广受欢迎的舞伴并不令人惊讶——似乎所有其他激素都希望得到胰岛素的青睐。

胰岛素过量

在各种可能引起胰岛素抵抗的因素中，胰岛素本身是最为重要的。或许您对此并不感到惊讶，但我在此仍然需要明确一个显而易见的事实——胰岛素过量会导致胰岛素抵抗。更确切地说，空腹血浆胰岛素水平每增加一个微单位（μU），胰岛素抵抗程度便会升高约20%。[1]这似乎是一种奇怪的因果关系，但它诠释了人体运行的一个基本特征：当一个过程被过度激活时，身体通常会抑制自身对刺激的反应，以平息该过程。（这与细菌对抗生素产生耐药性或咖啡成瘾者随着时间的推移渴望摄入更多咖啡因的情形类似。）如果一个细胞（如肌肉细胞和肝细胞）持续浸润在胰岛素中，它就无法直接降低胰腺分泌的胰岛素水平。但它可以自我改变，从而减轻胰岛素对自身的影响，而这种改变便是产生胰岛素抵抗。当这种情况发生在全身组织的无数个细胞中时，人体就会产生胰岛素抵抗。

其中一个最具说服力的例子是胰腺肿瘤（胰岛素瘤）。当人患胰岛瘤时，即使收到了降低胰岛素水平的信号（如血糖水平降低），β细胞仍然会不间断地向血液中释放胰岛素。胰岛素分泌量较高的胰岛瘤患者会产生严重的胰岛素抵抗，而胰岛素分泌量较低的患者胰岛素抵抗的程度也较轻。但无论轻重，他们都逃不过患胰岛素抵抗的厄运。[2]

在所有胰岛素导致胰岛素抵抗的案例中，下丘脑性肥胖或许是最罕见的一个。下丘脑性肥胖是一种可怕的疾病，患者大脑中一个被称为"下丘脑腹内侧核"的特殊区域发生了意外损伤。该区域通过迷走神经控制着胰腺。尤其需要指出的是，在下丘脑腹内侧核受损后（无论是由肿瘤、脑部手术还是外伤造成的），迷走神经都将失去控制。之后，迷走神经开始刺激胰腺持续分泌胰岛素。除了体重急剧上升外，这种人为的胰岛素水平升高还会引起严重的胰岛素抵抗。[3]

在一项研究中，科研人员试图通过长期给胰岛素敏感型健康男性注射胰岛素来诱发高胰岛素血症。[4]尽管这些受试者被注射的胰岛素的剂量是我们通常一天内也能达到的水平，但通过持续稳定的输注，这些人在几个小时后就出现了胰岛素抵抗。从表面上看，这种情况似乎有些脱离实际，毕竟没有谁会坐在椅子上长时间注射胰岛素。但这项实验研究意在模拟一种场景——有些人一边维持着久坐不动的生活方式，一边吃着升胰岛素食物。

此外，如前文所述，注射胰岛素是2型糖尿病的常规疗法（但该方法具有误导性）。该疗法会在2型糖尿病患者体内人为地制造胰岛素过量状态，虽然这足以在一段时间内使血糖得到控制，但由于会引起胰岛素抵抗，所以注射胰岛素无异于火上浇油，最终导致人体对胰岛素的需求量增加并形成恶性循环。[5]这种情况甚至会发生在必须用胰岛素治疗的1型糖尿病患者身上。即使患者由于饮食的缘故被迫注射大量胰岛素来控制血糖，他们同样会产生胰岛素抵抗（这种情形有时又被称为"双重糖尿病"）。[6]

β细胞真的消失了吗?

不少2型糖尿病患者被告知，他们的血糖之所以升高，是因为胰腺无法产生足量的胰岛素。这种说法部分属实，但也具有误导性。事实上，大多数2型糖尿病患者，当然包括糖尿病前期患者（即胰岛素抵抗患者）的胰岛素水平都很高。[7]所以，问题并不在于β细胞是否真的死亡，而在于它们无法产生足量的胰岛素来控制血糖。

在实验室条件下培养的β细胞为我们了解产生胰岛素抵抗的细胞内部变化提供了一个有趣的模型。如果将β细胞长时间暴露在高浓度的葡萄糖溶液中，它们就会逐渐停止工作。那么，该如何恢复它们的功能呢？其实很简单，只需降低葡萄糖溶液的浓度即可。[8]

当然，作为一个机体，人体比单个细胞要复杂得多。但人体的变化与细胞无二。一项研究显示，只需连续8周限制碳水化合物的摄入，β细胞功能下降的2型糖尿病患者，其细胞功能便会恢复正常。[9]另一项研究甚至发现了一种特殊的蛋白质，它能使胰岛素抵抗者（即2型糖尿病患者）体内的β细胞复原。[10]

然而，β细胞的"反弹"可能不具有普遍性。在另一项研究中，2型糖尿病患者同样采取了低碳水化合物饮食，但也仅有约一半的患者取得了预期的效果，另一半患者仍然需要依赖药物治疗——尽管用药剂量有所减少。[11]

胰岛β细胞得到休息是上述所有改善的共同点。控制碳水化合物的摄入量为β细胞创造了低水平葡萄糖环境，从而免除了它们的辛勤工作之苦。[12]

如果您是2型糖尿病患者且正在接受胰岛素治疗，那么您的β细胞有可能已经永久死亡（虽然可能性较小），抑或它们正渴望着应得的假期，然后再精力满满地回来工作。但除非您去尝试，否则永远不会知道自己属于哪种情形。

无论胰岛素水平升高发生在哪个部位，胰岛素抵抗都是最终结局。有明确的证据表明，胰岛素过量可在多个身体部位引起胰岛素抵抗，包括肌肉和脂肪组织（详见第十一章）。

最重要的是，高水平胰岛素并不一定是由医疗问题引起的，在大多数情况下生活方式反而是罪魁祸首。遗憾的是，我们当前的生活方式恰恰是导致高胰岛素血症的灾难风暴。

但现在还不是讨论生活方式的时候，因为其他激素也会引起胰岛素抵抗。前文提到，胰岛素从来不缺舞伴，舞会上的其他激素都在排着队等待这位美女。接下来，我们就对它们所跳的舞曲一探究竟。

应激激素过量

应激反应是神经和内分泌（激素）事件的有趣组合。我们将对其中的两种激素进行深入研究，即肾上腺素和皮质醇，它们均来自肾上腺。

在应激发生的初始阶段，肾上腺素会提高心率和血压。但肾上腺素长期过量可导致胰岛素抵抗。耶鲁大学的一项研究对健康男性进行了若干项评估，在输注和不输注肾上腺素的情况下检测其胰岛素敏感性。结果显示，在输注肾上腺素仅2小时后，受试者的胰岛素敏感性就降低了40%以上。[13]

虽然应激会导致多种激素释放到血液中，但皮质醇被认为是典型的应激激素，长期应激造成的许多后果都能归因于皮质醇对身体的作用。人体分泌皮质醇意在确保有足够的能量适应身体感知到的应激环境。皮质醇通过提高人体的血糖水平来确保能量供应，它会要求肝脏利用一切能够得到的物质包括氨基酸（源自肌肉蛋白）和甘油（源自脂肪）来制造葡萄糖。

当皮质醇努力升血糖时，胰岛素也在努力降血糖。两种激素对血糖的调节作用完全相反，互相角力。但皮质醇最终赢得了这场战斗。皮质醇可令身体的胰岛素抵抗程度显著上升，这与血浆胰岛素水平随着时间的推移稳步上升有关。[14] 一个最能说明问题的例子是库欣综合征——一种因肾上腺分泌过量皮质醇而引起的疾病。您可能已经猜到，当皮质醇水平开始上升后，库欣综合征患者（无论是由激素问题还是其他异常造成的）都会从完全的胰岛素敏感发展为严重的胰岛素抵抗。[15]

皮质醇与有害脂肪

脂肪通常储存在身体的两个部位，一是皮下，二是内脏周围。其中，储存在皮下的脂肪被称为"皮下脂肪"，储存在内脏周围的脂肪被称为"内脏脂肪"。已知皮质醇可直接导致胰岛素抵抗，但它也会选择性地促进内脏脂肪以快于皮下脂肪的速度增长，从而形成不健康的代谢状态。[16]

上述两种主要应激激素引起胰岛素抵抗的确有理可依。假设您急欲逃离某种危险的处境，肾上腺素和皮质醇将发挥有益作用，因为它们会立即协同提高血糖水平，并加快脂肪的动员，为肌肉提供燃料，从而帮助您逃离危险。如果此时胰岛素水平较高，葡萄糖就会被推入不需要它的组织，尤其是脂肪组织。但通过引发胰岛素抵抗，应激激素可确保需要能量支持的组织（如肌肉）能够获得能量（肌肉可在收缩时通过非胰岛素机制获得能量）。但无论身体认为自己处于何种应激环境，如逃离捕食者、与爱人争吵，甚至是熬夜学习，皮质醇都会施加无差别影响。因此，虽然应激反应可在人遇到真正危险时为身体的动作提供燃料，但在现代应激环境中，应激反应只会引起适得其反的代谢后果，因此而产生的所有脂肪和葡萄糖都无处可去。

但其他激素并不一定要在应激环境下才能对抗胰岛素的作用。另外，有一种激素还能够帮助胰岛素更好地发挥作用。显然，这种激素是胰岛素的理想舞伴。

甲状腺激素失衡

甲状腺激素可在全身发挥多种作用，而且所有细胞对其均有反应。甲状腺激素不但能改变心血管功能、调节神经系统，而且对生殖健康同样至关重要。但多数人只关注甲状腺的代谢功能，因为甲状腺功能减退是导致人体重增加的原因之一。虽然甲状腺激素确实扮演着"代谢控制阀"的角色——它能通过改变细胞的工作效率提高或降低代谢速率，但它不太可能左右现代肥胖症的流行趋势，因为肥胖者体内的甲状腺激素水平一般在正常范围内。甲状腺激素对胰岛素敏感性的影响就更鲜为人知了。

甲状腺抵抗

一般来说，脂肪越多，甲状腺就越活跃。[17] 这种情况可被称为"甲状腺抵抗"，即身体对甲状腺激素的调节反应减弱。有趣的是，减肥会降低甲状腺激素的水平，这表明身体对甲状腺激素的敏感性得到了改善。[18]

甲状腺激素过少（即甲状腺功能减退）与胰岛素敏感性降低有关。[19] 随着甲状腺激素分泌量的减少，细胞的胰岛素受体数量一般也会减少，这意味着胰岛素的作用减弱。此时，胰腺会分泌更多的胰岛素，以确保达到预期效果。当然，单纯提高血浆胰岛素水平并不能解决问题，因为可供胰岛素发挥作用的场所减少了。理解甲状腺功能减退的这一特征很重要，因为第一部分已经明确，胰岛素抵抗与多种慢性病有关。鉴于甲状腺功能减

退是导致胰岛素抵抗的一大原因，所以了解胰岛素抵抗有助于减轻一些典型的甲状腺功能减退并发症。

甲状腺功能减退能够以一种特殊的方式改变脂肪细胞对胰岛素的反应。在患甲状腺功能减退后，脂肪细胞会在胰岛素的作用下降低葡萄糖的消耗量，但胰岛素仍然能够阻止脂肪细胞中的脂肪分解，防止脂肪细胞萎缩。所以，甲状腺功能减退可造成血浆胰岛素水平升高，不利于减脂。

另外，甲状腺激素过多（即甲状腺功能亢进）可导致脂肪细胞的胰岛素受体数量增加。[20] 这意味着所有脂肪细胞对胰岛素的"促脂肪细胞增长效应"的反应速度增加，胰岛素敏感性也可能随之增加（脂肪细胞不断增大只会加重胰岛素抵抗，详见下文）。胰岛素与肥胖之间的关键联系并不是本书的要点，但它有助于理解肥胖的真正成因，而且这一关系比单纯保持热量平衡更加微妙。

有些激素是胰岛素的良好舞伴，有些则不然，这恰恰反映了人体内激素之间的微妙相互作用。虽然应激激素与胰岛素的作用相反，并且可导致胰岛素抵抗，但甲状腺激素与胰岛素的关系有其有利的一面，而且更为复杂。本章讨论了脂肪细胞以及激素对胰岛素功能的影响。所以，现在请屏住呼吸，因为我们接下来不会继续在海边兜圈子，而是要直接跳进脂肪细胞的海洋中游泳了。

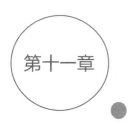

第十一章

再论肥胖与胰岛素抵抗

我知道您在想什么："肥胖的话题不是刚讨论过吗？既然肥胖是胰岛素抵抗造成的，它如何又成了胰岛素抵抗的原因？"

我的回答仍然是，二者的关系很复杂！胰岛素抵抗与肥胖之间存在极其紧密的联系，但人们对二者孰为因果仍有争议。而且，两种观点都有证据支持。第九章对其中一种观点进行了讨论，即高水平胰岛素可导致体脂堆积。接下来，我们探讨另一种（更被广泛接受的）观点，即肥胖可引起胰岛素抵抗。

脂肪堆积部位的重要性

体脂和房地产一样，都遵循"位置为王"的法则。如今我们已经意识到，只有当脂肪被储存在错误的部位时，多余的脂肪才会造成问题。而脂肪的储存位置很大程度上取决于人的性别，其次是遗传因素和饮食。

一般认为，人的脂肪储存模式（又称"脂肪沉积模式"）主要有两种——女性型脂肪储存模式和男性型脂肪储存模式。但凡事都有例外，有人可能不幸两者兼有。这两种脂肪储存模式的一个关键区别是脂肪的具体储存位置不同。

女性型脂肪储存模式，是指脂肪易于储存在皮肤之下。这种模式的典型特征是脂肪堆积在臀部和大腿，而上肢和躯干脂肪较少。女性的身材由于雌激素的作用而呈梨形。符合该脂肪储存模式的人，体形与之如出一辙。

与之相对的是男性型脂肪储存模式。该模式下，内脏脂肪（即围绕肝脏、肾脏、肠道和心脏的脂肪）含量较高，同时皮下脂肪也容易在躯干部位堆积。这是典型的男性型脂肪储存模式，会使人的身材形似苹果。在该模式下，人的大部分脂肪会储存在身体的中部。

脂肪能够晃动不是坏事

如欲判断自己的脂肪储存模式，最简单的办法就是抓一抓。您没看错，只需动手抓一下即可（自己动手，不要假手他人！）。

如果您能抓住并摇动脂肪，说明这些脂肪储存在皮下（较好）。如果您抓不住，或者您的肚子又硬又大，说明您的内脏脂肪可能较多（较糟）。

所以，不要急于诅咒乱晃的脂肪。您可能讨厌它的样子或胀大的身体，但好过它储存在别处。

众所周知，女性比男性长寿。这种现象可部分归因于脂肪沉积对胰岛素抵抗的影响和随之而来的各种慢性病造成的内在差异。探讨这两种脂肪储存模式的必要性在于，人们有可能遇到内脏脂肪过多的问题。不断有研究表明，脂肪堆积在身体的核心部位会对健康造成不良影响，并且我们现在已经知道，当脂肪储存在内脏中时，其作用方式会显著的不同。此外，内脏脂肪堆积多见于男性可能是男性比女性遭遇更多健康问题和体脂率过高的原因。这一点已经得到多项啮齿动物实验的证实。当肥胖动物的内脏脂肪被移植到精瘦动物体内时，受体动物立即产生了胰岛素抵抗。[1]相反，

如果精瘦动物移植的是皮下脂肪，它们的胰岛素敏感性不变。[2]

上述规律同样适用于外形精瘦的人。的确，即使有些人看起来精瘦，但他们实际上是胰岛素抵抗患者，因为他们的内脏脂肪较多。外形精瘦的胰岛素抵抗患者仍然比同样精瘦的胰岛素敏感者胖，只是表面上看不到脂肪而已。

腰臀比

另一个确定脂肪储存模式的简单方法是将腹部最粗部分的周长（即腰围）与臀部最粗部分的周长（即臀围）进行对比。用腰围数据除以臀围数据，得出腰臀比。例如，腰围是75 cm，臀围是100 cm，那么腰臀比就是0.75。

男性的理想腰臀比应小于0.9，女性应小于0.8。

但故事还没结束，仅知道体脂过多会增加人患胰岛素抵抗的风险还不够，我们还需要了解脂肪堆积引起胰岛素抵抗的机制是什么。体脂过多，尤其是内脏脂肪过多会造成两种病理状态，即炎症和氧化应激（详见下两章）。

脂肪细胞大小的重要性

脂肪细胞能够容纳的脂肪有限。当脂肪细胞装满脂肪后，多余的脂肪便开始溢出到血液中，并可能储存在其他组织内。虽然确切的过程尚不明确，但毫无争议的是，脂肪外溢是脂肪细胞发生胰岛素抵抗的结果。

胰岛素可促进脂肪细胞储存脂肪，这意味着脂肪细胞可以直接从血液中吸收现成的脂肪，也可以利用葡萄糖制造新脂肪。胰岛素还能将脂肪细胞的出口关闭，以防脂肪离开细胞，从而抑制脂肪萎缩（又称"脂解"）。

持续存储脂肪的胰岛素敏感型脂肪细胞和持续泄漏脂肪的胰岛素抵抗型脂肪细胞之间存在一个有意思的显著区别（在显微镜下）——两者的大小不同。在人发胖的过程中，脂肪组织会以两种方式增长：一是细胞数量的增加（又称"增生"）；二是细胞体积的增大（又称"肥大"）。相对于体积较小的脂肪细胞，体积较大的脂肪细胞胰岛素受体数量较少。[3]因此，体积较大的脂肪细胞可能得不到足够的胰岛素刺激。于是，体积较大的脂肪细胞会发生一定程度的脂解。

这表明个人脂肪阈值的确存在。个人脂肪阈值是指脂肪细胞的体积（和质量）极限。[4]当脂肪细胞通过肥大作用达到最大体积时（是正常细胞的数倍），其进一步增长便受到限制。而对胰岛素的生长信号产生抵抗是限制脂肪细胞增长的一个完美策略。但如果脂肪细胞能够通过增生作用增殖，那么人体永远不会达到脂肪阈值，并能始终保持对胰岛素敏感。如果我们继续深究，会发现一个有趣的现象。假如有A、B两个人，A的脂肪增长方式为肥大，B为增生。随着增大的脂肪细胞产生胰岛素抵抗并停止进一步生长，A的体重将停止增加。虽然A可能只是中度超重（根据常规标准），但却有较强的胰岛素抵抗。相反，B的脂肪细胞增生，体重持续增加，因而更有可能超重，但他却能保持较高的胰岛素敏感性。

我们实际上可以运用现代医学"操纵"上述过程。脂肪细胞的大小在决定胰岛素敏感性和代谢健康方面的作用可以用一个有趣的例子来说明。有时，医生会为胰岛素抵抗患者开一种实际上可强制脂肪细胞增生的药物（即噻唑烷二酮，详见第十六章）。服用该药物会造成一个有趣的现象：患者的体重增加，但其胰岛素敏感性却得到了改善。[5]这种药物有助于细胞继续增殖和储存脂肪，进而控制胰岛素抵抗，但其缺点是不利于控制体重。

体积增大后的胰岛素抵抗型脂肪细胞不仅会泄漏脂肪，而且由于尺寸"太大"，它们还会引发炎症，将炎性蛋白倾泻到血液中。[6]这意味着身体需要接纳过量的脂肪并承受过多的炎症，这二者均可促进胰岛素抵抗。

脂肪公式

　　通过实验室检查，可以了解自己的脂肪组织是否产生了胰岛素抵抗。如果条件允许，请在下次检查时要求医生检测一下您的血浆胰岛素和游离脂肪酸水平。正常情况下，胰岛素会阻止脂肪细胞释放以游离脂肪酸形式存在的脂肪。血浆胰岛素水平可能因脂肪细胞产生了胰岛素抵抗而升高。此时胰岛素无法正常发挥作用，从而造成游离脂肪酸水平升高。最新研究表明，"脂肪公式"（胰岛素 × 游离脂肪酸）的最佳阈值为9.3。[7]如果得分低于9.3，那么您可以长舒一口气，因为您的脂肪细胞表现良好。

　　但为什么脂肪细胞是在体积上增长而不是数量上增长呢？又是什么导致它们"变坏"的呢？由前文可知，这是多种原因造成的。矛盾的是，有两种截然不同的脂肪产物均可损害脂肪细胞以健康方式储存脂肪的能力，迫使它们停止数量增长，转而开始增大体积。

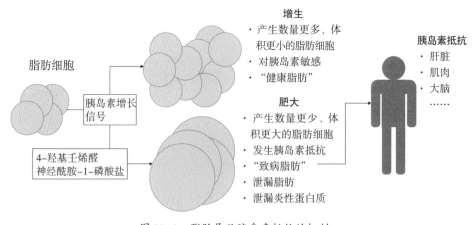

图 11-1　脂肪导致胰岛素抵抗的机制

在探讨这些脂肪分子的作用之前，学习一些简单的生物化学知识或许会有所帮助。学术上将单个脂肪分子称为"脂肪酸"。脂肪酸分子由一排碳原子和氢原子构成。不同分子间的氢原子数量可能存在差异，这决定了它们是饱和脂肪酸（氢原子数最多）还是不饱和脂肪酸（氢原子数小于最大值）。

导致脂肪细胞肥大的第一种（也可能是作用最强的一种）脂肪分子是4-羟基壬烯醛。[8] 4-羟基壬烯醛是一个由多不饱和脂肪（如 ω-6脂肪）和活性氧分子以"邪恶"方式结合而成的"小怪物"。由于其拥有不饱和键以及这些键的位置，ω-6脂肪极易被氧化。[9] 重要的是，作为一种 ω-6脂肪酸，亚油酸是人类饮食的重要组成部分，是标准西式饮食中最常见的单一脂肪，也是所有加工和包装食品中含有的主要脂肪。毫无疑问，亚油酸已经成为人体脂肪细胞中储存的主要脂肪成分（约占脂肪总量的1/4）[10]（该比例在过去50年间上升了150%）。脂肪细胞的增大机制是：活性氧分子遇到细胞中的亚油酸并与之结合，产生4-羟基壬烯醛，后者沉积在脂肪细胞内，破坏其增殖能力，迫使其增大体积而非增加数量。

第二种破坏脂肪细胞增殖、迫使其肥大的脂肪分子是神经酰胺-1-磷酸盐。4-羟基壬烯醛是氧化应激的产物，而神经酰胺-1-磷酸盐则更多地被认为是炎症的产物。经过一系列步骤，细胞可利用其他无害脂肪制造神经酰胺-1-磷酸盐，而炎症信号在该过程的初期起到了启动作用。一旦神经酰胺-1-磷酸盐积累到一定水平，它便会像4-羟基壬烯醛一样打开相同的开关，从而限制脂肪细胞的增殖能力，并加重其胰岛素抵抗。[11]（图11-1）

但故事到此并未结束。前文提到，无论其机制如何，从新陈代谢的角度来看，拥有数量多、体积小的脂肪细胞比拥有数量少、体积大的脂肪细胞好。[12] 由于对胰岛素反应不佳和血流不畅等原因，[13] 体积大、数量少的脂肪细胞不仅会泄漏脂肪，还会释放一种被称为"细胞因子"的蛋白质。这些细胞因子具有促炎作用（详见第十二章）。当脂肪细胞持续将这些有毒物质释放到血液中时，脂肪细胞的下游组织，如肝脏和肌肉，就会沦为受害者。从脂肪的角度来看，这场战斗始于脂肪，但很快会转移到肝脏、肌肉和众多其他组织。

异位肥胖

脂肪应储存在脂肪细胞中，这也是人体的构成方式。当然，人体其他部位也能储存一定的脂肪，但最好将这种能力保持在最低限度。非脂肪组织中储存过多的脂肪（即异位脂肪）会引起包括胰岛素抵抗在内的各种问题。个别组织似乎与这一过程高度相关，如肝脏、胰腺和肌肉。一旦这些组织产生胰岛素抵抗，身体的其他部位便会受到波及。

这些组织与发生问题的脂肪细胞具有相似性——它们储存了错误的脂肪种类。甘油三酯本身为良性，即使在脂肪细胞之外亦是如此。但当脂肪转化为神经酰胺时，问题就出现了。无论是在肝脏、胰腺还是肌肉中，这些"有害脂肪"都会对胰岛素功能造成损害。[14]

脂肪肝

脂肪可因多种原因堆积在肝脏中，包括果糖或酒精摄入过量和胰岛素过量。这些原因均会促使肝脏利用碳水化合物制造脂肪。无论其原因如何，当肝脏开始堆积脂肪时，胰岛素抵抗便接踵而至。一旦发生胰岛素抵抗，肝脏会不分时机地释放葡萄糖。正常情况下，高水平的胰岛素可向肝脏发出信号，促使其吸收葡萄糖并将其以糖原的形式储存起来，同时抑制糖原分解。但当肝脏产生胰岛素抵抗后，肝脏允许糖原在不该分解的情况下分解，血糖因而持续升高。这是一场肝脏与胰岛素之间的战斗。胰岛素不断地将葡萄糖从血液中"排出"（包括使其流入肝脏），而肝脏则不断地将葡萄糖释放到血液中。这场战斗的最终结果是，胰岛素水平长期居高不下，从而加剧全身性胰岛素抵抗。

胰腺脂肪化

胰腺负责产生胰岛素，所以它受脂肪影响并不令人感到惊讶。但与肝脏不同的是，能够证明胰腺脂肪化与胰岛素抵抗具有相关性的数据看似吸引人，实际上可能并不具有结论性。[15]胰腺脂肪化可能只是胰岛素抵抗和体脂过多的另一种症状。但胰腺脂肪化也可能对胰岛素抵抗和体脂过多造成影响。例如，研究人员发现，胰腺脂肪化患者被确诊为胰岛素抵抗的概率比非胰腺脂肪化者高出近60%。另一项独立研究对2型糖尿病患者进行了为期两年多的随访，结果显示，β细胞的功能在胰腺脂肪大量减少的同时恢复了正常。虽然这些研究不具有结论性，但依然能够提供一些有价值的见解。[16]

肌肉脂肪化

如果肌肉发生了胰岛素抵抗，清除血液中的葡萄糖将成为几乎不可能完成的任务。按质量计算，肌肉是人体中最大的组织，同时，肌肉也是最大的"葡萄糖库"——它是消耗血糖的大户。但这严重依赖于胰岛素为葡萄糖打开大门并将其护送进肌肉细胞。前文提到，如果肌肉仅储存良性的甘油三酯，它们似乎仍能保持良好的胰岛素反应。[17]同样，这完全取决于肌肉储存的脂肪类型。一旦脂肪在肌肉中转化为神经酰胺，它们就开始攻击肌肉中几种负责胰岛素反应的蛋白质，进而阻断胰岛素的信号通路。

重要的是，肌肉本身也可以产生胰岛素抵抗——这一过程可以发生在脂肪细胞产生胰岛素抵抗之前。在胰岛素水平长期升高的情况下，肌肉细胞会停止对胰岛素做出反应。[18]这一发现已经被多项研究证实，包括我个人开展的实验研究。

脂肪营养不良

由于受到文化的鄙弃，所以人们总是想方设法地同脂肪做斗争。因此，大多数人都羡慕那些由于基因突变而无法制造脂肪组织的人。其实那是一种病症，被称作"脂肪营养不良"。但缺乏脂肪组织并不意味着不能储存脂肪。脂肪营养不良患者看似苗条可人（他们几乎没有皮下脂肪组织），但其身体仍然会不断地将脂肪储存在包括肌肉和肝脏在内的其他组织中。当这些组织中塞满了前文所称的"异位脂肪"时，它们就会产生胰岛素抵抗，并在体内形成严重的胰岛素抵抗状态。[19]

因此，与其诅咒身上的脂肪，不如学会感恩。皮下脂肪或许的确可憎，但请退一步想，脂肪储存在皮下毕竟比储存在它处要好。

梳理胰岛素抵抗和体脂的复杂关系是一项充满挑战性的工作。尽管有关二者之间存在因果关系的证据相互矛盾，但随着脂肪细胞的增长，往往会在全身形成并加重胰岛素抵抗。然而这并不意味着人一定会发胖！肥胖不是胰岛素抵抗的必要条件，因为有时脂肪细胞的增长相对不明显，抑或其长在了不显眼或不适合脂肪储存的位置。

本章意在强调一个事实，即并非所有的脂肪都会对胰岛素的信号通路产生有害影响，即使是在储存位置不当的情况下。脂肪的好坏全赖其转化过程，正确或错误的生化环境会将健康脂肪推向另一个极端。而生化环境便是下一章的主题。

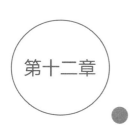

第十二章

炎症、氧化应激与胰岛素抵抗

虽然炎症和氧化应激声名狼藉，但它们实际上是人体免疫系统功能的两大组成部分，它们不仅能帮助身体抵御感染，还能在身体受到伤害时帮助其恢复或愈合。在这两种情况下，人体的主要免疫细胞都能根据需要利用炎症和氧化应激事件来抵御入侵者（如细菌），并促进组织修复。

尽管炎症和氧化应激是必要甚至有益的过程，但在某些情况下，它们可能越过好坏的界线，引起一系列事件，从而造成胰岛素抵抗。本章将就此展开讨论。

炎症

在研究伴随感染发生的各种问题时，研究人员首次确定炎症是造成胰岛素抵抗的原因之一。长期感染者（其免疫—炎症过程也会增加）会产生胰岛素抵抗。[1]这种关联在患感染相关性疾病（如传染性单核细胞增多症）的人身上表现得最为明显。[2]牙龈炎同样能引起胰岛素抵抗。[3]这种相关性也见于自身免疫性疾病。在患自身免疫性疾病后，人体的免疫系统转而攻击自身组织。例如，类风湿关节炎是一种炎症性关节病，患者的免疫系统会破坏自身的关节，这与胰岛素抵抗密切相关。炎症最严重的患者，胰岛素抵抗的程度也最高。[4]其他炎症性自身免疫性疾病，如狼疮和克罗恩病，同样存在这种现象。[5]而且，一些毒性最强、最致命的炎症，如脓毒血症，也会引起胰岛素抵抗。[6]

三论肥胖

虽然不似脓毒血症那么严重，但肥胖也是一种炎症性疾病。当人体内的脂肪细胞增大到一定程度时，血液中的抗体水平就会上升。一旦抗体水平上升到一定程度，肥胖便转入一种慢性炎症状态。[7]尽管肥胖引起的炎症不如类风湿关节炎等疾病明显，但它依然能够产生一定的影响，如对胰岛素抵抗的影响。20世纪90年代初，就有研究详细阐述了脂肪组织本身引起炎症并最终导致胰岛素抵抗的过程。[8]

脂肪组织可产生蛋白质，包括某些甾体激素和被称为"细胞因子"的炎性蛋白质[9]（详见上文）。当细胞因子从脂肪组织中溢出时——一般是由脂肪细胞"太大"（而非"太多"）造成的，它们会启动全身细胞的炎症过程，以肝细胞和骨骼肌细胞最为明显。一旦炎症通路被激活，无害的脂肪就会转变为危险脂肪，即神经酰胺。神经酰胺可对细胞中的胰岛素信号通路形成强烈干扰，[10]进而导致所在组织产生胰岛素抵抗。[11]

如前文所述，内脏脂肪的危害大于皮下脂肪。由此可见，内脏周围储存过多的脂肪会产生问题，妨碍器官的正常功能。所以，相对于皮下脂肪，内脏脂肪更具有炎症属性。[12]或许是为了去除脂肪并减小细胞体积，内脏脂肪中充满了巨噬细胞。巨噬细胞是典型的白细胞，其主要作用是清除体内的有害物质。但如果由于饮食和基因缘故导致内脏脂肪持续积累，巨噬细胞不但会逐渐丢掉阵地，而且其自身也将充满脂肪，成为"泡沫细胞"（详见第28-29页）。之后，泡沫细胞释放炎性蛋白质，召集其他巨噬细胞到该区域来帮忙。但随着时间的推移，这些巨噬细胞也会泡沫化，于是问题就出现了。

哮喘

我们在此需要提前讨论环境毒素对胰岛素抵抗的影响（详见第十三章）。吸入性毒素（如通过吸烟吸入的有害物质）所引起的炎症是人产生胰岛素抵抗的重要原因。[13]直接吸烟和吸二手烟都会加重全身性炎症。任何存在吸入性毒素暴露的人，即便是健康人，也会产生一定程度的炎症，[14]而且某些人对毒素的敏感性比其他人高。他们可能因此产生呼吸道敏感，如哮喘和其他类似病症。有趣的是，这些敏感者产生胰岛素抵抗的概率也很高。无论是儿童[15]还是成年人[16]，哮喘都与胰岛素抵抗高度相关，而胰岛素抵抗极有可能是由吸入性毒素反复暴露所引起的过度慢性炎症反应造成的。[17]

炎症一边努力地发挥作用，一边在无意中引起胰岛素抵抗。当然，这一过程是由不受炎症控制的因素推动的，尤其是饮食和其他一些问题，如自身免疫性疾病。在神经酰胺等中间物的推波助澜下，炎症可引起胰岛素抵抗。炎症就像一个帮派头目，而神经酰胺等分子则是帮凶。氧化应激是另一个帮派的头目，只是帮派的规模小了一点。

氧化应激

氧化应激泛指有害分子对细胞造成的损害。这些有害分子通常来自线粒体，后者是细胞中利用氧气分解葡萄糖和脂肪以产生能量的细胞器。这一过程会持续进行，其产物之一是水（即"代谢水"，因为它是由细胞内的代谢反应产生的。这也是骆驼不需要经常喝水的原因）。代谢水的产生过程十分复杂，但可以将其简单地理解为氧气添加上氢离子和电子。但当氧原子只得到了一个电子而没有得到氢原子时，问题就出现了。由此开始，再经过一系列步骤，一种被称为"活性氧"的"问题"分子便诞生了。

上述过程引起的氧化应激可改变细胞中某些蛋白质的作用方式，包括胰岛素发挥作用所需的蛋白质。一种主流观点认为，参与细胞正常胰岛素反应的各种蛋白质受到影响并停止正常工作，降低了细胞对胰岛素的反应能力。[18]

如果给氧化应激列等式，那么等号的两边分别是产生有害活性分子的因素和消除有害活性分子的因素。例如，运动是一种应激事件，它会促使相关肌肉中的线粒体产生活性氧。同时，人体清除活性氧的能力也随之增加。重要的是，运动带来的强大抵御能力比它所引起的活性氧产量急剧升高持续的时间更久。因此，运动的净效果是减轻氧化应激。

令人惊讶的是，我们至今尚未发现氧化应激导致人类患胰岛素抵抗的明确证据。与胰岛素敏感者相比，胰岛素抵抗者确实存在拥有更多氧化应激标志物的倾向。[19]这并不奇怪，因为血糖升高和（发生胰岛素抵抗时产生的）游离脂肪酸可加重氧化应激。[20]然而，虽然有多项研究表明抗氧化剂疗法能够改善机体的胰岛素敏感性，[21]但也有研究发现这种疗法收效甚微，甚至毫无效果。[22]其中一种可能是，氧化应激并不是胰岛素抵抗的成因（尽管它可能引起胰岛素抵抗），而是伴随胰岛素抵抗出现的。

多亏了炎症和氧化应激，如果没有这两种强大的武器，我们的免疫系统将无法抵御感染和其他疾病。但由于不良生活方式（包括各种不良习惯）的影响，这些武器往往将枪口对准人体自身，引起慢性代谢紊乱，并最终导致胰岛素抵抗。所以，我们有必要研究各种生活方式因素（无论大小）对胰岛素抵抗的影响。

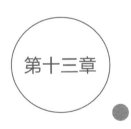

第十三章

生活方式因素

我们所处的环境以及我们与环境互动的方式（无论是否受我们掌控）都可能成为造成胰岛素抵抗和促使其影响人体健康的因素。前文已经阐述了食物、体育锻炼、药物和环境物质引起激素变化、炎症、肥胖等问题的机制。本章将对这些因素做进一步探讨。虽然涉及的话题广泛，但我认为可以将它们统一归类为"生活方式因素"，从而将重心放在进入人体的各种物质和人的行为对自身健康的影响上。

环境

一天之中，人需要不间断地呼吸约2万次。正因如此，空气可对人体健康产生深刻的影响。空气洁净会使人保持健康，空气污浊则会使人生病。过去150年间发生的快速工业化将人类暴露在了各种前所未见的可吸入性物质中。正如下文所述，这些物质可能引起胰岛素抵抗。

空气污染

我们平时见到的笼罩在城市甚至整个地区上空的雾霾，其实是多种生物活性污染物的混合物，而且这些分子已被证明可危害人类健康。燃料的燃烧是造成雾霾的主要原因。这些燃烧产物既有明显有害的来源，如机动车和发电厂，也有看似无害的来源，如家用锅炉和热水器。

流行病学与干预研究显示，人类多年前就已经知道空气污染与胰岛素抵抗和2型糖尿病有关。[1] 最近，我们更是对致病性空气污染的具体成分进行了深入探讨。

最受关注同时也最受怀疑的物质或许就是直径小于等于 2.5 μm 的颗粒物了（所以称之为"PM2.5"确有道理）。由于直径极小，这类颗粒物被认为是所有空气污染物中最致命的一种——极小的直径令其得以深入肺部，甚至直达血液。[2] 由于PM2.5具有广为人知的呼吸危害性，各大城市每天（甚至每小时）都会在网上公布其PM2.5水平。但PM2.5（可测量的最小空气污染物）和无法吸收进血液的较大颗粒都能通过激活炎症反应而影响全身。

当这些有毒分子进入肺部后，免疫细胞（如巨噬细胞）会感知到它们并激活细胞因子。如前文所述，细胞因子会随着血液在全身循环并与肝脏和肌肉等组织发生相互作用，从而导致它们产生胰岛素抵抗。

香烟烟雾

香烟烟雾暴露可对多个器官系统造成伤害，增加人患多种衰弱性慢性病的风险，尤其是心血管疾病和呼吸系统疾病。尽管美国人的吸烟率在稳步下降，但吸烟仍然是导致其可预防性死亡的最常见原因。香烟烟雾仍然是一种相对常见的吸入性毒素。几乎一半的美国人有经常性香烟烟雾暴露的经历。[3] 而且，约20%的美国儿童生活在烟民家庭。[4] 全球形势则更加严峻：全球吸烟人口已达10亿，香烟烟雾暴露者更是不计其数。过去20年间，全球新增烟民约2亿人。显然，庞大的烟民数量意味着巨大的健康负担。

虽然人们大多认为香烟烟雾暴露会对心脏和肺造成显著影响，但香烟烟雾也会造成全身性胰岛素抵抗。20多年前，杰拉尔德·雷文（Gerald

Reaven）博士率先确定了吸烟和胰岛素抵抗之间的关系，[5]此后多项研究证实了他的发现。[6]

在这些相互印证的研究中，有一项极其引人注目。所有与吸烟和胰岛素抵抗相关的研究成果要么基于动物试验，要么来自前瞻性人类研究（即通过观察当前样本随访未来结果）或回顾性人类研究（即通过回顾过去发现特定趋势）。显然，我们不能强迫非吸烟者为了参与研究而吸烟，这是极不道德的做法。但如果不进行类似研究，我们就无法确定吸烟是否会导致胰岛素抵抗。虽然该研究存在伦理问题，但保加利亚的科研人员因此得以证明吸烟与胰岛素抵抗之间的联系。他们选取了7名健康的非吸烟者，并要求他们连续3天在一小时内抽4支烟。[7]不出所料，受试者在首次接触香烟后就产生了胰岛素抵抗。（但愿他们不会因此上瘾。）

胰岛素抵抗不仅折磨着真正的吸烟者，非吸烟者同样会因二手烟或"侧流烟"产生胰岛素抵抗。我个人的实验研究显示，即便是二手烟也足以使人产生神经酰胺，而神经酰胺正是吸烟诱发胰岛素抵抗的主要原因之一。[8]

在PM2.5和香烟烟雾的双重夹击下，印度正承受着大规模空气污染造成的严重后果。该国的空气质量在全球垫底。巧合的是，印度也是胰岛素抵抗和2型糖尿病发病率最高的国家之一。

三手烟

我们都听过"一手烟"（亲自吸烟）和"二手烟"（吸入他人吐出的香烟烟雾）的说法。这两种情况下，人都会吸入燃烧的香烟产生的烟雾。这些烟雾及其所含化学物质并不会随着烟雾的消散而消失，它们会附着在墙壁、衣物、室内装饰甚至人的头发上（这是"光头党"的胜利！）。这些存留时间更久的化学物质被称为"三手烟"。

值得注意的是，"三手烟"依然能造成代谢损伤。[9]可悲的是，还没等香烟烟雾退去，有些孩子就在地毯上爬来爬去，或者抓着大人的头发和衣物玩耍了。

在通过香烟烟雾吸入人体的各种有毒化学物质中，尼古丁（香烟的主要致癌成分）至少是造成问题的部分因素。前文已就"致病脂肪细胞"的作用做了讨论。当脂肪细胞产生胰岛素抵抗时，身体的其他部分也会产生胰岛素抵抗。脂肪细胞是尼古丁直接引起胰岛素抵抗的场所之一，[10]而包括肌肉在内的其他组织似乎也有同样的反应。[11]

如今，人们可以通过多种途径摄入尼古丁，包括嚼含尼古丁的口香糖和吸电子烟，它们都能加重胰岛素抵抗。一项研究中，吸烟者在戒烟后继续嚼含尼古丁的口香糖，结果显示，他们的胰岛素抵抗持续恶化，而无嚼含尼古丁口香糖习惯的戒烟者，其胰岛素抵抗则普遍获得了改善。[12]尽管证据不够充分，但吸电子烟也可能导致类似的问题。[13]

对于上述问题，解决的方法只有一个，那就是避免吸入污浊空气（无论是有意为之还是被迫吸入）。但食物问题比空气问题更加棘手，因为人可以不吸烟，但不能不吃东西。

饮食

进食是人接触有害物质的另一个常见途径。即使最小心的人也会摄入有害分子，其中一些已知会引起胰岛素抵抗。

第十五章将详细讨论饮食对胰岛素抵抗的影响，但我们有必要在此对某些通过饮食摄入的物质进行提前说明，因为它们与胰岛素抵抗关系紧密。

谷氨酸钠

由于增味效果突出，谷氨酸钠（味精的主要成分）至今依然应用广泛。但它也是众所周知的"健康杀手"，这也是各大餐厅和食品生产企业争相宣传其产品"不含谷氨酸钠"的原因。值得注意的是，谷氨酸钠是最早用于诱导动物患肥胖症的物质之一！[14] 毫无疑问，谷氨酸钠也能提高血浆胰岛素水平。口服（短时间内大量摄入）谷氨酸钠可提高胰岛素对血糖负荷的反应。[15] 而且日均摄入1 g谷氨酸钠（亚洲人基本每天都能达到该水平）即可令胰岛素抵抗的发生风险增加14%。[16]（个别水果和蔬菜中也含有微量的谷氨酸钠，但其含量非常低，可以忽略不计。）

石化产品

顾名思义，石化产品是指以石油为原料生产的化学制品。石化产品不仅种类繁杂，仅常用产品就有数千种之多，而且应用广泛，全球几乎所有人每天都在使用它们。虽然其中的物质大多数是惰性成分，但有一些会影响人体健康，包括降低机体的胰岛素敏感性。[17]

双酚A是引起胰岛素抵抗的主要化学成分。双酚A无处不在，塑料水瓶和水壶、塑料玩具和罐头瓶的内涂层中均能发现它的踪迹。在美国，约95%的人血液中可检出双酚A。[18] 双酚A暴露可加重动物的胰岛素抵抗，提高其血浆胰岛素水平。人类也同样如此，血液和尿液双酚A水平较高的人更有可能产生胰岛素抵抗。

双酚A引起胰岛素抵抗的机制目前尚不明确。但原因可能是它具有类雌激素作用，[19] 而长期高水平的雌激素暴露可诱发胰岛素抵抗。[20]

杀虫剂

杀虫剂是一大类化学物质的统称，其作用为杀灭害虫。目前，杀虫剂的使用和杀虫剂暴露已成为不可忽视的环境问题，全球每年消耗杀虫剂有数百万吨之多。和石化产品一样，杀虫剂的影响也无处不在。有机氯杀虫剂（如DDT）曾是最常见的杀虫剂类型。虽然近几十年已鲜有使用，但它们的影响仍然在持续。经证实，有机氯杀虫剂暴露可显著引发胰岛素抵抗。自20世纪80年代中期开始，研究人员对受试者进行了为期20年的持续随访，结果显示，血液中有机氯水平最高的人最有可能产生胰岛素抵抗。[21]随后的短期研究证实了这一发现。[22]

双酚A和有机氯具有相似的逗留方式——它们极易在人体内蓄积。我们如今正持续暴露在毒素之中。在发生毒素暴露后，身体会将这些有害的外来分子储存在脂肪组织中。因此，体内脂肪较多的人储存毒素的能力也较强。而且毒素更有可能储存在内脏脂肪中——内脏脂肪的毒素储存能力可能比皮下脂肪高10倍！[23]

糖与人造甜味剂

前文提到，胰岛素的释放与代谢会受到糖的影响。所以，毫无疑问，加糖食物（添加天然糖或高果糖玉米糖浆的食物）摄入量的增加与胰岛素抵抗发生率的上升具有同步性。

如今，果糖应用的普遍性已经达到了骇人听闻的地步。大量（约70%）的加工食品和包装食品中都含有该成分，只不过有些是纯果糖，有些是蔗糖（即葡萄糖＋果糖），还有些是高果糖玉米糖浆。更有甚者，纯果糖被堂而皇之地添加到了越来越多的"健康食品"中，如运动饮料和蛋白粉。不少人误以为果糖是一种"天然成分"，因此认为它比蔗糖和其他甜味剂更健康。由此造成了一种错误的趋势，即果糖（及其各种形式）的应用越发广泛，而其后果却鲜有人考虑。

研究发现，无论其源自纯糖（如结晶果糖）还是混合糖（如蔗糖），果糖都具有加重胰岛素抵抗的作用。[24]虽然其具体机制尚不明确，但不排除果糖对体脂储存（详见第74–75页）的影响或果糖的促炎效应。[25]

前文已讨论过氧化应激，而蔗糖极易加重氧化应激。[26]当然，这种简单碳水化合物的组合也会令血糖和血浆胰岛素水平升高——血糖和血浆胰岛素水平越高，氧化应激越严重。[27]

人造甜味剂是一种应用广泛的非营养化合物。它们有糖的口感，但只含有较少或根本不含热量和营养。虽然鲜有人关注特定甜味剂和胰岛素抵抗的关系，但它的确值得一提。

研究人员认为，人造甜味剂会增加人患胰岛素抵抗的风险。一项研究表明，每天饮用加甜（减肥）苏打水的人患代谢综合征的风险会上升36%，患2型糖尿病的风险更是会上升67%。[28]由于这些研究之间存在相关性，所以我们无法据此对甜味剂和胰岛素抵抗的关系得出任何实质性结论。但这种高度相关性也表明二者之间存在某种因果关系。有些理论可以解释这种关系，例如人造甜味剂能够增强人对"真正"食物的渴望，[29]诱使人产生以后应该多吃这种添加了人造甜味剂食物的想法（如"这种汽水不含任何热量"或者"吃了这些薯条也没关系"）。[30]虽然人造甜味剂不会提供任何实质性热量，但食用后仍然会在短时间内出现胰岛素水平飙升。[31]

我们在此稍作延伸。上述现象又被称为"胰岛素分泌第一时相"，是人体对甜食的自然反应，有助于身体为摄入碳水化合物做准备。这一机制确实存在！在自然界，任何带甜味的物质都是碳水化合物。胰岛素分泌第一时相的反应仅仅是身体即将摄入碳水化合物时释放少量胰岛素，以"驱动"大量胰岛素释放的一种方式。针对不同甜味剂对餐后胰岛素释放的影响，研究人员开展了一项有趣的研究，受试者会被要求在就餐时饮用一种含糖饮料。[32]结果显示，随餐饮用含蔗糖饮料对胰岛素的释放影响最大，而随餐饮用含阿斯巴甜饮料对胰岛素释放的影响几乎与之相同（但有证据质疑该结论[33]）。相比之下，甜叶菊、赤藓糖醇和罗汉果提取物对胰岛素的释放影响不大。

只是这些数据仅针对随餐饮用的甜味剂，单独摄入甜味剂似乎不产生上述影响。[34]

甜味剂不养人，却养细菌？

有证据表明，甜味剂可影响肠道菌群（但未必有害）。[35] 这种菌群上的改变能够解释为什么有的甜味剂可以影响某些人的血糖和血浆胰岛素水平，但对另一些人却没有影响。[36] 但这些研究仅限于理论。遗憾的是，即便上述观点是正确的，甜味剂的作用也可能存在个体差异。

脂多糖

现在，我们有必要请出一位被认为可能是"毒素之王"的重量级选手——脂多糖。脂多糖是某些细菌中的一种固有分子，它能激活人体内的特定免疫事件。

值得注意的是，脂多糖无处不在。它存在于食物和饮水中，某些情况下甚至在空气中也能发现它的身影。[37] 因此，脂多糖是一种既能被吸入又能被摄入的毒素。脂多糖研究与过去10年来兴起的对肠道菌群紊乱和胰岛素抵抗等代谢紊乱对人体影响的研究密切相关。

与前述毒素类似，脂多糖也能激活免疫反应，其中涉及炎性蛋白在整个循环系统中的移动（众所周知，炎症与胰岛素抵抗有关）。血液中的脂多糖可以检测出来，其含量在超重和胰岛素抵抗个体中更高。[38] 但脂多糖如何或为什么能够从肠道或肺部进入血液，目前尚不得而知。有证据表明，当人食用特定营养物质（如脂肪或果糖[39]）时，脂多糖更容易被肠道吸收。[40] 然而，这些结论依然具有局限性，因为有关该课题的大多数研究都是基于啮齿动物进行的，而啮齿动物对食物和脂多糖的反应与人类大相径庭。

低密度脂蛋白胆固醇：人类的脂多糖防御屏障

最近十几年来，胆固醇似乎成了一个贬义词，人们闻之色变、畏之如虎。但即使是被称为"坏胆固醇"的低密度脂蛋白，在"中和"脂多糖方面也发挥着重要的作用。具体而言，它们携带着一种被称为"脂多糖结合蛋白"的蛋白质。您可能已经猜到，这种蛋白质能够以物理方式与脂多糖结合并将其送到肝脏，再经由肝脏进入肠道，然后排出体外。[41] 事实上，这可能是低密度脂蛋白胆固醇水平低的人更容易发生严重感染的原因。[42]

盐摄入量不足

盐摄入量不足也会造成代谢问题。您没看错，这并不是印刷错误。由于担心盐的升血压作用（因人而异，详见第21页），数十年来，医生一直建议人们少吃盐。他们认为，盐摄入过量造成的风险比盐摄入不足更严重。但不幸的是，这种观点并不正确。

一项研究中，研究人员选取了27名血压正常或升高的男性，并在一周内限制他们的盐摄入量。[43] 他们得到的第一个坏消息是，受试者非但没能降低血压，反而产生了胰岛素抵抗。另一项研究证实了盐摄入量不足可导致胰岛素抵抗的观察结论。152名健康男性和女性在数周内交替采用含盐量较低和较高的饮食，并在每周结束时检测血浆胰岛素水平，以此来判断机体的胰岛素抵抗情况。[44] 与前述研究类似，当受试者降低盐摄入量时，其胰岛素抵抗反而恶化了。

这种盐敏感反应是由激素造成的。随着盐摄入量的下降，肾脏开始从尿液中尽可能多地吸收盐并将其回输到血液中。您应该还记得，这一过程有赖醛固酮的作用（详见第22页）。但醛固酮在促进尿盐吸收的同时也会拮抗胰岛素，造成胰岛素抵抗。[45]

饥饿

传统观点认为，超重的2型糖尿病患者控制血糖和血浆胰岛素水平的要诀在于少吃。虽然这一观点获得了部分证据的支持，但这种似是而非的建议存在被误用或被完全滥用的风险，因为断食与挨饿之间仅一线之隔。和饮食失调一样，长时间挨饿同样会对身体造成伤害，如造成神经性厌食症或神经性贪食症。此外，如前文所述，如果母亲长期处于饥饿状态，其子女会受到显著且意想不到的影响（详见第44–45页）。

断食和挨饿之间的一个重要区别是肌肉组织的状态。如果断食持续到肌肉量显著减少的程度，说明断食者已经越过了"红线"，此时断食就演变成了挨饿。但这种情况并不容易发生，因为身体不会眼看着肌肉量减少到无法支持移动身体的地步仍无动于衷。实际上，身体会优先消耗脂肪，以保护肌肉。由于体脂水平因人而异，所以很难确定一个人需要饿多久才会导致肌肉量减少。

如果控制得当，断食也是管理血浆胰岛素水平的有效策略。第十五章将带您探讨间歇性断食的治疗作用。

行为

除了饮食和空气，人的日常行为也会对代谢健康和胰岛素敏感性产生显著影响。当然，人的行为千差万别，毕竟我们都有各自的生活和工作，但这些行为依然存在一些共同之处，即它们对胰岛素功能有重要影响。

睡眠失调

睡眠期间，人对环境的反应会减弱，从而为身体恢复创造条件。众所周知，充足的睡眠是维持健康的必要条件（新手父母们可能对此表示无奈）。但我们该如何判断睡眠是否充足呢？

一般认为，人每晚需要保持8小时左右的有效睡眠。但事实并非如此。最新证据表明，不少早期人类文化都保持着早起晚睡的传统。人类祖先的夜间睡眠时间可能平均只有5～7小时，低于当前的8小时建议睡眠时间。而且，有些人需要的睡眠时间天生就比别人少。例如，某些人的基因（即DEC2基因）发生了突变，使得其在睡眠较少的情况下依然能够保持精力充沛。[46]

虽然每晚的理想睡眠时间尚存争议，但基于科学依据，人们仍然取得了明确的共识：无论充足的睡眠如何存在个体差异，睡眠不足的确会危害人体健康。睡眠不足的潜在不良影响之一是会导致内分泌紊乱，即我们的激素发生了改变。与正常睡眠一周相比，连续一周睡眠不足即可令胰岛素抵抗程度增加30%。[47]最近的一项研究表明，仅仅两天睡眠不足（约为正常睡眠时间的50%）就足以使健康男性产生胰岛素抵抗。[48]

夜间光照的危害

失眠症患者的夜间觉醒次数可能并不重要，重要的是他们觉醒后做了什么。具体来说，明亮的灯光照射（如小尺寸电子屏幕发出的光芒）可能是一个人在睡眠不足时是否会产生胰岛素抵抗的决定性因素。而且，夜间灯光照射可改变人的褪黑素水平和皮质醇水平（后者影响更大）。相比之下，这种影响在没有光照时会减弱，这表明长时间保持黑暗状态有助于减轻胰岛素抵抗。[49]

既然睡眠不足会引起胰岛素抵抗，大概没人会想到同样的事情也会发生在午睡太久的人身上。和夜间睡眠一样，午睡同样需要注意时间。午睡的理想时间为30分钟左右。与不午睡的人相比，每天午睡超过1小时的人更有可能产生胰岛素抵抗，而每天午睡不超过30分钟的人患胰岛素抵抗的风险较小。[50]

久坐不动

"用进废退"这句格言适用于胰岛素敏感性和体育锻炼。人运动得越少，胰岛素抵抗就越严重。事实上，这种现象普遍存在且极为显著，以至不少人怀疑缺乏运动是胰岛素抵抗随着年龄增长而恶化的主要原因。[51]连续数天久坐不动可导致人产生显著的胰岛素抵抗，健康人也不例外。[52]而且这一问题在老年人中表现得尤为明显。[53]久坐不动的影响不容小觑，仅仅一周即可令胰岛素抵抗程度升高7倍！[54]连续数周久坐不动，会对机体的胰岛素敏感性造成持久的影响。即使久坐者后来恢复活动，胰岛素抵抗仍会持续数周。

对于久坐不动者，肌肉是产生胰岛素抵抗的主要场所，因为肌肉在处于空闲状态时对胰岛素的反应也会降低。有趣的是，胰岛素抵抗的发生具有难以置信的精确性——它只发生在不运动的肌肉中。例如，如果人的一条腿打了石膏（因此无法移动），那么这条腿的胰岛素敏感性在几天内就会降到另一条腿的一半。[55]不活动肌肉之所以会产生胰岛素抵抗，是因为存在一种有趣的分子机制——缺乏活动会"阻塞"炎症通路。前文已就炎症引起胰岛素抵抗的机制做了探讨（详见第十二章），同样的情况也发生在不活动的肌肉中。缺乏活动导致肌肉中的炎症事件增加，从而加重胰岛素抵抗。[56]

综上所述，即使像久坐不动这种看似无害的事情，也往往与胰岛素抵抗恶化有关。[57]一项有趣的研究发现，相对于偶尔被要求变换坐姿的受试者，在饭前坐2小时不动的受试者对饮食的血糖反应上升了约45%。[58]如欲减轻久坐对胰岛素抵抗的影响，最简单的办法是大约每20分钟站起身活动一次，每次持续2分钟。例如，时不时地活动一下肌肉。在几秒内连续收缩肌肉30次足以降低胰岛素抵抗程度升高的风险。[59]

此时您一定在想，生活中竟然存在如此多的风险因素，甚至连我们呼吸的空气和摄入的化学物质等也不能令人放心。虽然无法做到事事正确，但我们仍然应该努力审视自身的生活习惯和周围环境，以确保自己有能力控制各种变数。如果您所在城市的空气质量较差，而且您对此无能为力，我建议您使用能够过滤PM2.5的口罩。最佳睡眠时间虽然尚无定论，但只要养成良好的睡眠习惯，尤其是睡前远离各种屏幕，您的睡眠质量自然会得到改善。

希望上述环境和行为因素已经引起您的重视。这些努力虽小，但它们所产生的集合效应却不可小觑。有些事情看似微不足道（如晚上早点收起手机、勤换家中的空气过滤器滤芯等），但它们却切实影响着我们的身体及其对胰岛素的反应。在学习了预防和逆转胰岛素抵抗的解决方案（这也是本书下一部分的主题）之后，您会发现原来需要改变的不止于此。

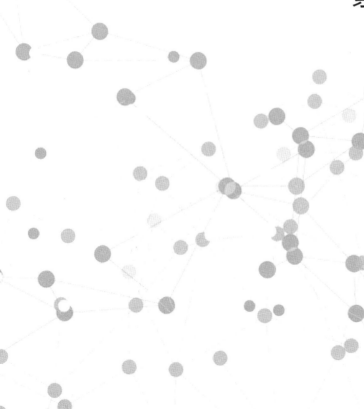

第三部分

Why We Get Sick

解决方案：根除胰岛素
抵抗的策略

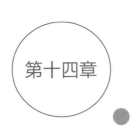

第十四章

动起来：锻炼的重要性

前两部分对胰岛素抵抗的成因及其引起的各种疾病和失调进行了比较详细的阐述。接下来，到了迎接美好结局的时刻——通过多种途径预防甚至逆转胰岛素抵抗。本部分将介绍改善胰岛素抵抗的科学依据，同时对各种方法的优缺点进行讨论。

我坚信，仅需改善生活方式即可有效降低胰岛素抵抗的发生风险，甚至能在人患胰岛素抵抗后消除该病症。想必有人对此信心满满，有人却忧心忡忡，因为改变并坚持锻炼计划或饮食习惯既不像吃药那么简单，也不如减肥手术那样立竿见影。但通过改善生活方式，我们可以直接消除体内引起胰岛素抵抗的根本原因，而不必再使用药物或者大动干戈地尝试可能造成不可逆后果的手术（详见第十六章）。

生活方式既可能是造成胰岛素抵抗的罪魁祸首，也可能是治疗胰岛素抵抗的良方。当然，正如前文所述，有些因素我们无法掌控，如遗传和环境污染。但对于绝大多数人而言，包括几乎所有坚持读到本章的读者（也包括您在内），生活方式绝对是我们能够控制的因素。即使其他因素（如基因）已经造成了不良影响，但改善生活方式是我们能够做出的最有效的努力。

运动和饮食是影响胰岛素抵抗发生风险的两大基本因素。

在您抱怨上述观点没什么新意之前，在您因担心自己的自律性和耐心是否足以完成目标而游移不定之前，我需要向您申明一点：改变运动方式和饮食习惯未必如您之前经历的那般痛苦。在胰岛素抵抗（和许多因之引起的疾病）的背景下，您此前对饮食和运动的认识可能并不正确，而且您之前尝试过的方法对消除胰岛素抵抗或许并无裨益。所以，不要再为您可能永远不会参加的马拉松长跑进行训练了，而且是时候丢掉那些无脂肪食物了。

运动的重要性

运动对改善胰岛素抵抗大有裨益。事实上，任何一种体育运动都能帮助消除胰岛素抵抗，因为这些运动能在胰岛素不参与的情况下去除血液中过多的葡萄糖。

在此有必要对前文内容做个回顾。如第一章所述，胰岛素能够打开细胞的大门，将血液中的葡萄糖护送至身体的各个部位，如大脑、心脏、肌肉和脂肪组织。人体依靠胰岛素将血液中的葡萄糖引入这些组织，从而促使血糖恢复到正常水平。血糖的这一清除过程极为重要，因为作为血糖的消耗大户，肌肉可借助该过程自行获取葡萄糖。

躯体运动都离不开肌肉的收缩。当肌肉收缩时，它们无须胰岛素的参与即可从血液中吸收葡萄糖。（另外，"葡萄糖是肌肉的唯一能量来源"这一说法存在争议，因为其他物质，如脂肪和酮，也是肌肉的极佳能量来源。）这意味着，即使肌肉产生了胰岛素抵抗，它依然能在收缩时从血液中摄取葡萄糖。由于运动能够实现这种不依赖胰岛素的葡萄糖吸收过程，所以血浆胰岛素水平会在运动过程中和运动后不久自然降低。[1]事实上，运动本身也具有有益作用：即使体重并未发生任何变化，机体的胰岛素敏感性也会因运动而改善。[2]

除了肌肉收缩和由此产生的非胰岛素依赖性血糖吸收过程外，运动似乎还可通过缓解造成胰岛素抵抗的各种因素（如中心性肥胖、氧化应激和炎症等）来改善机体的胰岛素敏感性。一项研究中，存在胰岛素抵抗的受试者进行了为期3个月的中等强度步行锻炼。[3]结果显示，尽管研究期限较短，受试者的平均体脂量仍然减少了2%，而且大部分由内脏脂肪贡献。体脂减少2%的确算不上大变化，但这足以改善受试者的胰岛素敏感性。另一项研究发现，在不减轻体重的情况下，3个月的运动干预降低了受试者的炎症和氧化应激标志物水平。[4]有规律的低强度运动还有助于改善睡眠，降低应激标志物水平。[5]

运动锻炼与减肥

对于运动锻炼与体重的关系，相信您已经很清楚了。有人甚至可能期待着科学研究能够证实"运动可以显著减轻体重"的观点。

但数十年来的研究成果显示，运动本身并不是减肥的有效干预手段。当然这绝对不是您不运动的借口。[6]运动虽然未必能够减轻体重，但它的确具有其他益处，如锻炼出更强壮的肌肉和骨骼，以及更健康的心肺功能。

作为一种干预手段，运动能够改善胰岛素抵抗，而且这种改善不分年龄和性别。[7]一项研究发现，为期16周的定期运动锻炼不仅使50～65岁男性受试者的力量提高了近50%，而且其胰岛素敏感性也上升了20%多。更重要的是，受试者的饮食并未改变，这仅是运动锻炼取得的成效。

有氧运动与无氧运动

跑步（或骑车、游泳）还是举重，这是个问题。

有氧运动和抗阻训练兼做是时间充裕者的首选，因为其效果比单独做有氧运动或抗阻训练更加显著。但大多数人只能将有限的时间用于效益最大的运动。

绝大多数针对运动和胰岛素抵抗的研究均基于有氧运动展开。但也有大量证据表明，即使每周进行两次抗阻训练，也能改善锻炼者的胰岛素敏感性。[8]抗阻训练有助于强化常规锻炼在消除胰岛素抵抗方面的功效。

有研究人员对有氧运动和抗阻训练的胰岛素增敏效果做了对比，结果表明，抗阻训练在提高胰岛素敏感性方面更具优势。[9]通过对约3.2万人进行为期近20年的随访，研究人员发现，如果运动时间达到每周2.5小时，有氧运动产生的效果与抗阻训练相似。但如果锻炼时间较短，抗阻训练的优势更突出。[10]（因此，如果您每周只能抽出1小时来锻炼，那么抗阻训练的效率更高。）造成该现象的原因，极有可能是不同的锻炼方式可对肌肉量产生不同的影响。[11]抗阻训练能增加肌肉量，而有氧运动则不能。[12]您应该还记得，肌肉是普通人体内最大的器官，同时也是在胰岛素刺激下消耗葡萄糖最多的器官。拥有更多的肌肉，意味着拥有更大的空间来储存血液中的葡萄糖，从而降低血浆胰岛素水平。

体重不代表一切

有研究表明，有氧运动比抗阻训练更有助于改善体重。当然，这在很大程度上取决于受试者的锻炼时间——该指标在不同研究之间差异较大。但此类研究的不严谨之处在于，体重并不是身体成分指标。肌肉的重量大于脂肪。由于抗阻训练增加的肌肉量比有氧运动多，所以抗阻训练自然也会影响体重。

总之，某种锻炼方式是否产生最大效益在于您是否愿意坚持下去。说

服自己挑战不熟悉（甚至令自己不舒服）的事物固然有意义，但如果您根本不认可某种锻炼方式，那么即便能够坚持下去也徒劳无益。所以，我建议您采取自己认可的锻炼方式，并努力超越自己。

运动强度

除了坚持定期锻炼，还要注意锻炼强度。锻炼强度是影响锻炼效果的第二大变量。人们对待运动往往持随意的态度。无论是有氧运动还是抗阻训练，不少人往往停留在浅尝辄止的阶段。然而，运动本是一段艰苦的考验之旅。运动需要付出的努力和精力可能令某些读者望而却步，但须知运动的回报却从不吝啬。坚持高强度运动的人取得了更突出的胰岛素增敏效果（并且获得了许多其他益处）。[13] 但如果高强度运动令您难以坚持，退而求其次也未尝不是好的开端。

三思而后"饮"

如果您的锻炼目的是通过提高胰岛素敏感性来改善机体的代谢情况，那么请不要在锻炼后喝运动饮料，因为这只会令事情更糟。锻炼是提高机体胰岛素敏感性的好办法，但饮用运动饮料会加大锻炼后的血糖负荷（不少人认为锻炼后有必要补充葡萄糖），从而弱化锻炼带来的胰岛素增敏效果。[14] 如果锻炼后未感到不适，建议您在一段时间后再考虑摄入含糖饮料和食物。

有氧运动可以从低强度开始，尤其是当您仍处于改变饮食习惯的初级阶段时。如果您已经开始增加脂肪的摄入量，同时降低了碳水化合物的摄入量（详见后续章节），低强度运动可使身体有时间去适应能量来源的变

化。在低强度运动中，身体倾向于以脂肪作为燃料。[15]重要的是，随着锻炼强度的提高，身体利用脂肪（而非葡萄糖）的能力也随之增强。

当身体开始适应使用脂肪为运动提供能量时，提高运动强度的时机也就到了，您可以采用"提高步行速度→疾走加间歇性短跑→健跑或者慢跑加间歇性短跑"的方式逐步提高运动强度。其他有氧运动也遵循相同的原则，如骑车和游泳。事实上，时间不充裕的人也可在短时间内（如20分钟左右）进行高强度运动，因为至少在改善胰岛素抵抗方面，短时间高强度运动与长时间低强度运动效果相同。[16]这就是所谓的"高强度间歇训练"——一种极为有效且广受欢迎的运动方式。

对于抗阻训练，提高强度意味着每组训练都需要接近或达到身体的极限——无论是通过增加负重还是单纯增加重复次数。这种锻炼方式不仅需要时间来适应更高的要求，而且需要强大的意志力——坚持到无法做下一个动作会令人身心俱疲。所以我在此重申，不建议初学者立即进行高强度抗阻训练。为了避免受伤，提高训练强度时应基于循序渐进的原则，并将身体达到极限时的重复次数限制在5~15次。但比起重复次数，确保身体达到极限更加重要。

读完本章后，您可能得出如下结论：锻炼是否有效，在于尝试次数和努力程度。还可将其总结为八字箴言，即"坚持不辍，勇于挑战"。如果您有坚持锻炼的诚意（或者愿意接受别人的监督），请持续提高锻炼的频率和强度，以确保将锻炼产生的胰岛素增敏效果最大化。除了考虑是否有利于改善胰岛素抵抗，您在做任何决定时还应考虑它是否与食物和进食时间的变化相匹配。

置之"冷"地而后"热"

我们所处的舒适热中性环境是造成新陈代谢衰退的原因之一吗？或许最令您意想不到的是，经常暴露在寒冷环境中竟然有助于改善血浆胰岛素水平。

在深入探讨寒冷环境暴露可提高胰岛素敏感性的证据之前，我们有必要认识一种您可能闻所未闻的脂肪——褐色脂肪。人体内的大部分脂肪是白色脂肪。这种脂肪组织之所以呈白色，部分原因是脂肪细胞内缺乏线粒体（线粒体呈棕红色）。但人体内还存在一种特殊的脂肪组织，其中的脂肪细胞不仅尺寸极小，而且颜色呈深褐色，表明它们富含线粒体。线粒体是重要的"能源中心"，可通过分解葡萄糖和脂肪为细胞提供能量。但褐色脂肪组织中的线粒体与其他组织中的线粒体存在行为差异。线粒体一般只会根据细胞的能量需求燃烧营养物质（碳水化合物或脂肪）。因此，细胞的能量需求决定了其能量的生产，或者称两者之间存在耦合关系。但这一机制只适用于普通细胞，因为褐色脂肪细胞中的线粒体富含解耦联蛋白。顾名思义，这些蛋白质一方面促使线粒体燃烧营养物质，另一方面却不为细胞提供能量。也就是说，这些线粒体只产生热量。所以，白色脂肪组织倾向于储存脂肪，而褐色脂肪组织则倾向于燃烧脂肪。一旦这种机制被激活，褐色脂肪组织的代谢速率可堪比肌肉，其消耗的葡萄糖也与肌肉细胞相当。[17]

激活褐色脂肪的温度约为18℃。在该温度下，人体内的褐色脂肪被激活，并开始燃烧葡萄糖，从而使身体暖和起来。[18]这一温度的独特之处在于，大多数人的身体需要稍微努力（但又无须特别努力）工作才能将皮肤维持在该温度。人的肌肉之所以在该温度下不打寒战，是因为褐色脂肪组织会被激活并产生足够的热量。（事实上，这也解释了婴儿不打寒战的原因，因为他们拥有更多的褐色脂肪来保持热量供应。）但当皮肤温度低于该临界值时，身体便开始打寒战，而打寒战正是人维持体温的一种更激烈（更有效）的方法。

与寒战和非寒战产热相关的是燃料，即葡萄糖。在这两个过程中，葡萄糖的消耗速度均快于正常水平。当然，葡萄糖加速消耗的益处是胰岛素水平也随之下降。造成该现象的部分原因，是颤抖的肌肉和被激活的褐色脂肪组织会加快葡萄糖的利用。所以，胰岛素的分泌量会在寒冷环境中迅速下降。[19]

当人暴露在寒冷环境中时，脂肪组织会发生另一种有趣的变化，而这种变化可影响人体的胰岛素敏感性。脂肪组织能分泌一种被称为"脂肪因子"的激素，后者则影响着无数的代谢过程。脂联素是白色脂肪组织分泌的一种有益激素，可提高人体的胰岛素敏感性。有趣的是，脂联素水平同样会因人暴露在寒冷环境下（约需2小时）而升高。[20]

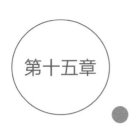

第十五章

合理膳食：饮食的影响

至此，我们终于来到了胰岛素抵抗解决方案的终极部分——饮食。饮食对于改善胰岛素抵抗效果最为显著，但也是最难改变的。近几十年来，人们对此进行了不懈的研究。所以，于我而言，探索改变饮食对胰岛素敏感性的有益影响，意味着对前人的研究进行细致的梳理。由此，我得出了一个无可辩驳的结论，那就是我们过去对饮食的认识发生了错误。

肥胖症和胰岛素抵抗的大流行在一定程度上是科学被扭曲以适应政治需求的产物。加里·陶贝斯（Gary Taubes）所著的《卡路里的两面性》和妮娜·泰科尔兹（Nina Teicholz）所著的《关于脂肪的惊人发现》对此做了详细阐述。20世纪五六十年代，人们基于膳食脂肪（尤其是饱和脂肪）与心脏病的有限（且争议较大）证据形成了一种政治共识。在该共识的推动下，二者之间的相关性在极短的时间内就被定性为因果关系，于是，一个试验性理论变成了饮食教条。不久，人们又在该教条的操纵下集体将膳食脂肪贬斥为导致心脏病、体重增加和糖尿病的主要原因，尽管这一举动招来了科学界的广泛批评。

简而言之，政治议程和科学进程之间的思想斗争围绕着哪个指标（即热量的摄入量和类型）更有助于确定维持健康所需的理想营养展开。摄入量理论的支持者认为，这完全是数量问题：如果某人摄入的热量少而消耗的热量多，那么此人一定精瘦且对胰岛素敏感；如果某人摄入的热量多而消耗的热量少，那么此人一定发胖并产生胰岛素抵抗。但也有不少人认为，热量的类型比摄入量更重要。人体摄入的营养必然对其激素分泌产生影响，尤其是胰岛素。正是这种随后产生的胰岛素效应引起了胰岛素抵抗，造成脂肪积累并最终致人患病。

所以，基于不同的思想流派，胰岛素抵抗的解决方案无外乎两种：要么限制热量的摄入；要么限制碳水化合物的类型。前者几乎可以与低脂饮食画等号，而后者旨在将血浆胰岛素维持在较低水平。前文提到，人体的复杂性远非火炉可比，饮食也不仅仅是热量的摄入。所以，我们有必要基于科研成果对不同的方法进行探讨。

热量限制法

当今社会，限制热量是预防体重增加或减肥的最常用饮食干预措施。该方法也被用于治疗胰岛素抵抗。然而，尽管限制热量的确可减轻体重，但如果只在短期内进行，它对胰岛素抵抗的影响还存在着不确定性。

限制热量的矛盾之处在于被减掉的体重类型不同。热量限制法造成的问题之一，是无法控制体重减轻的具体部位。我们当然希望减少脂肪，但在轻度饥饿状态下（即限制热量产生的理想状态），包括肌肉和骨骼在内的非脂肪组织也在减少。[1]我们很容易看出问题所在：人的非脂肪组织（尤其是肌肉）越少，帮助清除血液中的葡萄糖和恢复胰岛素水平的胰岛素敏感型组织就会越少。没错，限制热量可导致胰岛素抵抗！

神经性厌食与胰岛素抵抗

　　神经性厌食是指人通过节食等手段，有意造成并维持体重明显低于正常标准为特征的一种进食障碍。根据"脂肪过量＝胰岛素抵抗"的理论模式，神经性厌食患者本该具有较高的胰岛素敏感性。但事实并非如此，与精瘦的健康人相比，神经性厌食患者葡萄糖耐量通常较低，而胰岛素耐量反而较高。[2] 这种情况下，"断食"反而成了"挨饿"。

　　一项著名研究观察了无胰岛素抵抗病史（或迹象）的肥胖症患者严格限制热量摄入所造成的代谢后果。[3] 受试者自行将热量限制在每天800 kcal左右，但其减肥效果却差异极大——有人只减轻了8 kg体重，有人却取得了减重35 kg的骄人成绩。与体重和胰岛素抵抗的关系截然相反，这种减肥状态竟然导致一半以上的受试者产生了胰岛素抵抗，有些甚至达到了2型糖尿病的程度！事实上，如果严格限制热量摄入，身体在短短几天内即可产生明显的胰岛素抵抗。

　　极低热量饮食只会给身体带来压力，并造成显著的激素水平变化，尤以皮质醇水平增高最为显著，而皮质醇是一种典型的应激激素。[4] 如前文所述，皮质醇的主要作用之一是降低胰岛素水平并升高血糖（与肾上腺素共同促成"战或逃"反应）。但皮质醇不仅能够升血糖，还会促使肌肉（和其他组织）产生胰岛素抵抗。此外，除了降低代谢速度，甲状腺激素水平下降还会加剧上述问题，因为甲状腺激素负责维持正常的胰岛素信号通路。因此，甲状腺激素水平下降可令身体进一步陷入胰岛素抵抗状态。[5]

　　尽管长期严格限制热量摄入可造成各种严重问题，但适度限制热量摄入，包括采取低脂饮食，能够显著提高机体的胰岛素敏感性。[6] 然而，低脂饮食的效果有时并不明显。例如，通过观察连续14周采取低脂肪植物性饮食对超重中年女性的影响，研究人员发现，她们的胰岛素敏感性与对照组并无区别。[7]

碳水化合物最后再吃

如果您对特定碳水化合物（如米饭或意大利面）有饮食强迫症，并且认为自己戒不掉它们，那么我教给您一个简单的技巧来减轻其对血浆胰岛素的影响，那就是将这些食物安排在餐末。通过将一餐分为淀粉、蛋白质和蔬菜三大部分并进行比较，研究人员发现，将淀粉排在蛋白质和蔬菜之后食用可明显降低其对血糖和血浆胰岛素的影响。[8]

膳食纤维

低脂肪低热量饮食一般富含膳食纤维（这建立在烹饪方法正确且采用天然食品而非加工食品的基础上）。膳食纤维在营养的神圣殿堂中有着特殊的地位。人们几乎普遍认为，膳食纤维是现代健康饮食的基本要素。尽管存在不少已知的益处，但膳食纤维对机体胰岛素敏感性的影响仍然有待商榷。现有证据基本指向一个事实，那就是膳食纤维能够改善机体的胰岛素敏感性。多项流行病学研究发现，摄入膳食纤维和改善机体胰岛素敏感性之间存在相关性。[9]而临床试验的结果好坏参半，这些结果还需要在胰岛素抵抗的背景下进行细致的梳理。由于临床试验更有助于明确二者的因果关系，所以我们在此只考察临床试验的结果。

有研究显示，高膳食纤维饮食者的血糖和血浆胰岛素水平低于低膳食纤维饮食者，但这一结果同样存在人群差异。例如，与低膳食纤维食物相比，空腹胰岛素水平较高的男性（即胰岛素抵抗型男性）在食用高膳食纤维食物后，其餐后胰岛素峰值降低；而空腹胰岛素水平正常的男性（即胰岛素敏感型男性），其餐后胰岛素水平没有发生变化。长期研究结果更加令人困惑：增加膳食纤维摄入量数周即可改善非肥胖型糖尿病患者的胰岛素敏感性，[10]而提高膳食纤维摄入量对肥胖型糖尿病患者的胰岛素抵抗并没有影响。[11]上述研究表明，膳食纤维对胰岛素抵抗者（而非胰岛素敏感者）具有胰岛素增敏作用，而且这种作用可能受到限制。

然而，上述研究在所采用的膳食纤维类型上存在重大缺陷。这些膳食纤维试验均使用瓜尔胶作为膳食纤维补充剂，但瓜尔胶并非大多数碳水化合物类食物中含有的膳食纤维类型。虽然瓜尔胶可在健康食品店买到，但它并不是正常饮食的一部分。所以，我们不能基于这种高膳食纤维饮食（其实是高瓜尔胶饮食）得出的研究结论推断蔬菜和豆科植物等其他膳食纤维来源也能产生相同的结果。[12]不过，研究人员发现，在连续6周食用高膳食纤维食物后（每天50 g，主要源自水果、蔬菜、豆科植物和精选谷物），胰岛素抵抗者的胰岛素敏感性得到了显著改善。[13]

但是，在观察膳食纤维对胰岛素抵抗的影响时，几乎所有研究都在增加食物膳食纤维含量的同时降低了食物的脂肪含量。换言之，这些研究使用的高膳食纤维饮食实际上是低脂饮食。但膳食脂肪对血浆胰岛素水平没有影响，所以，在对胰岛素抵抗的影响方面，相对缺乏脂肪的高膳食纤维饮食没有优于高脂肪高膳食纤维饮食。另一种观点是，随着膳食碳水化合物（尤其是精加工碳水化合物）越来越多地出现在饮食中，膳食纤维的重要性也越发突出。两项研究对二者的冲突做了探讨，但它们只关注胰岛素反应，并未实际涉及胰岛素抵抗。其中一项研究中，受试者被要求食用三种不同类型的面包（低膳食纤维低脂肪面包、高膳食纤维低脂肪面包和高膳食纤维高脂肪面包）。[14]结果显示，低膳食纤维低脂肪面包引起的血糖反应比其他两种面包显著得多，但这种面包的饱腹感却最低（表明受试者或许需要更多的面包才能吃饱）。而其余两种高膳食纤维面包引起的血糖反应较为相似，其中高膳食纤维高脂肪面包的饱腹感最强。由于这项研究并未评估受试者的血浆胰岛素水平，所以无法据此得出任何直接涉及胰岛素抵抗的结论。另一项研究中，受试者被要求食用四种意大利面［普通意大利面、含车前草（纤维）的意大利面、含脂肪（油）的意大利面和同时含车前草与脂肪的意大利面］中的一种。[15] 车前草本身并不能弱化富含碳水化合物的意大利面对血糖和血浆胰岛素的影响。添加脂肪可减轻这种影响，但同时添加车前草和脂肪的效果更好，饱腹感也最强。

最后，通过取代可引起胰岛素反应的糖和淀粉，膳食纤维或可提高大多数人的胰岛素敏感性。重要的是，消费者应谨慎选择膳食纤维的来源，因为虽然令人难以置信，但大多数膳食纤维补充剂的主要成分其实是糖。

根据在水中的溶解度，膳食纤维可分为可溶性膳食纤维和不溶性膳食纤维。另外，膳食纤维还可根据其对血糖和血浆胰岛素的控制情况来进行分类。其中，可溶性膳食纤维更有利于控制血糖和血浆胰岛素。不溶性膳食纤维主要源自谷物，是粪便的主要成分；可溶性膳食纤维通常来自水果和某些蔬菜（包括车前草），或源自特定的补充剂，这种膳食纤维对血糖和血浆胰岛素的控制非常有益。[16]

间歇性断食法与限时进食法

进食时间是一个重要话题，因为大多数现代人的进食频率都高于以往。30多年前，人们每天的正餐间隔大多在5小时左右，但如今，人们的正餐间隔已经降至3.5小时左右，而且不少人还在两餐之间吃些零食（人们在20世纪80年代普遍不吃零食[17]）。

进食时间和频率是不少饮食方案的一个共同主线。然而，这些饮食方案给出的建议却大相径庭。有些方案将饮食压缩到每天两至三餐，两餐之间间隔时间较长。有些则是正常进食几天，然后断食一整天。还有些纯属"放羊"式饮食法，要求人每天吃六到八餐，也就是我们平时所说的"少食多餐"——这与限时进食法正好相反。

　　想必您已经了解，人的血浆胰岛素水平会在餐后上升（某些食物的升胰岛素作用明显，详见下文），以控制血糖水平。由于血浆胰岛素水平升高是人产生胰岛素抵抗的最相关因素之一，因此，采取能在一天中的适当时间段内将胰岛素维持在较低水平的饮食方案是比较好的。您或许已经猜到了，提高进食频率并不能有效控制血浆胰岛素水平。

　　数据显示，人的进食时间与两大因素有关——短期（每日）和长期（每月）进食习惯。从长期来看，每月断食一次（24小时）的患者发生胰岛素抵抗的概率是不断食者的一半。[18] 从短期来看，一天内少餐多食比少食多餐更有利于改善机体的胰岛素敏感性。[19] 减少日进食次数之所以对降低血浆胰岛素水平有益，是因为在两餐之间血糖和血浆胰岛素能够在更长的时间内保持在正常水平。如果一个人进食频繁（无论其食量大小），那么，血浆胰岛素水平就会每隔几小时升高一次。既然一日三顿"大餐"比一日六顿"小餐"更有益，那么，将日进食次数减为一餐或两餐是否更好？但这只是一种猜测。

　　断食是指在一段时间内正常进食，在另一段时间内策略性地避免进食。有证据表明，断食可有效提高机体的胰岛素敏感性（但这在一定程度上取决于断食的方式）。在两项有关间歇性断食法的研究中，受试者第一天正常进食，随后基本断食一整天，并在两周内重复进行7次。但两项研究却得出了相互矛盾的结论：其中一项研究发现，受试者的胰岛素敏感性有所改善，[20] 但另一项研究未观察到任何益处。[21] 相比之下，一项有关间歇性断食法治疗2型糖尿病的最新研究显示，频繁（每周数次）进行24小时断食可极大地提高机体的胰岛素敏感性，受试者甚至可以停用胰岛素。[22] 事实上，其中一位受试者仅坚持5天就取得了上述效果！① 另一种方法是每天在特定时间段内进食，即只吃早餐和午餐[23] 或者只吃午餐和晚餐[24]。

　　① 对部分有基础病的患者来说，此方法存在风险，请务必在医生等专业人士的指导下使用。

参与类似限时进食法研究的受试者，其胰岛素敏感性也得到了改善。

断食的很多益处其实应归功于激素水平的变化。当然，胰岛素水平在断食期间下降较快，但与之"对立"的激素——胰高血糖素——却在上升。胰高血糖素才是断食发挥作用的关键。胰岛素在体内努力储存能量，而胰高血糖素则努力消耗能量。如果新陈代谢是一枚硬币，它们就是硬币的两面。胰高血糖素可刺激脂肪细胞释放脂肪，刺激肝脏释放葡萄糖，从而促使身体释放其储存的能量。胰岛素和胰高血糖素相互作用，分别负责激活和抑制代谢过程（图15-1），所以，这两种激素的平衡决定了哪种过程会实际发生。因此，基于胰岛素和胰高血糖素的比值审视断食和进食的影响才更有意义。

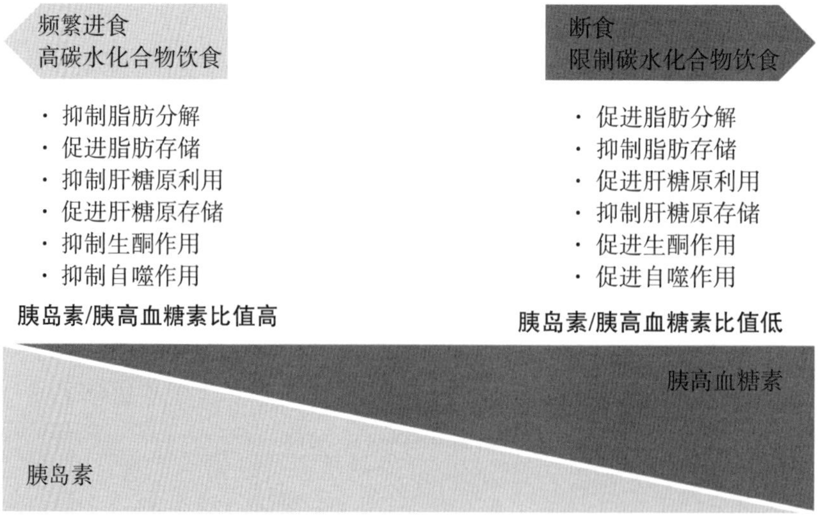

频繁进食
高碳水化合物饮食

- 抑制脂肪分解
- 促进脂肪存储
- 抑制肝糖原利用
- 促进肝糖原存储
- 抑制生酮作用
- 抑制自噬作用

胰岛素/胰高血糖素比值高

断食
限制碳水化合物饮食

- 促进脂肪分解
- 抑制脂肪存储
- 促进肝糖原利用
- 抑制肝糖原存储
- 促进生酮作用
- 促进自噬作用

胰岛素/胰高血糖素比值低

胰高血糖素

胰岛素

图 15-1 不同饮食习惯对胰岛素／胰高血糖素比值的影响

人为什么会饿？

饥饿被认为是人体判断腹中是否有食物的一种功能。基于该观点，人所吃的食物应以"量大"为主，如富含膳食纤维，这样既能保证吃饱，又不会增加摄入的总热量。但人产生饥饿感远比判断肚子是否排空复杂。之所以产生饥饿感，部分原因是细胞在消耗能量（即热量）。如果细胞感到能量不足，就会刺激大脑产生饥饿感，这是人能感知饥饱的原因。如果不存在这一机制，接受静脉营养注射的人就会感到饥肠辘辘，但事实并非如此。

研究人员对比了食物的能量和体积对饥饿感的影响，结果发现，只接受葡萄糖静脉注射的人会感到饥饿，但如果注射液中含有一些脂肪，饥饿感就会消失。[25]换言之，即使两组人的胃都已经排空，如果他们的细胞能感知到足够的能量，尤其是这些能量来自脂肪时，他们就不会产生进食的欲望，而是感到已经吃饱。[26]相对于餐食体积的大小，能量对饱腹感的影响更大。如果您的细胞已经"吃饱"，它们才不会在意您的胃里是否还有存货。

一位患病态肥胖症的苏格兰男子就是典型例证。在尝试性地断食之后，该男子取得了立竿见影的效果，这给了他坚持下去的动力。在医生的监督下，通过摄入适量的碳水化合物和矿物质，他最终成功断食382天！[27]

很显然，断食是一种有效的工具。但和任何"带电工具"一样，我们在使用它时应持明智而谨慎的态度。断食和饥饿之间存在着本质区别。虽然断食多久才会对人体有害并没有明确的规定，但如果不加节制，断食可能导致不良后果。这在很大程度上取决于断食者的体质、他们对断食的理解（是否可以喝饮料、是否可以服用补充剂等）以及他们摄入基本矿物质的方式。此外，结束断食的方式也很重要。早期研究对长期断食进行了考察，结果发现，人在结束断食后可能患一种致命的疾病，即"再喂养综合征"。[28] 再喂养综合征是血液中的电解质和矿物质（如磷和钾）水平过低的结果。有趣的是，这种危险转变是由胰岛素水平骤增造成的。由于人体在断食期间不再利用葡萄糖，因此在断食结束后过量摄入可令血糖和血浆胰岛素水平飙升的精加工碳水化合物是一种错误做法。人通过食物摄入的热量对胰岛素控制有较大的影响（详见下文）。

昼夜节律和黎明效应

人体的众多功能都按照固有的节奏和时间运行，而非简单地遵循起床和睡眠规律。皮质醇和生长激素等作用强大的激素存在昼夜波动现象。胰岛素自然也不例外。即使未进食，人的血浆胰岛素水平也会在早上5：30左右开始上升，并在之后的2小时内开始下降。[29] 胰岛素水平上升，表明此时人体处于一种轻微的胰岛素抵抗状态。重要的是，这种现象并不只发生在人睡眠不足时，而是每天上演一次，即使我们饱睡了一整晚。这种只在清晨出现的胰岛素抵抗被称为"黎明现象"或"黎明效应"。

一项对照试验中，研究人员检测了受试者每天（早、中、晚）三次饮用等量葡萄糖溶液后的血浆胰岛素水平。结果显示，胰岛素反应在早上最强、晚上最弱。[30] 人体之所以在早上需要更多的胰岛素，是因为其他激素会拮抗胰岛素的作用。前文提到，胰岛素的主要作用之一是通过促进葡萄糖进入肌肉和脂肪等组织来降低血糖。与之相反，在人的睡眠周期接近尾声时，有些激素如儿茶酚胺、生长激素和（尤其是）皮质醇会分泌增加，而它们具有升血糖的作用。此时，机体必须分泌更多的胰岛素，才能将血糖控制在正常范围内。

这意味着，人在早上吃一片吐司比在晚上吃同样大的一片吐司需要更多的胰岛素来控制血糖。[31] 所以，人在醒来后摄入的食物可能比一天中其他时间摄入的食物更重要。人们对早餐的重视程度远非其他餐食可比，主流观点认为早餐不可不吃。考虑到人每天早上都会产生胰岛素抵抗，有人可能认为不吃早餐似乎有利于消除胰岛素抵抗。那么，该观点是否有科学依据呢？

一项研究中，52名肥胖女性被随机分为两组，一组连续3个月吃早餐，另一组则不吃。[32] 此前，有些人正常吃早餐，有些人则不吃。这两种饮食干预措施均为低热量饮食，且每日总热量相同（即一日两餐者每天所摄入的热量与一日三餐者相等）。最终，所有受试者的体重都毫无例外地有所降低，但在研究期间吃早餐的人瘦得更多。另一项类似的研究对近300名超重或肥胖的男女进行了为期4个月的跟踪调查，结果却发现，不吃早餐者和吃早餐者的减肥效果并无差异。[33] 由此可见，这些研究制造的问题反而比解决的问题多，而且它们并未明确吃早餐究竟会对体脂产生何种影响。我的观点是：很简单，一切取决于您早餐吃了什么。

我想，没有哪一餐的食物能像早餐一样完完全全、始终如一地糟糕透顶。全球大多数人的早餐通常主要由糖和淀粉构成，如果汁、燕麦片、百吉饼、米饭或烤面包。不久您就会明白，如果这也是您的早餐食谱，我建议您直接放下早餐，拿起针管注射胰岛素。

反其道而行之的脂肪

在胰岛素敏感性方面，脂肪组织遵循一套独立的机制。全身性胰岛素抵抗在早上稍强，而脂肪组织的胰岛素敏感性在早上最强、在晚上最弱。[34] 由于胰岛素可抑制脂肪燃烧[35]，并促进脂肪细胞生长，[36] 所以，早上吃升胰岛素食物比晚上吃更容易使人发胖。

限制碳水化合物

一旦意识到胰岛素过量是引起胰岛素抵抗的主要原因，我们就会发现胰岛素抵抗所造成的一系列事件直指一个显而易见的解决方案：降低碳水化合物摄入量＝降血糖＝降血浆胰岛素＝提高机体的胰岛素敏感性。[37]随着血浆胰岛素水平的降低，人体会重新调整到"稳定的"复敏状态。

为了切实了解食物与胰岛素抵抗之间的相关性，我们有必要明确每种宏量营养素对血浆胰岛素的影响。由下图可知，膳食蛋白质对血浆胰岛素的影响较为轻微；血浆胰岛素水平可在摄入碳水化合物类食物后提高至原来的10倍，其峰值和持续时间在很大程度上取决于碳水化合物的种类和人体的胰岛素敏感性；而膳食脂肪不会对血浆胰岛素产生任何影响。[38]（图15-2）因此，限制升胰岛素食物（碳水化合物，尤其是精加工制品）的摄入量，同时增加胰岛素抑制成分（蛋白质和脂肪，尤其是非精加工制品），或可提高机体的胰岛素敏感性。事实确实如此，详见下文。

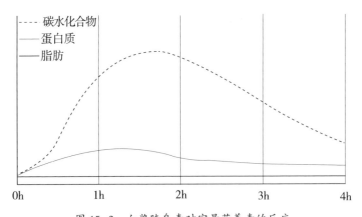

图 15-2 血浆胰岛素对宏量营养素的反应

改编自：Nutall, F.Q. and M.C. Gannon, Plasma glucose and insulin response to macronutrients in nondiabetic and NIDDM subjects. Diabetes Care, 1991. 14（9）：p. 824-38.

碳水化合物限制型饮食涉及多个相关话题，包括对胰岛素抵抗的影响、酮类和体重控制等。

蛋白质是否具有较强的升胰岛素作用？

　　人们普遍认为蛋白质类食物可导致血浆胰岛素水平显著升高。但这一过程高度依赖人体对糖异生作用的需求。糖异生作用是指当饮食中的葡萄糖含量不足时，肝脏使用各种非糖物质自动为身体制造葡萄糖的过程。由于糖异生作用的存在，所以人没必要大量摄入碳水化合物，[39] 尽管它们的确很可口。高碳水化合物饮食者的血浆胰岛素水平会在其摄入蛋白质类食物时骤增，但碳水化合物摄入量相对较低的人却很少或根本不会发生这种情况。[40] 胰岛素之所以会对不同饮食情况下食入蛋白质类食物产生不同的反应，主要取决于人体是否有糖异生作用需求。当葡萄糖的摄入量较低时，糖异生可起到补充作用，以确保血糖维持在正常水平。胰岛素对糖异生具有强烈的抑制作用，所以胰岛素抵抗会导致糖异生增加，从而进一步加剧高血糖症状。

碳水化合物与胰岛素抵抗

19世纪上半叶，西欧一些国家便开始通过限制病人的碳水化合物摄入量来控制其体重和糖尿病。但该方法到了近代为另一种方法所取代，即胰岛素抵抗和2型糖尿病患者避免摄入富含脂肪的食物，并改吃碳水化合物类食物。这种转变令人费解且充满戏剧性。在短短几十年内（从20世纪早期到20世纪中期），糖尿病控制指南发生了根本性变化，从建议严格避免食用面包、麦片、糖等食物，同时允许食用肉类、蛋类、奶酪等食物［详见1951年版《内分泌学实践》（*The Practice of Endocrinology*）］，转而鼓励食用面包和麦片，同时限制肉类、蛋类等食物（美国心脏协会曾采用该指南，美国糖尿病协会最近仍在沿用）。作为这种转变的结果，人类当前的脂肪摄入量已经低于50年前。[41] 我们转变饮食方式的初衷是促进身体健康，但激增的胰岛素抵抗病例表明，现代饮食在从脂肪转向碳水化合物后并未产生预期效果。

20世纪90年代以来的临床研究为"限制碳水化合物摄入量能够预防或改善胰岛素抵抗"的观点提供了有利的证据。有些研究确实改变了受试者的饮食（即干预研究），但有些研究仅询问了受试者的饮食情况（即问卷研究）。如果对干预研究进行对比，就会发现其结论基本支持限制碳水化合物的摄入量。干预研究取得的证据更有说服力，因为这些研究能够明确回答哪种饮食最有利于改善胰岛素抵抗。为了探索答案，研究人员招募了数百名超重的中年男女，并要求他们在两年内采取三种饮食中的一种——热量限制型低脂肪饮食、热量限制型中等脂肪饮食和非热量限制型低碳水化合物饮食。结果显示，非热量限制型低碳水化合物饮食不但减肥效果突出，而且能够最大限度地降低血浆胰岛素水平并改善胰岛素抵抗。[42]

另一项为期3个月的研究采取了类似的策略：超重的男性和女性受试者被随机分成低碳水化合物饮食组和低脂饮食组，且两组均不限制热量的摄入。结果，低脂饮食组的血浆胰岛素水平平均降低了约15%，而低碳水化合物饮食组的血浆胰岛素水平却平均降低了约50%。[43] 此外，低碳水化合物饮食组的另一项胰岛素抵抗指标（即HOMA评分，详见第十七章），降幅是低脂饮食组的3倍。

还有在一项为期近4年的研究中，受试者坚持采用碳水化合物限制型饮食。[44] 该研究重点比较了两种干预措施——碳水化合物含量分别为50%和20%的两种饮食的代谢益处（包括机体胰岛素敏感性的改善）。研究人员发现，低碳水化合物饮食不仅在改善健康方面具有显著优越性，而且近一半的患者最终得以摆脱外源性胰岛素注射（甚至完全不再依赖任何降糖药物），其他患者每日所需的胰岛素剂量也大幅减少。

还有一项研究，是让患胰岛素抵抗的受试者在前3周采用相对正常的饮食（碳水化合物含量约为60%）和碳水化合物适度限制型饮食（碳水化合物含量约为30%）中的一种，然后在后3周转而采用另一种饮食。结果再次表明，低碳水化合物饮食在提高机体胰岛素敏感性方面表现良好。[45]

类似的研究不胜枚举，而且结论相似。涵盖数千名患者的多项荟萃分析结果一致表明，不限制热量的碳水化合物限制型饮食至少在降胰岛素方面与限制热量的低脂饮食相同（效果往往更加突出）。[46] 这些证据极为有力，以至于美国糖尿病协会为此修改了其《糖尿病医疗护理标准》（*Standards of Medical Care in Diabetes*），将低碳水化合物饮食列为2型糖尿病的控制手段。[47]

在做进一步探讨之前，我们有必要明确一点，那就是一切支持限制碳水化合物的证据都应在胰岛素的视角下加以审视。而且，限制摄入碳水化合物并不等于完全避免摄入碳水化合物，因为不同的碳水化合物之间存在区别。碳水化合物的"好"与"坏"，取决于餐后胰岛素水平上升的速度。

碳水化合物的质与量

我们可将碳水化合物对血糖和胰岛素的影响视为在"有益"和"有害"之间波动的光谱。如果您选择的食物所含的碳水化合物"有益"，那么您的碳水化合物摄入量并不是最重要的指标。血糖负荷（GL）是判断一种碳水化合物是否"有益"的有效工具。血糖负荷能够衡量人在摄入某种碳水化合物后的血糖增幅。

血糖负荷容易与血糖指数（GI）混淆。升糖指数只是衡量碳水化合物升糖速度的指标，而血糖负荷体现的是食物中有多少碳水化合物可以转化为血糖。例如，西瓜的升糖指数为72，所以它被视为一种高升糖指数食物；但西瓜的血糖负荷仅为4.2。这意味着西瓜所含的碳水化合物能够迅速转化为血糖（即升糖指数高），但由于它实际含量较低（即血糖负荷低），所以这些碳水化合物并不会造成实质性问题。需要明确指出的是，升糖指数的问题是它不能解释你摄入的食物中可能含有多少葡萄糖，但血糖负荷可以。因此，在摄入大量碳水化合物时仍有可能预防或改善其胰岛素抵抗，前提是该碳水化合物的血糖负荷较低。当然，理解血糖负荷的潜在目的是了解食物对胰岛素的影响。

通常将数值≥20定义为血糖负荷高，10.1～19.9为血糖负荷中等，≤10为血糖负荷低。计算食物的血糖负荷是个好习惯，而且数值越低越好。自行计算血糖负荷可能比较困难，但您可以借助一些在线资源和手机软件来确定您所吃食物的血糖负荷。[48] 高血糖负荷食物包括含糖饮料、糖果、面包、炸薯条和烤土豆等。全麦意大利面、糙米、甘薯和无糖果汁的血糖负荷一般在中等范围。芸豆、鹰嘴豆、黑豆、小扁豆、某些全谷物面包、腰果和花生的血糖负荷较低。

高膳食纤维食物和水果是低血糖负荷碳水化合物类食物的典范，而且高膳食纤维饮食能够提高机体的胰岛素敏感性。[49] 重要的是，对于胰岛素抵抗患者而言，采取低血糖负荷饮食比单纯采取低脂饮食能更有效地改善健康。[50]

如果您的饮食主要是植物与植物制品（素食主义者和纯素食主义者请注意仔细阅读标签），关注食物的血糖负荷更有价值。一般来讲，大多数植物性食物的蛋白质和脂肪含量较低，碳水化合物占据较大比例（但有些"高脂肪水果"除外，如鳄梨、橄榄和椰子）。但有些植物性食物富含膳食纤维，有助于控制其升糖效应。

不少人都听说过，植物性饮食具有天然的健康属性，有助于预防疾病，只是该观点尚存争议。但无论其正确与否，当涉及胰岛素抵抗问题时，植物性饮食未必有益。坚持低碳水化合物饮食的人一般不会尝试可令血浆胰岛素水平飙升的包装零食，如薯片。但素食主义者或纯素食主义者的饮食中往往含有这些食物。

血糖负荷还可用作一种有益的通用指南（详见下文），尽管其侧重点不同。问题的复杂之处在于，人对含碳水化合物食品的反应存在个体差异。血糖负荷只是一个估计值，而且个体间的血糖反应可能不尽相同。

葡萄糖耐受不良

如今人们已经普遍接受"部分人对特定食物反应不良"的说法。众所周知，有些人不吃乳制品或者不吃含麸质食物，因为他们食用这些食物后感受不佳，抑或身体或健康受到影响。但如果有人对膳食葡萄糖产生类似的不良反应，您是否认为不可思议？

"部分人对葡萄糖耐受不良"的观点可以通过一项简单的实验证实。受试者首先饮用一种葡萄糖溶液，然后测量血糖和血浆胰岛素水平。尽管受试者的空腹血糖水平相似，但他们在饮用葡萄糖溶液后血糖的升高程度却存在显著差异，有些人的血糖水平会比其他人高出1倍以上。更重要的是，他们的血浆胰岛素水平也同步升高。这是葡萄糖耐受不良的表现，即有些人的身体必须更加努力，才能将葡萄糖从血液中转移到细胞中。

或许您已经开始怀疑：胰岛素才是决定为什么有些人的血糖反应比其他人更强烈的关键因素。事实的确如此。如前文所述，如果脂肪细胞产生胰岛素抵抗（即第一批"倒下"的细胞，详见第十一章），葡萄糖耐受不良便接踵而至。[51]

您可能认为膳食葡萄糖含量较低的饮食对葡萄糖耐受不良者有益。该观点确实有证据支持。2007年发表的一篇研究报告对4种著名的饮食法（阿特金斯饮食法、欧尼许饮食法、五项[①]饮食法和区域饮食法，其碳水化合物含量依次为30%、60%、50%和40%）进行了严格对比。由于涉及的饮食法较多，这项研究又被称为"A–Z研究"。该研究发现，碳水化合物含量最低的阿特金斯饮食法在促进受试者减重方面效果最显著。同一

---

① 指生活方式、锻炼、态度、关系、营养。

研究小组于2013年开展了一项后续研究。他们利用碳水化合物含量最低的阿特金斯饮食法和含量最高的欧尼许饮食法，考察了胰岛素敏感性对饮食反应的影响程度。结果发现，无论机体的胰岛素敏感性如何，所有采用低碳水化合物饮食的受试者，体重均有所减轻；但只有胰岛素敏感者（葡萄糖耐受性最强）在食用高碳水化合物饮食后体重减轻；胰岛素抵抗者（葡萄糖耐受性最差）则无此效果。[52]

肠道菌群的决定性影响

　　肠道菌群的差异可以解释为什么有些人能够毫无困难地利用碳水化合物，有些人却不能。没错，生活在您肠道里的数十亿助消化细菌可能是决定血糖和血浆胰岛素对高碳水化合物饮食产生何种反应的最主要因素。魏兹曼科学院的科学家发现，人的肠道菌群决定了食物的血糖负荷。冰激凌等食物在某些人体内引起的血糖反应极其轻微，但有些人却对小麦面包等普通食物产生显著的血糖反应。[53]

饱和脂肪与多不饱和脂肪

　　低碳水化合物饮食通常（但并不总是）富含动物脂肪和蛋白质。出于对饱和脂肪的恐惧，不少人选择不吃动物脂肪。"饱和脂肪会堵塞你的细胞，阻碍胰岛素发挥作用"是这些人的口头禅，然而这种观点并无科学依据。

　　首先，动物脂肪并不完全是饱和脂肪，它是饱和脂肪、单不饱和脂肪和多不饱和脂肪的混合物。其次，胰岛素敏感性高的运动员的肌肉与肥胖和胰岛素抵抗者的肌肉一样"充满脂肪"。[54]

　　脂肪的影响全赖其种类。神经酰胺是最有可能影响人体的脂肪，[55]但饮食中并不含有该成分，因为它只在细胞内合成。如前文所述（详见第

114页），炎症可促进神经酰胺的产生。一旦该过程被激活，细胞就会将无害的饱和脂肪转化为神经酰胺，神经酰胺则会降低细胞对胰岛素的敏感性。重要的是，采取不含脂肪的碳水化合物限制型饮食的人，其体内神经酰胺的水平并未增高。[56]同样重要的是，坚持高脂饮食的人，其血液中饱和脂肪的含量也没有增加。有研究发现，虽然低碳水化合物饮食组摄入的饱和脂肪是低脂饮食组的3倍，但他们的空腹胰岛素水平降幅更大，其血液中饱和脂肪的降幅更是高出2～3倍![57]与在饮食中添加不饱和脂肪（如橄榄油）相比，添加饱和脂肪（如猪油）更能有效降低血脂水平。[58]

不食用饱和脂肪所造成的危险之一，是我们替代饱和脂肪的方式发生了错误。出于对饱和脂肪的集体恐惧，人们倒向了不饱和脂肪——一种通过工业手段从种子中提取的脂肪。然而，多不饱和脂肪（如大豆油、玉米油、菜籽油、红花油等）比饱和脂肪（如猪油、黄油、牛油等）的危害可能要大。[59]但这并不适用于所有种子，亚麻籽中的不饱和脂肪（α−亚麻酸）就具有很好的改善胰岛素抵抗的功效。[60]

低碳水化合物饮食还可以通过其他机制（如降低氧化应激和炎症反应）来改善胰岛素抵抗。[61]因此，限制碳水化合物类食物的摄入能够消除多种（也是影响最大的）胰岛素抵抗成因。此外，避免摄入具有升胰岛素作用的碳水化合物还有助于改善机体的胰岛素敏感性。

氧化应激和炎症

第十二章阐述了氧化应激和炎症引起胰岛素抵抗的机制。在此需要简单强调的是，虽然氧化应激和炎症是两种不同的机制，但它们却受到了相同饮食（即低碳水化合物高脂肪饮食）变化的影响。有时仅仅避免摄入食物中某些看似无害的各种化学物质就有助于消除氧化应激和炎症。这种有益作用大部分来自血液中一种被称为"酮"的有趣分子（详见下文）。大量研究表明，酮具有强效抗氧化[62]和抗炎[63]作用。

虽然碳水化合物控制型饮食在改善胰岛素抵抗方面的功效已经得到证实，但对于这种饮食所产生的健康功效，我们所看到的证据实际上只是冰山一角。由于胰岛素抵抗是多种慢性病的致病因素，人们在过去几十年间针对低碳水化合物饮食在治疗多种疾病中的作用进行了不懈的研究。

生酮饮食

基于它对营养代谢的影响，极低碳水化合物饮食有时又被称为"生酮饮食"。确切地说，这种饮食可促进酮的生成。肝脏分解脂肪，并利用脂肪分解后产生的分子合成酮，而酮是一种可生成能量的营养物质（当酮体生成增多而积聚时，血中酮体堆积，就会表现称为酮症，详见下一章）。所有人体内都含有酮。当血浆胰岛素水平低下或胰岛素缺乏（如1型糖尿病）时，人体就会产生酮。此时，人体的能量来源会严重依赖燃烧脂肪而非葡萄糖。这一般发生于断食一段时间（如18～24小时）或碳水化合物的摄入受到限制之后。随着脂肪的持续燃烧，肝脏将部分脂肪转化为酮，为身体各个部位提供后备燃料，尤其是大脑。

酮曾一度被认为是"代谢垃圾"，因为科学家当时并不了解它的具体作用。但时代变了，如今，酮不仅被视为几乎所有细胞（包括脑细胞和肌肉细胞）的可替代燃料，而且是重要的信号分子，具有多重作用。酮的一些已知益处包括增加细胞中线粒体（脂肪的分解场所）的数量、[64]减轻氧化应激、控制炎症等。[65]一些动物研究（研究对象包括蠕虫和小鼠）显示，酮甚至能延长寿命。[66]（目前尚无证据表明对人类同样适用。）我个人的实验研究发现，酮可促进健康β细胞和肌肉细胞的线粒体功能。[67]

酮还是计算体内能量（热量）的一个有趣选项。在酮症状态下，人体不会储存或利用热量，而是将其耗散出去。虽然酮能够（且确实）被人体用于提供能量，但它也可通过尿液和呼吸排出体外。这是酮特有的代谢途径。这种"碎片化能量"不仅有利于精确的热量计算，而且提供了一种新的"代谢旁路"。换言之，我们实际上能够以酮的形式代谢能量分子（即营养物质）。每个酮分子约含4 kcal热量。[68]

重要的是，胰岛素是一种强大的生酮抑制剂——机体的生酮作用随着胰岛素水平的升高而停止，随着胰岛素水平的降低而发生。因此，任何可令胰岛素持续保持在低水平的饮食都可被称为生酮饮食。

我认为有必要对高脂饮食和生酮饮食加以区分。有研究发现，高脂饮食可在无须降低碳水化合物摄入量的前提下增加脂肪含量。因此，食用这种成分不明的饮食极有可能使人因摄入普通水平的碳水化合物和高水平脂肪产生的额外热量而产生相同的胰岛素激增效应。显然，高脂饮食并非健康饮食。相反，用膳食脂肪代替碳水化合物的生酮饮食，由于膳食脂肪对胰岛素几乎没有影响，所以这种饮食成分变化可确保胰岛素维持在较低水平，从而提高机体的酮含量。

酮症与酮症酸中毒

采用普通饮食的美国人，其血酮水平一般低于常规检测值。低碳水化合物饮食可令普通人的血酮水平上升约10倍（达到1～2 mmol/L）。酮浓度高于"正常"水平但并未影响血液pH的状态被称为"酮症"。但如果血酮浓度过高，达到酮症状态下的10倍（10～20 mmol/L），血液的pH就会受到影响，即发生酸化。（图15-3）

血液发生酸化时的血酮浓度是酮症和酮症酸中毒之间的分界线。由于对酮和1型糖尿病存在认识误区，大多数人对酮症和生酮饮食抱有负面看法。对于1型糖尿病患者，胰岛素注射量不足可引起酮症酸中毒，并因此危及生命（这不仅仅是血酮水平过高的结果）。而胰腺功能正常的人，即使在断食的情况下也能产生足量的胰岛素来预防酮症酸中毒。

	标准饮食	酮症	酮症酸中毒
饮食	频繁进食 高碳水化合物	不频繁进食 碳水化合物经常保持在较 低水平	1 型糖尿病未经治疗
酮	不显著 无法检测	有意义 0.3~6 mmol/L	危险 ~15$^+$ mmol/L
血液 pH	正常	正常	酸化

图 15-3 酮症与酮症酸中毒的区别

补充酮

由于人们对酮日益重视，各种酮补充剂应运而生。作为新生事物，关于其对胰岛素控制的影响尚处于研究的起步阶段。但初步研究表明，补充酮具有有益作用。一项研究中，让一组健康男性和女性受试者首先饮用一种含酮饮料，然后接受口服葡萄糖耐量试验，[69]并对受试者的血浆胰岛素水平进行检测。结果发现，饮用含酮饮料后，受试者的血糖快速下降，但血浆胰岛素水平并未升高，这说明酮具有胰岛素增敏作用。此外，受试者表现较为一致。

有意服用酮补充剂的读者请注意，尽管补充酮对人体有益，但它并不适用于胰岛素抵抗。归根结底，我们的重心仍然是胰岛素。在胰岛素抵抗的视角下，酮基本可被看作一种有益物质。作为胰岛素水平的反向预测指标，酮的作用仅限于提示血浆胰岛素水平是否在控制范围内。为了改善胰岛素抵抗以及随之而来的各种病症，我们的要务是降低血浆胰岛素水平，而不是升酮。

极少有人从胰岛素抵抗的视角来审视自己的饮食问题。人们在进食时基本不会考虑"这对胰岛素有什么影响"。相反，绝大多数人的问题是"这对我的体重有什么影响"。食物（的数量和种类）之于人的重要性无可置疑。热量的类型与其摄入量同样重要，因为热量的类型（脂肪、蛋白质或碳水化合物）可通过激素告诉身体该如何处理它们。

体重控制

控制胰岛素的部分代谢功效是代谢速率发生明显变化的结果。但这并不是什么新发现，两位伟大的科学家早在20世纪初就发现胰岛素具有抑制代谢速率的能力。埃利奥特·乔斯林（Elliot P. Joslin）和弗朗西斯·本尼迪克特（Francis G. Benedict）分别为内分泌学和代谢学领域的专家，他们二人于1912年发现，未经治疗的胰岛素缺乏型糖尿病患者的代谢速率比体重相近、血浆胰岛素水平正常的受试者高15%。[70]采用外源性胰岛素治疗的2型糖尿病患者也会出现相似的情况，即胰岛素降低了他们的代谢速率。[71]

为了厘清胰岛素对代谢速率的影响机制，我们有必要回顾一个概念——褐色脂肪组织。上一章指出，褐色脂肪组织可以帮助人体燃烧脂肪。控制血浆胰岛素水平并不是限制碳水化合物摄入的唯一代谢功效。胰岛素抑制褐色脂肪组织，而酮会将其激活。[72]由于这一作用的存在，所以与传统饮食相比，具有胰岛素控制作用的碳水化合物限制型饮食在热量平衡方面拥有更多的代谢余地。这或许是采用非热量限制型低碳水化合物饮食比传统热量限制型低脂饮食更容易减脂的原因所在，[73]即使是在摄入的热量明显更多的情况下。[74]

一项研究为上述机制提供了最佳例证。该研究中，肥胖和超重的受试者轮流食用四种（脂肪和碳水化合物）成分不同但热量相同的饮食。结果显示，受试者的代谢速率（基于静息能量消耗测定）在采用脂肪含量最低的饮食时最低。而且，随着脂肪含量的增加和碳水化合物含量的降低，代谢速率开始稳步上升。最终，采用低碳水化合物高脂肪饮食的受试者，其代谢速率比采用高碳水化合物低脂肪饮食的受试者高约80 kcal/d。[75]最近，美国国家卫生研究院和哈佛大学开展的严格对照研究也取得了相似的结果：处于酮症状态的受试者，代谢速率上升了100 ~ 300 kcal/d。[76]哈佛大学的研究中，受试者被分为3组，即高碳水化合物组（60%碳水化合物＋20%脂肪）、中等碳水化合物组（40%碳水化合物＋40%脂肪）和低碳水化合物组（20%碳水化合物＋60%脂肪）。此外，该研究还使用了一种极其复杂的技术来检测代谢速率。传统上，在检测代谢速率时，研究人员要么要求受试者躺在一个类似宇航员太空舱的装置之下（即间接量热法），要么将他们置于一间可能让人产生幽闭恐惧症的小房子里（即直接量热法）。但这两种方法都存在明显的缺陷，因为人的行动在现实生活中并不会受到如此限制。哈佛大学的这项研究由大卫·路德维希（David Ludwig）博士主持，采用了一种名为"双标水"的技术。双标水是一种测定代谢速率的新方法，该方法设计新颖、巧妙，并不改变受试者的生活规律，只需受试者饮用一种经过特殊标记的水，再由研究人员对其身体的水利用速率（由代谢速率驱动）进行测量即可。代谢速率与碳水化合物摄入量成反比，所以高碳水化合物组的代谢速率最低，而低碳水化合物组的代谢速率最高。事实上，空腹胰岛素水平最高的一组，其代谢速率在碳水化合物摄入量最低的情况下增长最快（该组受试者的甘油三酯下降速度最快，高密度脂蛋白胆固醇的上升速度也最快）。

控制碳水化合物摄入的其他益处

前文已对多种胰岛素抵抗相关的病症进行了探讨。如果是胰岛素抵抗引起了这些病症，而控制血浆胰岛素水平是消除胰岛素抵抗的有效策略，那么，具有降胰岛素作用的碳水化合物限制型饮食应该能够显著改善许多与胰岛素抵抗相关的疾病，不是吗？研究人员同样探讨了这一问题，详见下文。

有利于心血管健康

调节血脂：A型低密度脂蛋白（体积大、密度小）比B型低密度脂蛋白（体积小、密度大）造成的问题小，或致病性低。但矛盾的是，脂肪的摄入量增加会令A型低密度脂蛋白胆固醇取得优势。一项研究中，20名男性受试者连续6周分别食用高碳水化合物饮食和低碳水化合物饮食。[77] 结果表明，碳水化合物摄入量受限的受试者不仅血浆胰岛素水平显著下降，而且其低密度脂蛋白颗粒的平均尺寸也有所增加。重要的是，得益于低密度脂蛋白颗粒尺寸的增加，此前B型低密度脂蛋白占优势的受试者也转为A型低密度脂蛋白占优势。另一项研究采用了几乎相同的饮食干预措施，受试者的数量增至100多名，研究期限为6个月。[78] 毫无疑问，研究人员取得了类似的结果。

如果低碳水化合物饮食中的主要脂肪和胆固醇不会增加低密度脂蛋白的密度，那么上述现象是由什么造成的呢？尽管很少明确说明，但贯穿这些研究的一个主题是，具有降胰岛素作用的饮食可引起有益的血脂变化。胰岛素能够使低密度脂蛋白颗粒朝小而密（即B型）的方向改变。事实上，大多数胰岛素抵抗者的小而密低密度脂蛋白平均含量比年龄和体重相近的胰岛素敏感者高出2倍多。[79] 总之，高脂饮食存在一个明显的悖论：提高脂肪摄入量，反而可以使血脂发生有益变化。

维持血压平衡：某些传统主义者认为高脂饮食可令血压升高，但事实却恰恰相反。一项研究中，受试者被分为4组，各组的脂肪和碳水化合物摄入量存在差异。结果显示，除了甘油三酯和（有益的）高密度脂蛋白胆固醇增幅最大外，高脂饮食组的血压下降也最显著，降幅为低脂饮食组的4倍。[80]

有利于生殖健康

改善多囊卵巢综合征：在一项关于饮食和多囊卵巢综合征的研究中，研究人员要求5名多囊卵巢综合征患者（仅轻度超重）坚持采用低碳水化合物饮食24周。[81] 结果显示，受试者的游离睾酮水平下降了近25%，这可能是胰岛素水平下降一半的结果（您应该还记得，胰岛素可刺激卵巢产生睾酮）。此外，受试者自诉在各方面均取得了改善，包括焦虑、抑郁、多毛、不孕和月经失调，其中两人在研究期间成功受孕。

改善睾酮水平低下：为了维持生殖健康，男性需要的睾酮水平比女性高。不幸的是，我们数十年来采取的减肥饮食正在损害男性的生殖健康。低脂饮食可令男性的睾酮水平显著下降。[82] 该研究的作者认为，解决方法再简单不过，那就是多吃脂肪。

有利于神经系统健康

改善阿尔茨海默病：多项基于大鼠的研究表明（详见第四章），高糖饮食有损大脑功能。[83] 此外，一项基于老年人的研究发现，有嗜吃碳水化合物倾向的人不仅会摄入更多的碳水化合物，而且最有可能发生严重的神经系统症状，包括严重的认知功能障碍、记忆力受损、运动问题和疏离。[84]

对于阿尔茨海默病或轻度认知障碍患者，低碳水化合物高脂肪饮食可改善认知功能。[85] 但有趣的是，大脑实际上并未利用这些脂肪。当我们摄入的宏量营养素以脂肪为主时，肝脏代谢的脂肪量就会大于其实际需求量，此时多余的脂肪会被转化为酮。上述研究发现，酮增幅最高的人病情改善也最显著。

另一项研究探讨了类似的膳食效应。10名受试者均患有阿尔茨海默病相关的认知减退，但程度不同。（事实上，多名受试者因此失业或面临事业问题。）研究期间，受试者采用低碳水化合物高脂肪饮食，每晚断食12小时（以提高生酮作用），并服用椰子油（生酮作用比其他脂肪强）。结果显示，所有受试者的认知功能均得到了改善，得以重返工作岗位或改善工作表现。这种效果甚至在3年后的随访中依然存在。[86]

事实上，大脑会在有酮可用时优先利用酮。这可能是大脑更倾向于将酮而非葡萄糖作为能量来源的证据。其原因可能是，在某种程度上，大脑对酮的摄取并不像葡萄糖一样依赖胰岛素。因此，胰岛素抵抗（至少其大脑产生胰岛素抵抗）可导致进入大脑的葡萄糖减少。[87]

改善帕金森病：极少有人研究探讨帕金森病患者采取高脂肪低碳水化合物饮食的益处。在一项小规模研究中，受试者采用生酮饮食1个月。之后，所有人均报告称其帕金森症状取得了从"适度"到"显著"的改善。[88]通过考察帕金森病大鼠模型，研究人员发现，酮对重要神经元（如产生多巴胺的神经元）具有较强的保护作用，因为它们能够增强抵御氧化应激的保护机制。[89]

缓解偏头痛："生酮饮食有益于偏头痛治疗"的观点目前仍只是基于有限证据的推理。但二者之间存在关联并不是什么新发现。1928年[90]发表的一篇研究报告和1930年[91]发表的另一篇研究报告，均有关于碳水化合物限制型高脂饮食改善偏头痛的描述。其中一篇研究报告称，两姐妹出于减肥目的采取了碳水化合物限制型高脂饮食。[92]此前两人经常受到严重偏头痛的折磨。但在坚持采取该饮食之后，她们的偏头痛症状有所减轻；而一旦停止采用该饮食，症状便卷土重来。另一篇研究报告指出，对于偏头痛合并胰岛素抵抗的患者（问题是，有人不知道自己已经存在胰岛素抵抗），只需限制饮食中的糖分，其偏头痛的发作频率和严重程度即可得到改善。[93]

有利于缓解烧心

采取碳水化合物限制型高脂饮食的患者最常感到的改善之一是其烧心症状立即消失了。烧心是胃食管反流病的最常见症状（详见第七章）。受试者报告称，在采取碳水化合物限制型高脂饮食后，烧心的发生频率减少了一半。[94]通过详细分析5个病例报告，研究人员发现，所有采取该饮食的患者，烧心症状均取得了显著改善。[95]事实上，这项研究稍显无趣，因为其中重复最多的一句话是："症状在开始采取低碳水化合物饮食一天后即消失。"虽然读之令人兴味索然，但对于经常忍受烧心折磨的患者而言，这不啻为天籁之音！

有利于皮肤健康

极少有人关注碳水化合物限制型饮食对辅助治疗皮肤疾病的益处，但仍有研究发现这种饮食对缓解黑棘皮病[96]和痤疮[97]具有积极效果，对炎症性皮肤病（如银屑病）也可能有效[98]。

有利于抵御衰老

2004年，一项备受瞩目的研究得出结论："内分泌治疗能够延缓衰老。"[99]因此，可将血浆胰岛素维持在较低水平的饮食值得我们探索。基于昆虫和啮齿动物试验获得的证据明确显示，增加脂肪摄入量，同时限制碳水化合物的摄入量，可以延长寿命，有效延缓衰老过程，[100]并确保身体在多个方面处于"年轻态"，如在减少体脂的同时维持肌肉量、改善血脂、降低血浆胰岛素和瘦素水平、改善大脑功能等。[101]这可能是长寿家庭往往胰岛素敏感性高的原因之一。

本章较为详细地介绍了饮食与胰岛素抵抗的相关性。在胰岛素抵抗的背景下，饮食的重要性可能大于任何其他因素。运动方式和饮食习惯可在很大程度上引起或消除胰岛素抵抗。当然，运动和饮食改变带来的不便之处丝毫不亚于其产生的强大作用，因此，我们需要做出实质性的改变。这可能也是运动和饮食未能得到充分重视，以及人们更热衷于操作简单但效果不佳的方法的原因。

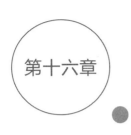

第十六章

常规手段：药物与手术

药物治疗

至此，您可能仍然心存疑问："难道不能仅靠药物治疗胰岛素抵抗吗？"

当然可以。鉴于胰岛素抵抗及其并发症的普遍性，无数的药物和手术干预手段如雨后春笋般涌现在世人面前。药物是治疗胰岛素抵抗的最常用方法。虽然药物的确能够改善症状，但它们通常针对的不是胰岛素抵抗的根源。

大多数医生会优先建议服用药物，虽然这很遗憾，但可以理解。在与患者接触之前，医务人员往往已经有丰富的药理学知识和药理研究经验，但他们对生活方式的认知却明显不足。此外，不少患者宁愿使用药物来改善症状，也不愿努力改变饮食和其他生活方式。但大多数情况下，只有改善生活方式才能彻底消除胰岛素抵抗问题。

尽管如此，我们依然有必要了解现有的医疗选项。下表总结了主要的药物治疗方案、起效机制和附带风险，以及相关手术治疗方案及其作用。我还根据疗效和不良反应对每种治疗方案进行了评分。如果通过生活方式改善没有取得预期效果，您可能需要咨询医生，选择其中一种治疗方案。

表16-1　治疗胰岛素抵抗的常用药物

药物	作用	起效机制	不良反应	评分
钠－葡萄糖共转运蛋白2抑制剂，包括恩格列净、卡格列净、托格列净等	该药物可人为地使肾脏减少对葡萄糖的重吸收，从而达到降糖的目的。患者血浆胰岛素水平会随着血糖的降低而下降，进而降低体重和改善血压	正常情况下，肾脏负责过滤所有血糖，并将其重新吸收进血液。但当人患糖尿病时（如当血糖水平高到肾脏能力不足时）或肾脏重新吸收所有葡萄糖，而是将其从血液中清除并通过尿液排出体外。本类药物可阻断肾脏对葡萄糖的重吸收，从而有效地加强这一机制	由于尿量增加，患者面临比平时更高的脱水风险。尿液中的葡萄糖会成为细菌的养料，从而增加尿路感染的风险。部分证据显示，该类药物可增加人患膀胱癌的风险，但仍需进一步研究证实	C
噻唑烷二酮类药物，包括吡格列酮、罗格列酮、洛贝格列酮、曲格列酮等	该药物通过促进脂肪细胞分裂降低血糖，通过增加更多的脂肪细胞的数量储存血糖（和脂肪）。虽然该类药物可有效降低血糖，但对血浆胰岛素水平可能并无太大的影响。相反，它们会利用增加脂肪细胞的数量，从而有效地提高胰岛素的功效	脂肪细胞是为数不多需要胰岛素帮助才能摄取葡萄糖的细胞。而胰岛素抵抗可阻碍这一作用。增加脂肪细胞的数量（即增生作用）等于增加能够吸收血糖的细胞数量	该类药物几乎会毫无例外地造成体脂增加	B
磺酰脲类药物，包括格列本脲、格列吡嗪、格列美脲等	该类药物可人为地提高血浆胰岛素水平。患者的血糖水平可通过提高血浆胰岛素水平并加重高胰岛素血症而恢复正常。该类药物也可用于治疗某些神经系统疾病	一旦患者被确诊为2型糖尿病，表明胰岛素抵抗已经相当严重，致使胰岛素无法分泌足够的胰岛素来控制血糖，尽管其实际胰岛素分泌量仍然正常。磺酰脲类药物人为提高胰岛素的分泌量	不良反应众多，包括心血管事件、腹痛和头痛的发生风险增加。患者往往严重发胖	F

药物	功效与用途	作用机制	不良反应	评级
二甲双胍	该药物可改善肌肉和肝脏（可能还包括其他器官）的胰岛素敏感性，有效降低血糖和血浆胰岛素水平。可用于治疗2型糖尿病以及胰岛素抵抗引起的其他病症，尤其是多囊卵巢综合征和非酒精性脂肪肝	二甲双胍的作用是有针对性地提高某些细胞的胰岛素敏感性。在胰岛素敏感性增加后，肌肉可在胰岛素的刺激下消耗更多的葡萄糖，从而降低血糖水平。在肝脏中，胰岛素敏感性的提高可减少肝脏向血液中释放葡萄糖	不良反应轻微，可能造成胃肠道不适，如腹泻、恶心等	A⁻
阿司匹林	具有抗炎功效，可改善机体的胰岛素敏感性。可用于治疗炎症、降低患胰岛素抵抗的风险，也可用于治疗2型糖尿病和动脉粥样硬化事件	炎症是导致胰岛素抵抗的因素之一	主要不良反应见于胃肠道，包括胀气、溃疡和出血	B⁺

减肥手术

减肥手术诞生于20世纪50年代。此类手术能显著减轻患者的体重，改善包括胰岛素敏感性在内的几乎所有代谢参数。但减肥手术只适用于肥胖合并并发症（如胰岛素抵抗）的患者，或有相关适应证的重症患者。减小胃容积是这些手术的共同手段，但也有些手术会改变了肠道的解剖结构。

在对减肥手术做深入探讨前，我们有必要明确一点，那就是所有减肥手术都有不良反应，而且这些不良反应会频繁发生，只是程度不同。约一半的患者会在术后6个月内出现并发症。除了生理并发症（如严重腹泻、感染、疝气、维生素缺乏等），部分患者还可能出现心理并发症，如抑郁和自残。[1]减肥手术大都涉及健康器官的摘除，表明人类在控制代谢功能方面存在迫切的需求。

减肥手术可显著改善患者的体重和胰岛素抵抗问题。减肥手术大多具有不可逆转性，而且体重和胰岛素抵抗问题容易在术后反弹。约25%的患者术后会出现体重再次增加。随着体重的回升，胰岛素抵抗和其他疾病也会卷土重来。可通过某些特征预测患者是否出现术后反弹，如抑郁和成瘾行为。[2]

下表着重介绍了三种最常见的减肥手术，包括手术方案和不良反应。如果您恰好是一位肥胖症患者并且认为此类手术对您有益，建议您咨询医生，以确定自己是否适合做这类手术。

表16-2　减肥手术方案

手术名称	作用	手术方案	不良反应
胃旁路术	在所有减肥手术中，胃旁路术能够最大限度地改善患者的胰岛素敏感性，减肥效果最最突出，并且几乎能够立即（约1周）消除胰岛素抵抗和2型糖尿病。[3]上述改善甚至发生在体重显著下降之前，表明体脂和胰岛素抵抗之间并不存在必然联系	先在胃的上部建一个小囊，然后将小肠的远端直接与小囊连接，从而绕过胃大部和小肠的近端（十二指肠）。手术会造成一种饮食限制（患者能够处理的食物量极其有限）和吸收不良（弱化肠道对食物的消化和吸收）状态，从而达到减重或快速降糖的效果	并发症发生的概率较大，包括缝合口泄漏、缝合狭窄、严重腹泻、感染、营养不良、甲状旁腺功能亢进症、缺乏维生素等。约25%的患者在术后体重会再次增加，随着体重的回升，胰岛素抵抗和其他疾病也会卷土重来
可调节胃束带术	可调节胃束带术通过严格限制患者的进食量提高其机体的胰岛素敏感性	将一条可调节束带置于胃的上部，并根据需求建一个小囊。但该小囊的尺寸比胃旁路术创建的小囊大，而且胃的其余部分仍然与小囊和全部肠道相连。因此，人在术后摄入的所有食物都会照常消化和吸收	并发症发生的概率最小，而且可小幅改善胰岛素敏感性，并减轻体重。[5]然而，一旦束带被移除，体重和其他代谢问题很可能反弹
袖状胃切除术	可视为胃旁路术的降级版。但它对胰岛素敏感性具有实质性影响，效果与胃旁路术相当[4]	胃的大部（约75%）被切除，剩余部分则被做成一段管（或袖状）并将其与正常肠道相连。虽然袖状胃的容量比正常胃小，但它仍然比胃旁路术创建的小囊大	并发症介于胃旁路术和可调节胃束带术之间。有趣的是，路术操作更为简单，但两种手术引起的体重和胰岛素敏感性变化却较为接近。尽管袖状胃切除术均为不可逆手术，而且胃切除术如果不改善生活方式，高达30%的患者无法取得预期明效果[6]

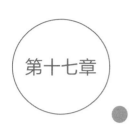

第十七章

行动方案：从研究成果到实际行动

本书意在揭示胰岛素抵抗可能引起的各种严重慢性病，并为读者提供干预知识，从而有效地改善胰岛素抵抗。但如果没有一个具体的行动方案，空有知识并不能直接产生价值。

如您所见，我们能做的最重要改变与生活方式相关。有些改变显而易见。例如，经常有香烟烟雾暴露经历的人必须努力戒烟，或远离吸烟环境。但有些改变却极为棘手，因为制订方案改善机体胰岛素敏感性并降低胰岛素抵抗引起的各种患病风险，必须围绕体育锻炼和（尤其是）饮食展开。为了显著改善您的胰岛素敏感性，本章将前文引用的饮食和运动相关的研究成果转化为可行的指导方案。

首先明确自己的身体状况

在制订任何方案前，您都应明确自己的身体状况。如果您正计划通过改善生活方式来预防或消除胰岛素抵抗，那么您首先应了解自己的胰岛素抵抗程度。您是否已在初读本书时做过胰岛素抵抗测试（详见绪论第004页）？如果没有，建议您立即去做，因为测试结果有助于您大致了解自身的风险水平。

如果您在两个及两个以上问题中回答了"是"，那么您很可能已经存在胰岛素抵抗了。（但请暂时不要纠结于那些症状。）这项测试虽然能有效地观察并随访各种症状，但我们的初衷是大致了解机体的胰岛素敏感性。如需详细评估，建议您直接检测血浆胰岛素水平。

坦白来讲，自行测量胰岛素水平并非易事，因为我们目前尚未开发出指血式自我检测方法，所以，您只能委托实验室做血检，但血检并非无所不包。血糖水平是几乎所有空腹血检的常规检测项目，但胰岛素水平却不是。幸运的是，仍有部分选项涵盖胰岛素检测。（您能接受的具体检测项目很大程度上取决于您的居住地，而且有些国家的胰岛素检测手段非常成熟。）

遗憾的是，由于人们长期以来只关注血糖，所以并未就血浆胰岛素水平的重要性达成广泛共识。理想状态下，血浆胰岛素水平应低于6 μU/mL。虽然男性和女性的平均胰岛素水平约为8～9 μU/mL，但即使胰岛素水平为8 μU/mL的人，其患2型糖尿病的概率也比胰岛素水平为5 μU/mL的人高出整整一倍。[1]

如果您只能检测空腹胰岛素水平，建议您同时加测血糖。这样做的好处是便于计算您的稳态模型（HOMA）评分。稳态模型评分是一种有效的评价手段，可同时考察空腹血糖和空腹胰岛素水平。兼顾考虑血糖和血浆胰岛素水平的稳态模型比单独考虑胰岛素更能描述人体胰岛素抵抗的情况。稳态模型评分可通过下列公式求得：

血糖水平（mg/dL）×胰岛素水平（μU/mL）/405（适用于美国）

或

血糖水平（mmol/L）×胰岛素水平（μU/mL）/22.5（适用于其他国家）

虽然目前尚未达成共识，但一般认为，稳态模型评分大于1.5表示存在胰岛素抵抗，大于3通常意味着已处于2型糖尿病的边缘。

当然，空腹胰岛素检测存在着一定的局限性——有些人的空腹胰岛素水平完全正常，但其胰岛素对膳食葡萄糖的反应却存在异常。建议此类人群在专业人员的监督下饮用一小杯葡萄糖水（含75 g纯葡萄糖），并在随后的两小时内每30分钟抽血检测一次。胰岛素状况评价的方法有多种，[2]其中最简单的分类评价是：

1. 如果您的血浆胰岛素水平在30分钟内达到峰值，然后逐步下降，表明您可能对胰岛素敏感（正常水平）。

2. 如果您的血浆胰岛素峰值出现在60分钟后，则说明您可能已经产生胰岛素抵抗，并且将来患2型糖尿病的风险是普通人的5倍（警告水平）。

3. 如果您的血浆胰岛素水平在120分钟内持续升高并达到峰值，表明您已经产生胰岛素抵抗，并且将来患2型糖尿病的风险是普通人的15倍（危险水平）。[3]（图17-1）

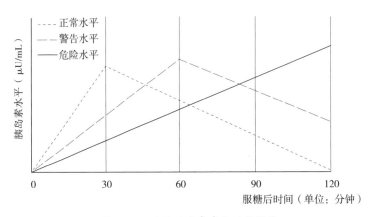

图 17-1　服糖后胰岛素状况的评价

如果您是2型糖尿病患者，并且正在接受胰岛素治疗，您可以将自己每天使用的胰岛素剂量作为评价依据。如果条件允许，建议您经常检测自己的血糖水平。在做出某种生活方式改变后，如果正常的胰岛素剂量造成您血糖偏低，说明该剂量已经偏高——间接表明您的胰岛素敏感性已经有所改善。一旦您开始改变饮食习惯，事情会很快迎来转机。事实上，2型糖尿病患者限制摄入碳水化合物，就可以降低所需胰岛素的剂量！[4]

如果您无法经常检测自己的血浆胰岛素水平，可以采取下列替代方法。

1. 测量血压。如果您成功降低了血浆胰岛素水平，血压在未来几天内也会下降。

2. 检测酮含量。您可购买一部酮检测仪来间接了解自己的胰岛素控制情况，因为酮含量会随着血浆胰岛素水平的下降而上升。

第二种方法可能同样需要数天时间。前文提到，能够将血浆胰岛素保持在较低水平的饮食可促使肝脏提高酮的产量。这种产生酮体的过程是一种正常、有益的身体变化，此时身体可将部分脂肪转化为酮。大部分酮会被身体（尤其是大脑）用作能量，但仍有部分酮通过呼吸和尿液排出体外。这一机制为我们检测酮含量提供了便利。血酮试纸的检测结果比较准确，但价格较高；尿酮试纸则比较便宜。呼吸酮分析仪的花费介于血酮检测仪和尿酮检测仪之间。这些检测方法各有利弊，需要您认真权衡。

酮含量的变化为不少人通过改变饮食习惯降低血浆胰岛素水平提供了莫大的动力。虽然存在较大的个体差异，但血酮含量为1 mmol/L所对应的胰岛素水平一般<10 μU/mL，这个胰岛素水平是个不错的开始。遗憾的是，随着时间的推移，酮对胰岛素变化的预测能力逐渐降低。因为随着饮食的持续变化，血浆胰岛素水平的降幅会更加显著，但酮含量仅会出现小幅上升。在胰岛素自我检测方法问世之前，检测酮含量是您了解自身胰岛素状况的最简单方法。

起点决定方向

通过检测血浆胰岛素水平，可以明确下一步需要采取的措施。

如果您的血浆胰岛素水平较低（<6 μU/mL），表明您的身体状态良好，胰岛素敏感性较强。这同时说明您采取了正确的生活方式，或者您仍

然年轻，坏习惯造成的影响尚未显现。

如果您的血浆胰岛素水平轻微升高（7～17 μU/mL），表明您应该做出改变，尤其是改变食物的种类和进食频率。

如果您的血浆胰岛素水平较高（>18 μU/mL），表明您需要即刻做出改变。

通过运动提高机体的胰岛素敏感性

第十四章指出，肌肉是对抗胰岛素抵抗的重要武器。此前没有运动习惯的人很难确定哪种运动适合自己，也很难将其融入生活。但先不要被眼前的困难吓倒，稍后我会传授您一些有用的技巧。

运动方式

无论是有氧运动还是抗阻训练，任何方式的运动都对身体有益。但相对而言，抗阻训练能够在相同的时间内取得更好的胰岛素增敏效果。但在深入讨论之前，我认为有必要重申一个显而易见的事实，那就是提高胰岛素敏感性（或实现其他任何健康功效）的最佳运动方式一定是您能坚持的运动方式。

例如，如果有人告诉您每周举重3次能够减轻胰岛素抵抗，但最近的健身房却远在50千米外，那么距离远就成了您不去运动的完美借口，最终您可能一无所获。但如果您决定只在家附近散步或慢跑，由于这些运动非常容易实现，您更有可能坚持下去，尽管其效果表面上不如抗阻训练。所以，您需要因地制宜地选择合适的运动方式（而不是找各种借口），然后坚持下去。

有氧运动和抗阻训练都可以有效提高机体的胰岛素敏感性。理想情况下，您的运动方案应包含这两个方面的内容。

有氧运动是一种通过提高心率和呼吸频率来锻炼心血管系统和呼吸系统的运动类型。有氧运动可以通过多种方式进行，包括跑步、骑自行车/动感单车、游泳等。

抗阻训练可迫使肌肉反复收缩或保持抗阻状态，以达到增加肌肉量和骨骼强度的目的。下文运动项目对于初学者来说可能比较陌生。此外，抗阻训练需要一定的学习过程。我强烈建议您先学习网络资源，如果经济条件允许，可以找一位教练帮您熟悉各种训练项目并纠正动作。

为最大限度地确保抗阻训练的实用性和效果，您在训练之初就应树立一种意识，即抗阻训练是一种"复杂的训练"。理想中的抗阻训练由各种复杂的训练项目组成，这些项目基于实际动作，涉及多组辅助性肌肉（即为目标肌肉提供支持的肌肉，这些肌肉能够同时得到锻炼）。进行抗阻训练的益处在于，您可以基于生活化场景训练肌肉，与之相对的是不实用的运动项目。著名的肱二头肌弯举是这种不实用运动项目的代表。在进行肱二头肌弯举时，锻炼者通过屈曲肘部重复哑铃的升降动作。但在现实生活中，几乎找不到与之对应的场景。无论锻炼者是否承认，肱二头肌弯举的唯一用处就是让T恤将上臂裹得更紧些。

为充分利用抗阻训练，打造更加强悍的身体并改善胰岛素抵抗，建议您将举重练习分解成两个关键动作——推和拉（即伸展和屈曲）。这种看似简单的运动方案实则契合人体的自然动作，可促进相应辅助性肌肉的增长，从而达到强健全身的目的。例如，如果您的背肌较弱，即使锻炼出强壮的肱二头肌也无济于事，因为任何涉及肱二头肌的运动（即肘部屈曲运动）都与背肌有关。

如果你无法去健身房，利用好身边的资源同样能达到目的。无论是俯卧撑、椅子深蹲，还是举灌了水的牛奶罐和仰卧起坐，这些土办法都能让您的肌肉疲劳。如果条件允许，建议您买一张举重床和一套与您的力量匹配的哑铃（这些装备以后会派上用场）。

抗阻训练适用于所有人。有些女性由于担心体形变壮而不愿接受抗阻训练，但对大多数女性而言，这种担心大可不必。在每组练习都达到肌肉疲劳的前提下，男性可通过抗阻训练强身健体、（并可能大量）增加肌肉；女性同样可以达到强身健体的目的，但其肌肉量往往只有些许增长，体形会因此更加凹凸有致。既然锻炼强度相似，男性和女性之间为何有如此大的体形差异呢？答案是激素的作用。男性和女性血液中的激素组合不同，决定了人在进行抗阻训练时的肌肉合成代谢效果（即生长效果）。除了体形的改善和力量的提升，每周60分钟抗阻训练比60分钟有氧运动更有利于改善胰岛素抵抗。[5]

什么，您只锻炼胳膊？

很少有人专门锻炼肱二头肌和肱三头肌，虽然锻炼它们同样对身体有益。您可通过推拉等符合自然运动规律的运动方式来锻炼它们。但如果您的肩部和胸部肌肉较弱，空有强健的肱二头肌和肱三头肌又有何用！毕竟您不会仅因为拥有了强壮的手臂就能从椅子上或地上快速地站起来。

人们只进行手臂锻炼往往是因为他们未得要领（这可以原谅），但有些人纯粹是为了炫耀（这不可原谅，但炫耀胳膊确实比炫耀腿容易些）。与其将时间浪费在这些无用的手臂肌肉上（至少单独锻炼时是如此），不如匀出精力，同时锻炼腿和核心肌肉群。

另外，怂恿朋友只练上身不练腿的人都是阴谋家。

运动的频率、时长和时机

如果条件允许，您应每周锻炼6天，留出一天供身体休整和恢复。日常锻炼应尽量多样化，以防因肌肉使用过度而造成损伤，同时确保肌肉有时间得到适当的恢复。

我认为每天锻炼20分钟即可产生显著效果。如果您的时间有限（如每天只能锻炼20分钟左右），应更加注重运动的强度。如果条件允许，每天30~40分钟是较为理想的运动时长，可确保您能完成当天的运动计划。我的个人目标是每天运动40分钟，而且我习惯将各种事情一起做（如边运动边陪伴家人）。

相对于完成当天的运动目标，运动的时机并不重要。早、中、晚运动所产生的效果并没有显著的差别。但人在早上不容易为逃避运动找借口，因此更有可能坚持下去。事实上，与下午6点开始运动相比，早上6点妨碍运动的事情更少。

运动强度

在提高胰岛素敏感性方面，运动强度比任何其他变量都重要（包括运动时长）。[6]在此需要特别提醒您：切莫尝试超出自己能力范围的事。在进行高强度运动时，应遵循先易后难的原则，先确保身体能够适应运动，再考虑提高强度。

对于有氧运动，提高强度可以通过更加剧烈的运动来实现。间歇性运动是提高有氧运动强度的理想方案。在进行间歇性运动时，运动者需要先进行1分钟低强度运动，再进行1分钟高强度运动，如此循环往复，直至运动结束。例如，跑步时设置倒计时35分钟，然后开始快乐地慢跑并非明智之举，相反，您应多留意手表，在高低负荷间轮流切换。

对于抗阻训练，可通过确保每一组训练都达到身体的极限来提高强度。换言之，每进行一次训练，都应坚持并不断重复，直到身体无法做下一个动作为止。与高强度有氧运动类似，重复进行抗阻训练同样令人筋疲力尽，但这是确保胰岛素效益最大化的必要条件。事实上，抗阻训练效果突出，仅需重复几次即可改善胰岛素抵抗。[7]

无论是有氧运动还是抗阻训练，提高运动强度均可达到更好地改善胰岛素抵抗的效果。缩小每组有氧运动的间隔时间能够更加完全地使肌肉达到疲劳状态、增强肌力；与此类似，提高抗阻训练的强度，辅以较短的间隔，同样能更好地锻炼心肺功能。

饮食应以降胰岛素为目的

除了运动，其他生活方式改变同样不可或缺。在改善胰岛素抵抗方面，最科学合理的饮食法必然是能够将胰岛素维持在较低水平的方法。饮食的方方面面（包括食物的种类和进食的时机）都应围绕该目标展开。在通过改善饮食方式提高机体胰岛素敏感性和健康状况的征途中，您可基于下列四大原则制订方案：

1. 控制碳水化合物的摄入量；

2. 优先保证蛋白质的供应；

3. 确保脂肪供应充足；

4. 注意进食时机。

这些建议看似简单，但功效惊人。我的最近一次亲身经历便是最好的例证。在与一家当地门诊合作期间，我们要求11名2型糖尿病女性患者遵循上述饮食原则90天。结果显示，在运动计划保持不变、不计算热量且不服用药物的前提下，患者的2型糖尿病奇迹般地"痊愈"了。[8]

控制碳水化合物的摄入量

控制碳水化合物的摄入量是快速、有效地控制血浆胰岛素水平的首要原则。

由于个体之间的固有代谢差异，我们不可能找到一种适用于所有人的碳水化合物摄入策略。虽然理想的营养配比（即脂肪、蛋白质和碳水化合物贡献的热量比例）因人而异，但无论适合您的均衡营养组合是什么，碳水化合物的占比均应较传统饮食和如今大行其道的"西式饮食"（碳水化合物一般占50%~60%）大幅度削减。但西式饮食的流行也不完全是坏事，至少我们能够借此扭转碳水化合物占比过高的趋势。

在做本书开头的胰岛素抵抗测试时（绪论第004页），如果您在其中两个或两个以上的问题中回答了"是"，表明您的碳水化合物耐受性较差。因此，您应更加留意自己摄入的碳水化合物类型和数量。如果您仅对其中一个问题回答了"是"，或者所有问题的答案均为"否"，表明您可以在饮食中加入相当比例的碳水化合物。碳水化合物摄入量的差异取决于身体所需的胰岛素数量，以及为了血糖水平降至基础状态，身体在餐后需要维持高水平胰岛素的时长。碳水化合物能够导致血浆胰岛素水平飙升，而蛋白质对血浆胰岛素的影响相对温和，脂肪则完全没有影响。基于上述认识，出于预防或改善胰岛素抵抗的目的，您可在制订营养方案时参考下列宏量营养素摄入量建议。

· 如果您在两个或两个以上的问题中回答了"是"，则脂肪、蛋白质和碳水化合物的供能比例应为约70%、25%和5%。碳水化合物的日摄入量一般应低于50 g。

· 如果您对其中一个问题回答了"是"，则三者的比例应为约65%、25%和10%。碳水化合物的日摄入量一般应低于75 g。

· 如果所有问题的答案均为"否"（并且希望再接再厉），可将三者的比例设置为约55%、25%和20%，或约55%、30%和15%。碳水化合物的日摄入量一般应低于100 g（也可高于该水平，以满足更强的体力活动需要）。

需要注意的是，您可能需要根据实际情况对上述建议稍作优化。此外，碳水化合物的日摄入量低于50 g一般会激活生酮作用。如果您感到不适，强烈建议您多吃血糖负荷低的蔬菜和水果，以增加碳水化合物的摄入量。（表17-1）还有一点需要谨记：我们无须始终处于酮症状态也能达到因限制或巧妙选择碳水化合物而产生的胰岛素增敏效果。

水果和蔬菜的选择应综合考虑碳水化合物摄入量和营养均衡的原则，即您应食用营养含量高、碳水化合物水平低的食物。此外，还应尽量避免过量食用高淀粉蔬菜（如南瓜和土豆）和高果糖水果（如香蕉、菠萝和苹果）。但表17-2中所列水果和蔬菜您可放心食用。

表17-1　关于血糖负荷的一般性指南

血糖负荷	级别	实例
< 15	正常	绿叶蔬菜，如菠菜和羽衣甘蓝；其他非淀粉类蔬菜，如西蓝花、花椰菜、辣椒、黄瓜等；高脂肪水果，如鳄梨和橄榄；蛋类；肉类；黄油、奶酪和酸奶油
16 ~ 30	警惕	大部分酒精饮料、原味酸奶、全脂牛奶、浆果、柑橘类水果、大部分坚果、某些低淀粉蔬菜（如胡萝卜和豌豆）、大部分豆类
> 30	危险	几乎全部加工食品（如果汁、面包、饼干、麦片、冰激凌等）以及高糖水果（如菠萝和香蕉）

表17-2　部分优质水果和蔬菜及其三大产能营养素含量

优质水果和蔬菜	三大产能营养素含量（g/100 g）		
	脂肪	碳水化合物	蛋白质
卷心菜	0	6	2
花椰菜	0	6	5
西蓝花	1	7	5
菠菜	0	1	3
长叶莴苣	1	2	2
灯笼椒	0	5	1
青豆	0	4	2
洋葱	0	12	2
黑莓	1	8	2
树莓	1	8	2

除了树立控制碳水化合物的基本意识，您在选择食物时还应遵循下列原则。

1. 控制糖的摄入量。低糖是胰岛素增敏营养方案的一大特征。糖的种类众多，而且广泛存在于各种食物中。"蔗糖""浓缩甘蔗汁""高果糖玉米糖浆""糙米糖浆"……虽然名称各异，但它们实际上是同一种有害物质。但不少普通食物都有无糖形式。此外，您应密切注意酱汁、番茄酱、花生酱等调味品，因为大部分人根本不会意识到这些食物中也含糖，毕竟它们并没有糖的口感。如果您确实渴望吃甜点，建议将频率控制在每周一次，或者自行制作或购买碳水化合物含量低的产品。

2. 注意淀粉种类的选择。碳水化合物是一种极其多样的宏量营养素，其中以天然碳水化合物为佳。避免摄入不良碳水化合物的一般方法，是不吃带条形码的袋装和盒装食品。

3. 不"喝"碳水化合物。人在吃水果与喝果汁时的胰岛素反应大不相同。一旦去除或改变其中的纤维，水果基本与纯果糖无异。正是由于天然水果纤维的存在，吃水果引起的胰岛素反应才大大低于喝水果饮料。[9]

4. 如条件允许，应尽量多吃发酵碳水化合物，如每天吃一次德国泡菜或韩国泡菜（详见下文"发酵食品的益处"）。不常吃发酵食品的人也可采用一种简单的替代策略——每天饮用苹果醋。如果三餐中有一餐的碳水化合物含量较高，建议您在餐前饮用1～2汤匙未过滤的生苹果醋，如布氏苹果醋（Bragg's）。

人造甜味剂

幸好有各种无营养甜味剂，我们才得以在避免升高血糖和血浆胰岛素水平的情况下享用甜食。但如果您打算在烘焙或烹饪时使用甜味

剂，还是应注意所用的甜味剂种类。一般粉末状的甜味剂可能含有高葡萄糖填充物，如麦芽糊精。这种产品违背了我们使用甜味剂的初衷，即避免刺激血浆胰岛素水平升高。表17-3是部分甜味剂及其对血浆胰岛素水平的影响。

表17-3　部分甜味剂对血浆胰岛素水平的影响

甜味剂	对血浆胰岛素水平的影响	
	单独使用	搭配碳水化合物
三氯蔗糖	无	增强
阿斯巴甜	无	不明，可能增强
安赛蜜	不明，可能有	不明，可能增强
其他糖醇	视情况而定，很可能有	视情况而定，很可能增强
木糖醇	极小	极小
甜菊糖	无	无
赤藓糖醇	无	无
罗汉果提取物	无	无

发酵食品的益处

现代科技几乎惠及生活的方方面面。但凡事都有例外，冷藏可能对食物的消化和最终代谢产生令人意想不到的影响。如今我们能够将食物低温冷藏，但以前，许多食物和饮料都会经过发酵，以防止其变质。

发酵过程中，细菌会消化糖分（果糖、乳糖、葡萄糖等），产生酸（所以发酵食品有轻微的酸味）和二氧化碳（所以饮料和食物中有气泡），可能还会产生酒精（含量不等，具体取决于发酵的性质和时长）。发酵产物的确有趣，但相比之下，发酵过程消耗的物质与食物的胰岛素增敏作用关系更加密切。

细菌发酵食物（如谷物）时，它们所消耗的并非其中的脂肪或蛋白质，而是淀粉。换言之，这些细菌只以葡萄糖为食。细菌消耗淀粉的行为间接降低了人在食用发酵食品时的糖摄入量，进而减轻食物对血糖和血浆胰岛素的影响。因此，食用发酵食品可从两方面显著增加机体的胰岛素敏感性：一是淀粉的摄入量比非发酵食品低；二是随发酵食品摄入的有益菌可在肠道中起到益生菌的作用。

生苹果醋是一种功效突出的发酵食品。多项研究证实，在食用含淀粉食物时添加约一汤匙苹果醋，有助于降低胰岛素抵抗患者的餐后血糖和血浆胰岛素水平，[10]并能总体改善2型糖尿病患者的血糖控制情况。[11]此外，由于人的血糖水平往往在早上升高，所以可以在晚上饮用两汤匙苹果醋，以控制次日早上的血糖水平。[12]（这也是我建议每天早晚各用一满杯水送服一汤匙苹果醋的原因。）

酵头是西式发酵食品的一种残留物，其中含有细菌，可使面包在不使用"速效酵母"的情况下发酵。用酸面包替代普通面包，可显著降低胰岛素抵抗者的血糖和血浆胰岛素水平。[13]此外，与普通面包相比，酸面包对血糖的影响明显较弱，即使二者使用的谷物原料相同。[14]

购买酸面包时请注意，不少市售酸面包都是假冒产品。超市中出售的大部分"酸面包"其实是普通面包，这些面包之所以具有酸味，是因为其中加了醋。真正的酸面包，成分表中带"酸酵头"字样（特产店或健康食品店一般有售，不妨去逛逛）。

尽管酸奶在某种程度上仍然是人类饮食的一部分，但作为一种食物原料，发酵牛奶或酸牛奶（注意与变质牛奶的区别！）如今几乎消失得无影无踪，取而代之的是琳琅满目的开菲尔产品。和酵头一样，乳酸杆菌能够选择性地消耗牛奶中的乳糖，同时留下脂肪和蛋白质供我们享用。有趣的是，酸奶产品在预防胰岛素抵抗方面具有显著功效，因为酸奶不仅能降低谷物和其他食物带来的葡萄糖和胰岛素负荷，[15]而且可改善长期血糖控制。[16]

与西方不同的是，东方美食观念认为发酵食品有益于健康。韩国泡菜（一种发酵蔬菜）或许是最著名的一种东方发酵食品。毫无疑问，吃韩国泡菜有助于降低胰岛素抵抗者的血糖和血浆胰岛素水平。[17]通过对比新鲜泡菜和发酵10天的泡菜在降低血糖和血浆胰岛素水平方面的效果，研究人员发现，产生影响的并不是蔬菜本身，而是蔬菜在发酵过程中的产物。发酵人参和大豆也具有类似的功效。[18]

除了发酵食品中的有益菌，益生菌同样能够产生有益影响。益生菌具有改善身体健康的功效，剂型一般为胶囊或粉末（发酵食品也含部分益生菌）。有证据表明，益生菌具有胰岛素增敏作用。研究人员通过对17项随机试验进行荟萃分析发现，益生菌可有效降低空腹血糖和空腹胰岛素水平。[19]

优先保证蛋白质供应

避免摄入蛋白质类食物并非明智之举。在采取低碳水化合物高脂肪饮食时，人们往往极力避免摄入蛋白质（如肉类或蛋类）。虽然个别氨基酸（血液中含有的膳食蛋白质成分）可促进胰岛素释放，但该过程严重依赖个人的血糖水平、是否同时摄入了蛋白质和碳水化合物或者基础血糖水平是否较高（即高血糖）。如果碳水化合物摄入量和血糖水平较低，膳食蛋白质几乎不会引起血浆胰岛素水平升高。相反，如果碳水化合物摄入量和血糖水平较高，膳食蛋白质就会引起显著的胰岛素反应。为了优化肌肉和骨骼的生长，促进运动后恢复，人在运动锻炼期间的理想蛋白质摄入量为每天每千克体重1~1.5 g。[20]此外，年长的锻炼者应取该范围的较高值，因为随着年龄的增长，人体将膳食蛋白质转化为肌肉蛋白的能力逐渐下降。[21]

前文提到，胰岛素控制可以通过多种膳食方式实现，如杂食、素食和纯素食。但食用动物产品更容易控制血浆胰岛素，因为它们不含可令血浆胰岛素水平飙升的淀粉。此外，蛋白质含量较高、淀粉和糖含量较低的食

品大多是动物性食品。[22]（表17-4）

素食主义者可采用一种更加巧妙的胰岛素增敏营养方案。虽然低淀粉高脂肪菜单较少，但细心之人总能找到。此外，您还应避免食用过多的种子油，而代之以水果脂肪（如鳄梨和椰子）。如果条件允许，请尽量选择非肉类动物脂肪（如乳制品、蛋类等）。

如果您有吃动物性食品的习惯，建议尽量就近购买各种肉类、乳制品和蛋类。如果条件允许，请确保您所购买的动物性食品源自以天然饲料为食的放养动物（如牛的天然饲料是草，而非谷物）。"放养动物产出的肉类或蛋类更有益于健康"的观点虽然并未获得大量的证据支持，但的确更合乎道德和可持续发展标准。如果您肯花时间查找，我相信本地产品的丰富程度一定会令您大吃一惊。上述建议同样适用于以植物性饮食为主者。请尽量购买本地出产的绿色食品。如欲获得胰岛素友好型食物的详细列表，请参阅附录B。

小心腌肉，包括香肠和（尤其是）牛肉干，因为此类食品往往含有大量糖分。但富含脂肪的畜肉和鱼肉（如羊肉和三文鱼肉）不在回避之列。

表17-4　部分理想蛋白质来源及其三大产能营养素含量

理想蛋白质来源	三大产能营养素含量（g/100g）		
	脂肪	碳水化合物	蛋白质
碎牛肉	20	0	17
肋眼牛排	22	0	23
培根	44	0	11
猪排	16	0	26
鸡大腿	17	0	15
鸡胸肉	1	0	23
三文鱼肉	13	0	20
碎羊肉	23	0	17

续表

理想蛋白质来源	三大产能营养素含量（g/100g）		
	脂肪	碳水化合物	蛋白质
鸡蛋	4	0	5
豆腐	3	2	6
豆豉	8	8	13
南瓜子	37	3	28
花生酱	43	12	22

个别乳制品的乳糖含量惊人，牛奶就是典型代表。由于其中所含的营养易吸收，所以牛奶是帮助婴儿成长的理想食物（这也是哺乳动物产奶的原因）。为了避免血浆胰岛素水平激增，您应选择摄入优质的乳制品，发酵产品更佳。细菌对发酵乳制品的影响与其他发酵食品相似——它们食用完葡萄糖，留下脂肪和蛋白质供我们享用。奶酪和酸奶是两种重要的发酵乳制品。此外，有些乳制品不含蛋白质和碳水化合物，如奶油。表17–5为部分优质乳制品选项。

表17–5 部分优质乳制品及其三大产能营养素含量

优质乳制品	三大产能营养素含量（g/100g）		
	脂肪	碳水化合物	蛋白质
多脂奶油	12	0	0
希腊酸奶	1	1	3
蛋黄酱	20	0	0
混合奶油	4	1	1
农家干酪	1	1	4
奶油干酪	9	1	2
马苏里拉奶酪	5	1	5
陈年切达干酪	9	0	7

续表

优质乳制品	三大产能营养素含量（g/100g）		
	脂肪	碳水化合物	蛋白质
帕尔玛干酪	7	1	10

脱脂牛奶未必好

不少人认为，钙是牛奶的主要成分，但或许脂肪才是。减肥者完全避免摄入乳脂并非明智之举。多项研究（包括一项为期12年的男性随访研究和一项基于儿童的前瞻性研究）表明，与脱脂牛奶相比，食用全脂牛奶的受试者肥胖的发生风险更低。[23] 此外，一项最新分析显示，与低脂乳制品相比，全脂乳制品可降低糖尿病发生的风险。[24]

确保脂肪摄入充足

食用富含脂肪的天然食物对身体有益。脂肪并不具有升胰岛素效应，因此，食用脂肪非但不会为"野兽"（即胰岛素抵抗）提供能量，反而能够滋养身体。事实上，我们更应该注意避免摄入不含脂肪的食物，因为这些食物不但饱腹感较弱，而且其升胰岛素效应可能比含脂肪餐要高。

人体对膳食脂肪存在生理需求——脂肪是构成人体的基本成分。但这并不意味着所有脂肪均对人体有益。有益脂肪一般是指"未加工"或"天然"脂肪，与之相对的是加工食品中含有的脂肪。此外，将不饱和脂肪等同于健康脂肪太过武断。不饱和脂肪越多，脂肪就越容易被氧化（因此其危害也越大，详见第27-28页），也越可能因经过深加工而含有更多的有害化学物质。因此，动物性食物和水果（如椰子、橄榄和鳄梨）中含有的饱和脂肪和单不饱和脂肪是理想选择，而多不饱和脂肪（如大豆油）则是我们应该避免的脂肪类型。

膳食脂肪包含以下基本成分。

· 饱和脂肪（有益）：包括动物脂肪（如肉类、黄油/酥油）和椰子油。

· 单不饱和脂肪（有益）：主要源自水果（如橄榄和鳄梨）和某些坚果（如澳洲坚果）。

· 多不饱和脂肪（注意）：肉类和坚果等天然食物中含有的多不饱和脂肪并不会造成健康问题，因为它们的含量相对较低。奇亚籽和亚麻籽对健康有益，因为它们富含三大 ω-3脂肪酸中的一种（即 α-亚麻酸）。精加工种子油（如大豆油、玉米油等）和加工食品中的多不饱和 ω-6脂肪酸的含量非常高，应尽量避免食用。

另一个重要问题是油脂的使用场合。脂肪越饱和，其熔点越高；脂肪越不饱和，其熔点越低。换言之，烹饪用油应以动物油为主，如猪油、黄油等。如果使用油脂调味，则单不饱和脂肪（如橄榄油和鳄梨油）是理想选择。

和乳制品一样，坚果三大产能营养素的含量都比较高，只是其脂肪含量相对更高。比起脂肪，真正值得注意的是坚果的碳水化合物含量。（表17-6）

1. 碳水化合物含量低的坚果：澳洲坚果、美洲山核桃等。

2. 碳水化合物含量适中的坚果：大多数坚果，包括花生、杏仁、核桃等。

3. 碳水化合物含量高的坚果：开心果、腰果等。

表17-6 部分优质坚果及其三大产能营养素含量

优质坚果	三大产能营养素含量（g/100g）		
	脂肪	净碳水化合物	蛋白质
澳洲坚果	72	5	7
巴西坚果	62	5	13

优质坚果	三大产能营养素含量（g/100g）		
	脂肪	净碳水化合物	蛋白质
美洲山核桃	68	5	8
杏仁	47	8	20
榛子	60	5	15

微量营养素

在探索饮食与胰岛素抵抗的关系时，我们主要关注的是宏量营养素，即脂肪、蛋白质和碳水化合物。但饮食中含有的众多微量营养素（如矿物质、维生素和其他分子）是否会对胰岛素抵抗产生影响，目前尚无明确的证据。虽然大多数微量营养素并不影响人的胰岛素敏感性，但少数微量营养素可对胰岛素敏感性产生积极影响（详见下文）。如果您发现某种微量营养素对您有益，可以服用相关补充剂（但不建议将补充剂当作对不健康饮食的补偿）。相对而言，宏量营养素的重要性大于微量营养素。

镁：绿叶蔬菜、坚果（包括种子）是镁的良好来源。镁对机体的胰岛素敏感性有积极作用。多项研究表明，胰岛素抵抗患者体内的镁含量较低。[25]一项严格对照研究显示，与对照组相比，每天摄入4.5 g镁的受试者，其胰岛素敏感性相对较高。[26]另一项类似的研究对2型糖尿病患者进行了为期16周的随访，[27]结果同样发现，补充镁有助于改善机体的胰岛素敏感性。镁的益处不止于此，有研究发现，它还有助于降低非糖尿病受试者的血浆胰岛素水平。[28]

铬：铬是一种冷门微量元素，其膳食来源主要为青豆、西蓝花、坚果和蛋黄。研究表明，连续6周口服吡啶甲酸铬（每天400 μg）可显著降低2型糖尿病患者的胰岛素抵抗，即使停止补充铬，其胰岛素增敏效果也会持续将近6周。[29]

半胱氨酸：半胱氨酸是一种非必需氨基酸。人体会在其他氨基酸（如蛋氨酸）含量充足时合成半胱氨酸。半胱氨酸的主要膳食来源是肉类、蛋类、辣椒、大蒜、西蓝花等。对于半胱氨酸，基于人类的研究成果相对有限，但基于大鼠的研究成果却比较丰富。一项研究中，两组大鼠连续6周食用高蔗糖食物，并分别补充低剂量和高剂量半胱氨酸。不出所料，高蔗糖饮食引起了胰岛素抵抗和氧化应激，而补充高剂量半胱氨酸可防止胰岛素水平升高。[30]

钙：不少人以为钙是改善胰岛素敏感性的最佳选择，但该观点并未得到明确的证据支持。在大多数声称补钙有益于改善胰岛素敏感性的研究中，受试者补充的其实是乳制品。而单纯补充钙并未发现具有胰岛素增敏作用。[31]真正发挥作用的，或许是乳制品含有的各种脂肪、蛋白质和碳水化合物，而它们的功劳却被错误地算在了钙的头上。

研究发现，通过摄入更多乳制品增加钙摄入量（至少每天1200 mg），肥胖受试者的血浆胰岛素水平降低了18%。[32]但在进一步补充/不补充钙后，未补钙的高乳制品组的血浆胰岛素水平降低了44%，而补钙组并未取得额外的改善。[33]一项为期长达10年的研究显示，乳制品摄入量最高的超重受试者患胰岛素抵抗和2型糖尿病的风险最低。[34]

维生素D：人们通常在骨骼健康的视域下研究维生素D，但它其实是一种影响非常广泛的分子。除了其他疾病之外，维生素D缺乏往往也可导致胰岛素抵抗。维生素D缺乏者患胰岛素抵抗的概率比普通人高约30%。[35]消除维生素D缺乏的方法很简单，只需连续数月每天补充100 μg（4000 IU）维生素D_3即可，而这还有助于胰岛素敏感性恢复正常。[36]除了服用相关补充剂，维生素D缺乏者还可多吃富含维生素D的食物，包括多脂鱼类（如金枪鱼和三文鱼）、蛋黄和奶酪。

锌：通常可通过食用畜禽肉（禽肉的锌含量相对较少）来补锌。一项基于胰岛素抵抗者的研究发现，与安慰剂组相比，连续6个月每天服用30 mg锌，可显著改善受试者的血糖控制情况和胰岛素敏感性。[37]但其他类似研究未取得同样的效果。[38]

注意进食时机

进食的最重要、最简单原则是，白天长时间将血糖和血浆胰岛素维持在较低水平。为此，我建议采取一种简单、有效的限时进食法。

每晚断食12小时（水也不能喝！）。通常情况下，可将晚餐安排在下午5～7点，而次日的早餐时间则为早上5～7点。每周可在2～3天里将断食时间延长到18小时（比如，下午6点吃晚餐，然后断食到次日中午）。如果饮食中脂肪含量较高且精制碳水化合物含量较低，您会惊讶地发现，原来使身体转向以脂肪（包括体内的脂肪）为燃料竟然如此简单。（但这种转变必须以胰岛素控制得当为前提。）您甚至可以每2～4周尝试一次全天断食。

其他建议

尽量少吃传统代餐奶昔。虽然不必完全禁绝，但那些声称糖尿病患者和减肥者可放心食用的市售饮品可谓恶贯满盈，因为它们不仅恶意掀起人们对脂肪的普遍恐惧，而且其精制碳水化合物含量更是达到了惊人的地步。此外，这类饮料中的脂肪大多源自种子油（如大豆油）。值得庆幸的是，如今市面上有不少健康奶昔可供选择，只是您在购物时不容易看到而已。选购奶昔时请确保产品低糖或无糖（包括果糖），且不含种子油。

身体对糖的渴望或许是我们在坚持低碳水化合物饮食时面临的最大挑战。虽然食物是否具有成瘾性尚存争议，[39]但我个人认为可基于下列三个问题判断自己是否已经成瘾。

1.您是否渴望吃到某种食物？

2.吃某种食物时，您是否能控制自己的食量？

3.您在饮食放纵后是否感到愧疚？

想必没人愿意在周六晚上看电影时吃炒蛋，因为薯片和冰激凌更加应景。当您渴望吃甜食或咸食时，建议以奶酪或坚果（包括种子）来代替。

详情请参阅附录B中的食物清单。

小心"好友"变"损友"

您拥有一群知心好友，这一点毋庸置疑。但当您下决心每周只吃一次甜食时，他们可能突然就没那么"知心"了。我在现实中见过太多的类似案例：有人希望限制糖的摄入量，但他们的朋友却成了最大的障碍。朋友们要么蓄意破坏他们的计划，要么对他们努力获得健康的行为嗤之以鼻。这可能出自人类的本性——不希望看到别人成功做到自己做不到的事情（如果这是一种群体性行为，我们更容易忽视自身的问题）。

三餐建议

早餐

我认为，早餐是三餐中最值得改变的一餐（原因见第150–151页"黎明现象"）。如欲利用限时进食法改善机体的胰岛素敏感性，最简单的办法就是不吃早餐。[40]这是我个人在改善胰岛素敏感性时采取的主要策略，因为我发现不吃早餐的可操作性最强。

改变早餐习惯并不困难，因为这顿饭通常完全由您自己决定——您吃什么不会影响到其他人。即使和家人一起吃早餐，您仍然可以做出适合自己的选择。

以下是非断食期间可选的早餐食物：

1. 培根鸡蛋；

2. 蔬菜蛋卷（我个人喜欢德国泡菜）；

3. 鸡蛋松饼（将鸡蛋、奶油和奶酪搅拌好，倒入松饼模中烘焙而成）；

4. 全脂酸奶或农家干酪配浆果；

5. 浆果杏仁奶昔。

午餐

如果外出就餐，请选择以脂肪和蛋白质为主的餐食，同时避免精制碳水化合物类食物（如面包、意大利面等）。这类餐食其实并不难找——下次就餐时可试试蛋白汉堡或生菜包汉堡。

此外，您还可以基于下列选项自备午餐：

1. 鳄梨金枪鱼沙拉；

2. 柯布沙拉（内含大量煮鸡蛋和肉）；

3. 烩肉菜；

4. 山羊肉奶油沙拉。

我经常亲自下厨，做一些简单的午餐，如两三颗煮鸡蛋撒上盐和胡椒、半杯橄榄、一小袋混合绿色蔬菜淋上油和醋，再加上一两块全脂奶酪。虽然色、香、味欠佳，但胜在简单！

晚餐

晚餐可能相对棘手。您会发现很难将胰岛素增敏饮食引入晚餐，最大的障碍来自您的家人（室友或其他重要人员）。这种饮食冲突有时可通过扩大食物的选择范围来解决。假设晚餐含有较多的碳水化合物，您可以在饭前用一满杯水送服两汤匙苹果醋来化解。

其他可选项有：

1. 塔克沙拉（不加玉米饼壳）；

2. 烤三文鱼配蔬菜；

3. 肉丸蔬菜意面；

4. 培根烤鸡蔬菜卷；

5. 花椰菜芝士通心粉；

6. 蔬菜面条。

甜点

胰岛素抵抗患者也能吃甜食？没错，有些甜食（用甜菊糖、罗汉果提取物、赤藓糖醇等制作）不会导致血糖和血浆胰岛素水平升高。但甜食具有成瘾性，因此只适合偶尔放纵（如每周一次），切不可当作主食。

下列甜食值得推荐：

1. 低碳水化合物冰激凌、冷冻酸奶或果汁沙冰；

2. 低碳水化合物曲奇和松饼。

读到此处，相信您已经对如何应对胰岛素抵抗有了充分的了解，可以制订方案并将其付诸实践了。在实施这些方案时，切莫拘泥于陈旧的思维习惯，更没必要饿到头晕眼花或为一点点热量而斤斤计较。相反，预防甚至扭转胰岛素抵抗以及消除因之造成的各种健康问题，关键在于食物的种类、进食时机和运动方式。

在生活中与胰岛素斗智斗勇看似不合情理，您的某些行为甚至会引起家人和朋友的误解，但您可以用数十年积累的科研成果作为后盾。如果您希望健康长寿，请将数据（而非教条）当作决策的依据。

健康之路，就在脚下

根据相关调查数据，您和您亲友当中必然有人存在胰岛素抵抗。即便尚未被确诊，相信它也离你们不远。在全球大多数国家，胰岛素抵抗都是困扰成年人（甚至儿童）的最常见疾病。或许您对该病尚不了解，但如果您怀疑或担心自己存在胰岛素抵抗，请不要等病情恶化后再做改变。如果您有肥胖、高血压、阿尔茨海默病、多囊卵巢综合征、勃起功能障碍、糖尿病、骨质疏松症等家族病史，将血浆胰岛素保持在较低水平，使身体保持较高的胰岛素敏感性，可最大限度地预防胰岛素抵抗的发生。阅读并理解本书内容固然有益，但预防和逆转胰岛素抵抗的关键在于学以致用。

您可基于下列提纲制订行动方案。

1. 改变饮食习惯。从明天开始就改变您的早餐习惯吧。可以选择不吃早餐，或者避免摄入糖和精制碳水化合物，多吃天然膳食脂肪和蛋白质。如果条件允许，建议对其他餐食也做出相应改变。

2. 监测血浆胰岛素水平。如果您的空腹胰岛素水平高于 $6\,\mu U/mL$，说明您需要做出改变。在征得临床医生同意的情况下，您可通过胰岛素释放试验进一步明确自己的胰岛素分泌情况。

3. 与周围的人分享。将书中引用的相关研究成果分享给医生（因为他们对胰岛素抵抗的了解未必比您多）。此外，您还可以向亲友说明胰岛素抵抗的危害、其发病机制以及应对措施，因为根据统计数据，他们可能也是（或即将成为）胰岛素抵抗患者。

4. 不断学习新知识。作为一名科研人员，从实验研究和文献中学习更多有关胰岛素抵抗的新知识是我的一大乐趣。你也可以阅读更多相关的书籍和资料来不断学习这方面的新知识。

希望您能通过阅读本书了解到许多慢性病都有一个共同的病因——胰岛素抵抗，并确信自己有能力做出简单的生活方式改变，从而降低患各种相关疾病的风险。生活方式和环境是影响健康的重要因素，如果做出恰当的改变，这些因素同样能够助您达到目标。所以，勇敢地和胰岛素抵抗战斗吧！

致谢

本书是我多年来利用凌晨4～6点这段时间"凑"成的。睡眠时间短（通常少于5小时），以及由此产生的富裕时间，全拜我家三个活泼可爱的小家伙所赐（他们倒是睡得挺香）。

感谢我的妻子谢丽尔。她不但在我"参悟"胰岛素抵抗的过程中给予了我莫大的支持，而且将我的研究成果分享给了其他人。当我与她探讨新发现时，她的态度也从最初的不以为意转变为深以为然——她的认真聆听，说明我已经触及了问题的核心。

感谢我的父母，他们的言传身教影响了我的一生。我不仅继承了他们下里巴人式的幽默感，还养成了热爱学习的好习惯，更形成了健康为本的人生态度。

感谢学术前辈们，你们在潜移默化间为我指引了这条科研之路。在胰岛素致病性的认识上，林尼斯·多姆（Lynis Dohm）博士和斯科特·萨默斯（Scott Summers）博士对我多有指导，而且教会了我批判性思考和高效写作的技巧。

感谢我的经纪人费耶·艾奇森（Faye Atchison），是他帮助我争取到了出书的机会。感谢格伦·耶菲斯（Glenn Yeffeth）通过费耶的提议，同意出版本书。感谢本贝拉图书公司的职员阿德里安娜·朗（Adrienne Lang）、艾丽西亚·卡尼亚（Alicia Kania）、詹妮弗·坎佐内瑞（Jennifer Canzoneri）、莎拉·阿维格（Sarah Avinger）、詹姆斯·弗雷利（James

Fraleigh）和杰西卡·里克（Jessika Rieck），本书得以面世，离不开他们的辛勤付出。尤其感谢克莱尔·舒茨（Claire Schulz）在本书的语言易读性上发挥的关键作用，她也是唯一一位阅读本书次数多于我的人。

附录 A　日常运动方案实例

在对抗阻训练和其他锻炼方式有了初步了解后，建议您基于下列基础方案为自己量身制订运动计划。每项练习以2～4组为宜，且每组都应达到（或接近）极限——一般需要重复8～20次。如果您对个别训练项目不熟悉，可以上网搜索动作演示视频或其他相关资料。为了简单起见，我还特地加入了一些"徒手训练"选项——这些项目只需对抗体重即可练习。

周一：下半身练习

今天的运动以加强下半身肌肉为主，包括臀部、大腿后部和小腿的肌肉。

表1　下肢练习

抗阻训练	徒手训练
1. 曲腿硬拉	1. 桥式运动
2. 直腿硬拉	2. 单腿提举
3. 哑铃负重后跨步	3. 俯卧弯腿

在锻炼完主要肌群之后，继续锻炼小腿肌肉。

表2　小腿练习

抗阻训练	徒手训练
1. 哑铃站姿提踵	1. 单腿站姿提踵
2. 哑铃坐姿提踵	2. 15 次接力提踵

周二：上半身练习

今天的锻炼以胸部及肩部肌肉为主。先由胸部开始，然后逐步过渡到肩部。（所有胸部肌肉锻炼均需肩部肌肉的参与。因此，如果先从肩部开始，胸部肌肉则会因得不到锻炼而成为薄弱环节。）

表3　胸部练习

抗阻训练	徒手训练
1.哑铃平板卧推	1.俯卧撑
2.哑铃飞鸟	2.俄式俯卧撑
3.仰卧哑铃夹胸	3.墙壁俯卧撑
	4.单臂俯卧撑

胸部肌肉锻炼完后，继续锻炼肩部肌肉。

表4　肩部练习

抗阻训练	徒手训练
1.坐姿杠铃推举	1.靠墙顶立
2.哑铃侧平举	2.倒立撑
3.杠铃上提	
4.单臂滑轮侧平举	

周三：有氧运动和腹部锻炼

今天的锻炼主题为全身恢复，同时尽可能进行20分钟的高强度间歇性有氧运动（如间歇跑或间歇骑车），最后以一组腹部锻炼结束。"慢"是腹部锻炼的要领。不要急于快速完成动作，相反，动作应缓慢进行，并在此期间用力收缩腹肌。将腹肌保持在收缩状态能够确保腰背部紧贴健身器/地面。当腹肌收缩到极限时再用力呼气。和抗阻训练一样，腹部锻炼同样需要达到极限（需重复约20次）。

表4　腹部练习

抗阻训练	徒手训练
1. 杠铃片负重卷腹	1. 仰卧卷腹
2. 站姿健腹轮	2. 仰卧抬腿
	3. 垂直提臀抬腿

再强调一遍，腹部运动宜慢不宜快。而且，动作是否到位比重复次数更重要。

周四：下半身练习

今天的锻炼主题为加强负责身体运动的肌肉，如人在跑步或变换姿势时使用的肌肉。

表5　下肢练习

抗阻训练	徒手训练
1. 杠铃深蹲	1. 单腿深蹲
2. 杠铃硬拉	2. 跳箱子
3. 腿举	3. 单腿弓步下蹲
4. 哑铃负重登阶	4. 箭步蹲

和之前的下半身练习一样，最后花些时间锻炼小腿肌肉。

表6　小腿练习

抗阻训练	徒手训练
1. 杠铃站姿提踵	1. 站姿提踵
2. 杠铃坐姿提踵	2. 骑驴提踵

周五：上半身伸展练习

今天的锻炼目标为背部肌肉，包括两种锻炼方式——手臂举过头顶，手向肩部运动；手臂位于身体前方，手向身体运动。

表7　上半身练习

抗阻训练	徒手训练
1. 史密斯机卧推	1. 各种引体向上（宽握、窄握、弓箭式等;做引体向上时应始终挺胸）
2. 杠铃划船	2. 俯平衡（首先弯曲膝盖，然后再伸直双腿）
3. 胸前滑轮下拉	
4. 单臂哑铃划船	

周六：有氧运动和腹部锻炼

重复周三的锻炼项目。

附录 B　扩展食物列表

下面是一份完整的控胰岛素食物清单，并已按类别进行分组。

表1　胰岛素友好型食物（放心吃到饱）

油脂

鳄梨油	鱼油
椰子油	猪油、牛油、羊油
特级初榨橄榄油	

乳制品（乳制品敏感者须限制摄入）

黄油	乳酪（未加工）
农家干酪	希腊酸奶（全脂）
奶油干酪	多脂奶油
酥油	

蛋白质

各种畜肉（牛肉、羔羊肉和野味；如条件允许，应尽量选择草饲肉类）	鱼肉和海鲜（尽量选择野生捕获鱼，而非养殖鱼）
各种禽肉（鸡肉、火鸡肉等；如条件允许，应尽量选择散养禽肉）	豆腐和豆豉（专供素食主义者和纯素食主义者享用）
蛋类（尽量选择散养产品，并连同蛋黄一起吃）	

蔬菜、水果及香料

洋蓟心	洋葱
芦笋	酸橙
蘑菇	鳄梨
竹笋	橄榄
白菜	柠檬
芹菜	西瓜
黄瓜	芫荽
绿叶蔬菜（芝麻菜、甜菜、油麦菜、菠菜等）	欧芹
韭葱	罗勒
辣椒（灯笼椒、墨西哥辣椒等）	迷迭香
小萝卜	百里香

发酵食品

苹果醋	德国泡菜
韩国泡菜	酸面包（成分表中带"酸酵头"字样）
腌菜	

饮料

咖啡（黑咖啡或不加奶咖啡）	无糖坚果奶和种子奶（杏仁奶、椰子奶）
康普茶①	气泡水（加柠檬、酸橙或苹果醋）
茶	

调料和甜味剂

蛋黄酱（全脂）	无糖沙拉酱
无热量甜味剂（赤藓糖醇、甜菊糖、罗汉果提取物、木糖醇）	

① 康普茶，也被称作红茶菌、海宝、胃宝，是一种用糖、茶、水加菌种发酵产生的饮料。

表2　应限制在每天2份及以下的食品

坚果（包括种子）及其制品

杏仁（包括杏仁粉）	花生
核桃	美洲山核桃
亚麻籽	松子
榛子	南瓜子
澳洲坚果	葵花子
坚果酱	

蛋白质

培根（不含防腐剂和淀粉）	蛋白粉
发酵大豆产品	

蔬菜、水果和谷物

去皮大麦粒	花椰菜
浆果（黑莓、蓝莓、蔓越莓、树莓、草莓）	日本毛豆
豆芽	茄子
西蓝花	羽衣甘蓝
球芽甘蓝	秋葵
卷心菜	甜荷兰豆

饮料

酒精饮料（干葡萄酒、清酒、低度啤酒）	全脂牛奶
加味水果饮料（含无热量甜味剂）	

调料和甜味剂

希腊酸奶蘸酱	沙拉酱（含两种以下碳水化合物）
鹰嘴豆泥	糖醇甜味剂（麦芽糖醇、山梨醇）

表3 应尽量避免或限制在每天1次及以下的食品

油脂

芥花油	大豆油
花生油	反式脂肪

乳制品（避免低脂产品）

炼乳	脱脂牛奶或低脂牛奶
高糖牛奶冰激凌	

蛋白质（避免一切裹面包屑或与糖浆搭配食用的蛋白质类食物，如炸鸡等）

蔬菜、水果和谷物

苹果	杧果
杏	瓜
香蕉	橙子
水果罐头	桃
樱桃	梨
枣	大蕉
葡萄柚	
葡萄（含葡萄干）	

饮料

酒精饮料（大多数啤酒、甜葡萄酒、配制酒和鸡尾酒）	苏打水（包括减肥苏打水）
果汁	运动饮料

调味料和甜味剂

龙舌兰	蜂蜜
阿斯巴甜	枫糖浆
玉米糖浆和高果糖玉米糖浆	三氯蔗糖
果糖	糖（白糖、红糖）

参考文献

序

1. Jones, D.S., et al., *The burden of disease and the changing task of medicine.* NEJM, 2012. 366: p. 2333–8.

2. Araujo, J., J. Cai, and J. Stevens, *Prevalence of optimal metabolic health in American adults: National Health and Nutrition Examination Survey* 2009–2016. Metab Syndr Relat Disord, 2019. 17(1): p. 46–52.

绪论

1. Araujo, J., J. Cai, and J. Stevens, Prevalence of optimal metabolic health in American adults: National Health and Nutrition Examination Survey 2009–2016. Metab Syndr Relat Disord, 2019. 17(1): p. 46–52.

第一章　何为胰岛素抵抗

1. Menke, A., et al., Prevalence of and trends in diabetes among adults in the United States, 1988–2012. JAMA, 2015. 314(10): p. 1021–9; McClain, A.D., et al., Adherence to a lowfat vs. low–carbohydrate diet differs by insulin resistance status. Diabetes Obes Metab, 2013. 15(1): p. 87–90.

2. Araujo, J., J. Cai, and J. Stevens, Prevalence of Optimal Metabolic Health in American Adults: National Health and Nutrition Examination Survey 2009–2016. Metab Syndr Relat Disord, 2019. 17(1): p. 46–52.

3. Chiarelli, F. and M.L. Marcovecchio, Insulin resistance and obesity in childhood. Eur J Endocrinol, 2008. 159 Suppl 1: p. S67–74.

4. Roglic, G., C. Varghese, and T. Thamarangsi, Diabetes in South–East Asia: burden, gaps, challenges and ways forward. WHO South East Asia J Public Health, 2016. 5(1): p. 1–4.

5. International Diabetes Federation. IDF Diabetes Atlas. 9th ed. https://www.diabetesatlas.org/en/sections/demographic–and–geographic–outline.html. Published

2019. Accessed December 23, 2019.

6. International Diabetes Federation. 4: Diabetes by region. In: IDF Diabetes Atlas. 9th ed https://www.diabetesatlas.org/upload/resources/2019/IDF_Atlas_9th_Edition_2019. pdf#page=68&zoom=auto. Published 2019. Accessed December 23, 2019.

7. Martin, B.C., et al., Role of glucose and insulin resistance in development of type 2 diabetes mellitus: results of a 25–year follow–up study. Lancet, 1992. 340(8825): p. 925–9; Pories, W.J. and G.L. Dohm, Diabetes: have we got it all wrong? Hyperinsulinism as the culprit: surgery provides the evidence. Diabetes Care, 2012. 35(12): p. 2438–42; Weyer, C., et al., A high fasting plasma insulin concentration predicts type 2 diabetes independent of insulin resistance: evidence for a pathogenic role of relative hyperinsulinemia. Diabetes, 2000. 49(12): p. 2094–101; Kekalainen, P., et al., Hyperinsulinemia cluster predicts the development of type 2 diabetes independently of family history of diabetes. Diabetes Care, 1999. 22(1): p. 86–92; Crofts, C.A.P., K. Brookler, and G. Henderson, Can insulin response patterns predict metabolic disease risk in individuals with normal glucose tolerance? Diabetologia, 2018. 61(5): p. 1233; DiNicolantonio, J.J., et al., Postprandial insulin assay as the earliest biomarker for diagnosing pre–diabetes, type 2 diabetes and increased cardiovascular risk. Open Heart, 2017. 4(2): p. e000656.

8. Falta, W. and R. Boller [title not available]. Wien Klin Wochenschr, 1949. 61(14): p. 221; Falta, W., Insulärer und Insulinresistenter Diabetes. Klin Wochenschr, 1931. 10(10): p. 438–443.

第二章　胰岛素抵抗与心血管疾病

1. Kraft, Joseph R. *Diabetes Epidemic & You*. Bloomington, IN: Trafford Publishing, 2008.

2. Haffner, S.M., et al., *Cardiovascular risk factors in confirmed prediabetic individuals. Does the clock for coronary heart disease start ticking before the onset of clinical diabetes?* JAMA, 1990. 263(21): p. 2893–8; Despres, J.P., et al., *Risk factors for ischaemic heart disease: is it time to measure insulin?* Eur Heart J, 1996. 17(10): p. 1453–4; Reaven, G.M., *Insulin resistance and compensatory hyperinsulinemia: role in hypertension, dyslipidemia, and coronary heart disease.* Am Heart J, 1991. 121(4 Pt 2): p. 1283–8; Pyorala, M., et al., *Hyperinsulinemia predicts coronary heart disease risk in healthy middle-aged men: the 22-year follow-up results of the Helsinki Policemen Study.* Circulation, 1998. 98(5): p. 398–404; Despres, J.P., et al.,

Hyperinsulinemia as an independent risk factor for ischemic heart disease. N Engl J Med, 1996. 334(15): p. 952–7.

3. Goff, D.C., Jr., et al., *Insulin sensitivity and the risk of incident hypertension: insights from the Insulin Resistance Atherosclerosis Study.* Diabetes Care, 2003. 26(3): p. 805–9.

4. DeFronzo, R.A. and E. Ferrannini, *Insulin resistance. A multifaceted syndrome responsible for NIDDM, obesity, hypertension, dyslipidemia, and atherosclerotic cardiovascular disease.* Diabetes Care, 1991. 14(3): p. 173–94.

5. DiNicolantonio, J.J., J.H. O'Keefe, and S.C. Lucan, *An unsavory truth: sugar, more than salt, predisposes to hypertension and chronic disease.* Am J Cardiol, 2014. 114(7): p. 1126–8; Stamler, J., A.W. Caggiula, and G.A. Grandits, *Relation of body mass and alcohol, nutrient, fiber, and caffeine intakes to blood pressure in the special intervention and usual care groups in the Multiple Risk Factor Intervention Trial.* Am J Clin Nutr, 1997. 65(1 Suppl): p. 338S–365S.

6. Chiu, S., et al., *Comparison of the DASH (Dietary Approaches to Stop Hypertension) diet and a higher-fat DASH diet on blood pressure and lipids and lipoproteins: a randomized controlled trial.* Am J Clin Nutr, 2016. 103(2): p. 341–7.

7. Goodfriend, T.L., B.M. Egan, and D.E. Kelley, *Plasma aldosterone, plasma lipoproteins, obesity and insulin resistance in humans.* Prostaglandins Leukot Essent Fatty Acids, 1999. 60(5–6): p. 401–5.

8. Steinberg, H.O., et al., *Insulin-mediated skeletal muscle vasodilation is nitric oxide dependent. A novel action of insulin to increase nitric oxide release.* J Clin Invest, 1994. 94(3): p. 1172–9.

9. Wilson, P.W., et al., *Prediction of coronary heart disease using risk factor categories.* Circulation, 1998. 97(18): p. 1837–47.

10. Barter, P., et al., *HDL cholesterol, very low levels of LDL cholesterol, and cardiovascular events.* N Engl J Med, 2007. 357(13): p. 1301–10; Schatz, I.J., et al., *Cholesterol and allcause mortality in elderly people from the Honolulu Heart Program: a cohort study.* Lancet, 2001. 358(9279): p. 351–5.

11. Lamarche, B., et al., *Small, dense low-density lipoprotein particles as a predictor of the risk of ischemic heart disease in men. Prospective results from the Quebec Cardiovascular Study.* Circulation, 1997. 95(1): p. 69–75.

12. Fan, X., et al., *Triglyceride/high-density lipoprotein cholesterol ratio: a surrogate to predict insulin resistance and low-density lipoprotein cholesterol particle size in*

nondiabetic patients with schizophrenia. J Clin Psychiatry, 2011. 72(6): p. 806–12.

13. Selby, J.V., et al., LDL *subclass phenotypes and the insulin resistance syndrome in women.* Circulation, 1993. 88(2): p. 381–7; Reaven, G.M., et al., *Insulin resistance and hyperinsulinemia in individuals with small, dense low density lipoprotein particles.* J Clin Invest, 1993. 92(1): p. 141–6.

14. Luirink, I.K., et al., *20-year follow-up of statins in children with familial hypercholesterolemia.* NEJM, 2019. 381(16): p. 1547–56.

15. Ray, K.K., et al., *Statins and all-cause mortality in high-risk primary prevention: a metaanalysis of 11 randomized controlled trials involving 65,229 participants.* Arch Intern Med, 2010. 170(12): p. 1024–31.

16. Choi, C.U., et al., *Statins do not decrease small, dense low-density lipoprotein.* Tex Heart Inst J, 2010. 37(4): p. 421–8.

17. Culver, A.L., et al., *Statin use and risk of diabetes mellitus in postmenopausal women in the Women's Health Initiative.* Arch Intern Med, 2012. 172(2): p. 144–52.

18. Graham, D.J., et al., *Incidence of hospitalized rhabdomyolysis in patients treated with lipidlowering drugs.* JAMA, 2004. 292(21): p. 2585–90; Volek, J.S., et al., *Body composition and hormonal responses to a carbohydrate-restricted diet.* Metabolism, 2002. 51(7): p.864–70.

19. Urbano, F., et al., *Impaired glucagon suppression and reduced insulin sensitivity in subjects with prediabetes undergoing atorvastatin therapy.* Eur J Endocrinol, 2019. 181(6): p. 181–6.

20. Faxon, D.P., et al., *Atherosclerotic Vascular Disease Conference: Executive summary: Atherosclerotic Vascular Disease Conference proceeding for healthcare professionals from a special writing group of the American Heart Association.* Circulation, 2004. 109(21): p. 2595–604.

21. Steinberg, D. and J.L. Witztum, *Oxidized low-density lipoprotein and atherosclerosis.* Arterioscler Thromb Vasc Biol, 2010. 30(12): p. 2311–6.

22. Jira, W. and G. Spiteller, *Dramatic increase of linoleic acid peroxidation products by aging, atherosclerosis, and rheumatoid arthritis.* Adv Exp Med Biol, 1999. 469: p. 479–83.

23. Spiteller, G., *Linoleic acid peroxidation—the dominant lipid peroxidation process in low density lipoprotein—and its relationship to chronic diseases.* Chem Phys Lipids, 1998. 95(2): p. 105–62.

24. Haffner, S.M., et al., *Insulin-resistant prediabetic subjects have more atherogenic*

risk factors than insulin-sensitive prediabetic subjects: implications for preventing coronary heart disease during the prediabetic state. Circulation, 2000. 101(9): p. 975–80; Festa, A., et al., *Chronic subclinical inflammation as part of the insulin resistance syndrome: the Insulin Resistance Atherosclerosis Study* (IRAS). Circulation, 2000. 102(1): p. 42–7.

25. Kawashima, S. and M. Yokoyama, *Dysfunction of endothelial nitric oxide synthase and atherosclerosis.* Arterioscler Thromb Vasc Biol, 2004. 24(6): p. 998–1005.

26. Ridker, P.M., et al., *Comparison of C-reactive protein and low-density lipoprotein cholesterol levels in the prediction of first cardiovascular events.* N Engl J Med, 2002. 347(20): p. 1557–65; Janoskuti, L., et al., *High levels of C-reactive protein with low total cholesterol concentrations additively predict all-cause mortality in patients with coronary artery disease.* Eur J Clin Invest, 2005. 35(2): p. 104–11.

27. Krogh–Madsen, R., et al., *Effect of hyperglycemia and hyperinsulinemia on the response of IL-6, TNF-alpha, and FFAs to low-dose endotoxemia in humans.* Am J Physiol Endocrinol Metab, 2004. 286(5): p. E766–72.

28. Fishel, M.A., et al., *Hyperinsulinemia provokes synchronous increases in central inflammation and beta-amyloid in normal adults.* Arch Neurol, 2005. 62(10): p. 1539–44.

29. Park, Y.M., et al., *Insulin promotes macrophage foam cell formation: potential implications in diabetes-related atherosclerosis.* Lab Invest, 2012. 92(8): p. 1171–80.

30. Sakai, Y., et al., *Patients with dilated cardiomyopathy possess insulin resistance independently of cardiac dysfunction or serum tumor necrosis factor-alpha.* Int Heart J, 2006. 47(6): p. 877–87.

31. Shah, A. and R.P. Shannon, *Insulin resistance in dilated cardiomyopathy.* Rev Cardiovasc Med, 2003. 4 Suppl 6: p. S50–7; Ouwens, D.M. and M. Diamant, *Myocardial insulin action and the contribution of insulin resistance to the pathogenesis of diabetic cardiomyopathy.* Arch Physiol Biochem, 2007. 113(2): p. 76–86.

32. Murakami, K., et al., *Insulin resistance in patients with hypertrophic cardiomyopathy.* Circ J, 2004. 68(7): p. 650–5; Geffner, M.E., T.V. Santulli, Jr., and S.A. Kaplan, *Hypertrophic cardiomyopathy in total lipodystrophy: insulin action in the face of insulin resistance?* J Pediatr, 1987. 110(1): p. 161.

第三章　胰岛素抵抗与神经系统疾病

1. Bingham, E.M., et al., *The role of insulin in human brain glucose metabolism: an 18fluoro-deoxyglucose positron emission tomography study.* Diabetes, 2002. 51(12): p. 3384–90.

2. Swanson, R.A. and D.W. Choi, *Glial glycogen stores affect neuronal survival during glucose deprivation in vitro.* J Cereb Blood Flow Metab, 1993. 13(1): p. 162–9.

3. Porte, D., Jr., D.G. Baskin, and M.W. Schwartz, *Insulin signaling in the central nervous system: a critical role in metabolic homeostasis and disease from C. elegans to humans.* Diabetes, 2005. 54(5): p. 1264–76.

4. Zhao, W.Q. and D.L. Alkon, *Role of insulin and insulin receptor in learning and memory.* Mol Cell Endocrinol, 2001. 177(1–2): p. 125–34.

5. Biessels, G.J., et al., *Water maze learning and hippocampal synaptic plasticity in streptozotocin-diabetic rats: effects of insulin treatment.* Brain Res, 1998. 800(1): p. 125–35.

6. Bourdel–Marchasson, I., et al., *Insulin resistance, diabetes and cognitive function: consequences for preventative strategies.* Diabetes Metab, 2010. 36(3): p. 173–81.

7. Anthony, K., et al., *Attenuation of insulin-evoked responses in brain networks controlling appetite and reward in insulin resistance: the cerebral basis for impaired control of food intake in metabolic syndrome?* Diabetes, 2006. 55(11): p. 2986–92.

8. Whitlow, C.T., et al., *Effects of type 2 diabetes on brain structure and cognitive function: African American-Diabetes Heart Study MIND.* Am J Neuroradiol, 2015. 36(9): p. 1648–53.

9. Kamal, A., et al., *Hyperinsulinemia in rats causes impairment of spatial memory and learning with defects in hippocampal synaptic plasticity by involvement of postsynaptic mechanisms.* Exp Brain Res, 2013. 226(1): p. 45–51.

10. Querfurth, H.W. and F.M. LaFerla, *Alzheimer's disease.* N Engl J Med, 2010. 362(4): p. 329–44.

11. Qiu, C., D. De Ronchi, and L. Fratiglioni, *The epidemiology of the dementias: an update.* Curr Opin Psychiatry, 2007. 20(4): p. 380–5.

12. Accardi, G., et al., *Can Alzheimer disease be a form of type 3 diabetes?* Rejuvenation Res, 2012. 15(2): p. 217–21.

13. Sadigh–Eteghad, S., M. Talebi, and M. Farhoudi, *Association of apolipoprotein E epsilon 4 allele with sporadic late onset Alzheimer's disease. A meta-analysis.* Neurosciences (Riyadh), 2012. 17(4): p. 321–6.

14. Kuusisto, J., et al., *Association between features of the insulin resistance syndrome and Alzheimer's disease independently of apolipoprotein E4 phenotype: cross sectional population based study.* BMJ, 1997. 315(7115): p. 1045–9.

15. Owen, A.M., et al., *Putting brain training to the test.* Nature, 2010. 465(7299): p. 775–8.

16. Watson, G.S., et al., *Insulin increases CSF Abeta42 levels in normal older adults.* Neurology, 2003. 60(12): p. 1899–903.

17. Gasparini, L., et al., *Stimulation of beta-amyloid precursor protein trafficking by insulin reduces intraneuronal beta-amyloid and requires mitogen-activated protein kinase signaling.* J Neurosci, 2001. 21(8): p. 2561–70.

18. Hong, M. and V.M. Lee, *Insulin and insulin-like growth factor-1 regulate tau phosphorylation in cultured human neurons.* J Biol Chem, 1997. 272(31): p. 19547–53.

19. Schubert, M., et al., *Insulin receptor substrate-2 deficiency impairs brain growth and promotes tau phosphorylation.* J Neurosci, 2003. 23(18): p. 7084–92.

20. Zolochevska, O., et al., *Postsynaptic proteome of non-demented individuals with Alzheimer's disease neuropathology.* J Alzheimers Dis, 2018. 65(2): p. 659–82.

21. Owen, O.E., et al., *Brain metabolism during fasting.* J Clin Invest, 1967. 46(10): p. 1589–95.

22. Contreras, C.M. and A.G. Gutierrez–Garcia, *Cognitive impairment in diabetes and poor glucose utilization in the intracellular neural milieu.* Med Hypotheses, 2017. 104: p. 160–165; Mosconi, L., et al., FDG–PET *changes in brain glucose metabolism from normal cognition to pathologically verified Alzheimer's disease.* Eur J Nucl Med Mol Imaging, 2009. 36(5): p. 811–22; Berger, A., *Insulin resistance and reduced brain glucose metabolism in the aetiology of Alzheimer's disease.* J Insulin Resistance, 2016. 1(1).

23. Kivipelto, M., et al., *Midlife vascular risk factors and Alzheimer's disease in later life: longitudinal, population based study.* BMJ, 2001. 322(7300): p. 1447–51.

24. Peila, R., et al., *Type 2 diabetes, APOE gene, and the risk for dementia and related pathologies: The Honolulu-Asia Aging Study.* Diabetes, 2002. 51(4): p. 1256–62.

25. Figlewicz, D.P., et al., *Diabetes causes differential changes in CNS noradrenergic and dopaminergic neurons in the rat: a molecular study.* Brain Res, 1996. 736(1–2): p. 54–60.

26. Lozovsky, D., C.F. Saller, and I.J. Kopin, *Dopamine receptor binding is increased in*

diabetic rats. Science, 1981. 214(4524): p. 1031–3.

27. Caravaggio, F., et al., *Reduced insulin sensitivity is related to less endogenous dopamine at D2/3 receptors in the ventral striatum of healthy nonobese humans.* Int J Neuropsychopharmacol, 2015. 18(7): p. pyv014.

28. Pijl, H., *Reduced dopaminergic tone in hypothalamic neural circuits: expression of a "thrifty" genotype underlying the metabolic syndrome?* Eur J Pharmacol, 2003. 480(1–3): p. 125–31.

29. Henderson, D.C., et al., *Clozapine, diabetes mellitus, weight gain, and lipid abnormalities: A five-year naturalistic study.* Am J Psychiatry, 2000. 157(6): p. 975–81.

30. Ober, S.K., R. Hudak, and A. Rusterholtz, *Hyperglycemia and olanzapine.* Am J Psychiatry, 1999. 156(6): p. 970; Sharma, A.M., U. Schorr, and A. Distler, *Insulin resistance in young salt-sensitive normotensive subjects.* Hypertension, 1993. 21(3): p. 273–9.

31. Aviles–Olmos, I., et al., *Parkinson's disease, insulin resistance and novel agents of neuroprotection.* Brain, 2013. 136(Pt 2): p. 374–84.

32. Podolsky, S. and N.A. Leopold, *Abnormal glucose tolerance and arginine tolerance tests in Huntington's disease.* Gerontology, 1977. 23(1): p. 55–63.

33. Schubotz, R., et al., *[Fatty acid patterns and glucose tolerance in Huntington's chorea (author's transl)].* Res Exp Med (Berl), 1976. 167(3): p. 203–15.

34. Hurlbert, M.S., et al., *Mice transgenic for an expanded CAG repeat in the Huntington's disease gene develop diabetes.* Diabetes, 1999. 48(3): p. 649–51.

35. Fava, A., et al., *Chronic migraine in women is associated with insulin resistance: a crosssectional study.* Eur J Neurol, 2014. 21(2): p. 267–72.

36. Cavestro, C., et al., *Insulin metabolism is altered in migraineurs: a new pathogenic mechanism for migraine?* Headache, 2007. 47(10): p. 1436–42.

37. Cavestro, C., et al., *Alpha-lipoic acid shows promise to improve migraine in patients with insulin resistance: a 6-month exploratory study.* J Med Food, 2018. 21(3): p. 269–73.

38. Kim, J.H., et al., *Interictal metabolic changes in episodic migraine: a voxel-based FDG-PET study.* Cephalalgia, 2010. 30(1): p. 53–61.

39. Grote, C.W. and D.E. Wright, *A Role for insulin in diabetic neuropathy.* Front Neurosci, 2016. 10: p. 581.

第四章 胰岛素抵抗与生殖健康

1. Seethalakshmi, L., M. Menon, and D. Diamond, *The effect of streptozotocin-induced diabetes on the neuroendocrine-male reproductive tract axis of the adult rat.* J Urol, 1987. 138(1): p. 190–4; Tesone, M., et al., *Ovarian dysfunction in streptozotocin-induced diabetic rats.* Proc Soc Exp Biol Med, 1983. 174(1): p. 123–30.

2. Pitteloud, N., et al., *Increasing insulin resistance is associated with a decrease in Leydig cell testosterone secretion in men.* J Clin Endocrinol Metab, 2005. 90(5): p. 2636–41.

3. Dunaif, A., *Insulin resistance and the polycystic ovary syndrome: mechanism and implications for pathogenesis.* Endocr Rev, 1997. 18(6): p. 774–800.

4. Dimartino–Nardi, J., *Premature adrenarche: findings in prepubertal African-American and Caribbean-Hispanic girls.* Acta Paediatr Suppl, 1999. 88(433): p. 67–72.

5. Hiden, U., et al., *Insulin and the IGF system in the human placenta of normal and diabetic pregnancies.* J Anat, 2009. 215(1): p. 60–8.

6. Berlato, C. and W. Doppler, *Selective response to insulin versus insulin-like growth factor-I and-II and up-regulation of insulin receptor splice variant B in the differentiated mouse mammary epithelium.* Endocrinology, 2009. 150(6): p. 2924–33.

7. Hadden, D.R. and C. McLaughlin, *Normal and abnormal maternal metabolism during pregnancy.* Semin Fetal Neonatal Med, 2009. 14(2): p. 66–71.

8. Catalano, P.M., et al., *Longitudinal changes in insulin release and insulin resistance in nonobese pregnant women.* Am J Obstet Gynecol, 1991. 165(6 Pt 1): p. 1667–72.

9. Milner, R.D. and D.J. Hill, *Fetal growth control: the role of insulin and related peptides.* Clin Endocrinol (Oxf), 1984. 21(4): p. 415–33.

10. Berkowitz, G.S., et al., *Race/ethnicity and other risk factors for gestational diabetes.* Am J Epidemiol, 1992. 135(9): p. 965–73.

11. Bellamy, L., et al., *Type 2 diabetes mellitus after gestational diabetes: a systematic review and meta-analysis.* Lancet, 2009. 373(9677): p. 1773–9.

12. Wolf, M., et al., *First trimester insulin resistance and subsequent preeclampsia: a prospective study.* J Clin Endocrinol Metab, 2002. 87(4): p. 1563–8.

13. Kaaja, R., *Insulin resistance syndrome in preeclampsia.* Semin Reprod Endocrinol, 1998. 16(1): p. 41–6.

14. Anim–Nyame, N., et al., *Relationship between insulin resistance and tissue blood flow in preeclampsia.* J Hypertens, 2015. 33(5): p. 1057–63.

15. Koga, K., et al., *Elevated serum soluble vascular endothelial growth factor receptor 1 (sVEGFR-1) levels in women with preeclampsia.* J Clin Endocrinol Metab, 2003. 88(5): p. 2348–51.

16. Ravelli, A.C., et al., *Obesity at the age of 50 in men and women exposed to famine prenatally.* Am J Clin Nutr, 1999. 70(5): p. 811–6.

17. Gillman, M.W., et al., *Maternal gestational diabetes, birth weight, and adolescent obesity.* Pediatrics, 2003. 111(3): p. e221–6.

18. Xiong, X., et al., *Impact of preeclampsia and gestational hypertension on birth weight by gestational age.* Am J Epidemiol, 2002. 155(3): p. 203–9.

19. Ayyavoo, A., et al., *Pre-pubertal children born post-term have reduced insulin sensitivity and other markers of the metabolic syndrome.* PLoS One, 2013. 8(7): p. e67966.

20. Phillips, D.I., et al., *Thinness at birth and insulin resistance in adult life.* Diabetologia, 1994. 37(2): p. 150–4; Byberg, L., et al., *Birth weight and the insulin resistance syndrome: association of low birth weight with truncal obesity and raised plasminogen activator inhibitor-1 but not with abdominal obesity or plasma lipid disturbances.* Diabetologia, 2000. 43(1): p. 54–60.

21. Friedrichsen, M., et al., *Muscle inflammatory signaling in response to 9 days of physical inactivity in young men with low compared with normal birth weight.* Eur J Endocrinol, 2012. 167(6): p. 829–38.

22. Li, C., M.S. Johnson, and M.I. Goran, *Effects of low birth weight on insulin resistance syndrome in Caucasian and African-American children.* Diabetes Care, 2001. 24(12): p. 2035–42.

23. Phillips, D.I., et al., *Elevated plasma cortisol concentrations: a link between low birth weight and the insulin resistance syndrome?* J Clin Endocrinol Metab, 1998. 83(3): p. 757–60.

24. Yajnik, C.S., et al., *Paternal insulin resistance and fetal growth: problem for the "fetal insulin" and the "fetal origins" hypotheses.* Diabetologia, 2001. 44(9): p. 1197–8; Knight, B., et al., *Offspring birthweight is not associated with paternal insulin resistance.* Diabetologia, 2006. 49(11): p. 2675–8.

25. Wannamethee, S.G., et al., *Birthweight of offspring and paternal insulin resistance and paternal diabetes in late adulthood: cross sectional survey.* Diabetologia, 2004. 47(1): p. 12–8.

26. Marasco, L., C. Marmet, and E. Shell, *Polycystic ovary syndrome: a connection to*

insufficient milk supply? J Hum Lact, 2000. 16(2): p. 143–8.

27. Gunderson, E.P., et al., *Lactation intensity and postpartum maternal glucose tolerance and insulin resistance in women with recent GDM: the SWIFT cohort.* Diabetes Care, 2012. 35(1): p. 50–6.

28. Velazquez, E.M., et al., *Metformin therapy in polycystic ovary syndrome reduces hyperinsulinemia, insulin resistance, hyperandrogenemia, and systolic blood pressure, while facilitating normal menses and pregnancy.* Metabolism, 1994. 43(5): p. 647–54.

29. Murakawa, H., et al., *Polycystic ovary syndrome. Insulin resistance and ovulatory responses to clomiphene citrate.* J Reprod Med, 1999. 44(1): p. 23–7.

30. Mauras, N., et al., *Testosterone deficiency in young men: marked alterations in whole body protein kinetics, strength, and adiposity.* J Clin Endocrinol Metab, 1998. 83(6): p. 1886–92.

31. Wang, C., et al., *Low testosterone associated with obesity and the metabolic syndrome contributes to sexual dysfunction and cardiovascular disease risk in men with type 2 diabetes.* Diabetes Care, 2011. 34(7): p. 1669–75.

32. Niskanen, L., et al., *Changes in sex hormone-binding globulin and testosterone during weight loss and weight maintenance in abdominally obese men with the metabolic syndrome.* Diabetes Obes Metab, 2004. 6(3): p. 208–15.

33. Simon, D., et al., *Interrelation between plasma testosterone and plasma insulin in healthy adult men: the Telecom Study.* Diabetologia, 1992. 35(2): p. 173–7; Pitteloud, N., et al., *Increasing insulin resistance is associated with a decrease in Leydig cell testosterone secretion in men.* J Clin Endocrinol Metab, 2005. 90(5): p. 2636–41.

34. Ackerman, G.E., et al., *Aromatization of androstenedione by human adipose tissue stromal cells in monolayer culture.* J Clin Endocrinol Metab, 1981. 53(2): p. 412–7.

35. Walker, W.H., *Testosterone signaling and the regulation of spermatogenesis.* Spermatogenesis, 2011. 1(2): p. 116–120.

36. Braun, M., et al., *Epidemiology of erectile dysfunction: results of the "Cologne Male Survey."* Int J Impot Res, 2000. 12(6): p. 305–11.

37. De Berardis, G., et al., *Identifying patients with type 2 diabetes with a higher likelihood of erectile dysfunction: the role of the interaction between clinical and psychological factors.* J Urol, 2003. 169(4): p. 1422–8.

38. Yao, F., et al., *Erectile dysfunction may be the first clinical sign of insulin resistance*

and endothelial dysfunction in young men. Clin Res Cardiol, 2013. 102(9): p. 645–51.

39. Sullivan, M.E., et al., *Nitric oxide and penile erection: is erectile dysfunction another manifestation of vascular disease?* Cardiovasc Res, 1999. 43(3): p. 658–65.

40. Ahima, R.S., et al., *Leptin accelerates the onset of puberty in normal female mice.* J Clin Invest, 1997. 99(3): p. 391–5.

41. Wehkalampi, K., et al., *Patterns of inheritance of constitutional delay of growth and puberty in families of adolescent girls and boys referred to specialist pediatric care.* J Clin Endocrinol Metab, 2008. 93(3): p. 723–8.

42. Ellis, B.J., et al., *Quality of early family relationships and individual differences in the timing of pubertal maturation in girls: a longitudinal test of an evolutionary model.* J Pers Soc Psychol, 1999. 77(2): p. 387–401.

43. Dunger, D.B., M.L. Ahmed, and K.K. Ong, *Effects of obesity on growth and puberty.* Best Pract Res Clin Endocrinol Metab, 2005. 19(3): p. 375–90.

44. Ismail, A.I., J.M. Tanzer, and J.L. Dingle, *Current trends of sugar consumption in developing societies.* Community Dent Oral Epidemiol, 1997. 25(6): p. 438–43.

45. Seidell, J.C., *Obesity, insulin resistance and diabetes—a worldwide epidemic.* Br J Nutr, 2000. 83 Suppl 1: p. S5–8.

46. Lee, J.M., et al., *Weight status in young girls and the onset of puberty.* Pediatrics, 2007. 119(3): p. e624–30.

47. Soliman, A., V. De Sanctis, and R. Elalaily, *Nutrition and pubertal development.* Indian J Endocrinol Metab, 2014. 18(Suppl 1): p. S39–47; Ibanez, L., et al., *Metformin treatment to prevent early puberty in girls with precocious pubarche.* J Clin Endocrinol Metab, 2006. 91(8): p. 2888–91.

48. Preece, M.A., *Puberty in children with intrauterine growth retardation.* Horm Res, 1997. 48 Suppl 1: p. 30–2; Ibanez, L., et al., *Precocious pubarche, hyperinsulinism, and ovarian hyperandrogenism in girls: relation to reduced fetal growth.* J Clin Endocrinol Metab, 1998. 83(10): p. 3558–62.

49. Cianfarani, S., D. Germani, and F. Branca, *Low birthweight and adult insulin resistance: the "catch-up growth" hypothesis.* Arch Dis Child Fetal Neonatal Ed, 1999. 81(1): p. F71–3.

50. Grinspoon, S., et al., *Serum leptin levels in women with anorexia nervosa.* J Clin Endocrinol Metab, 1996. 81(11): p. 3861–3.

51. Weimann, E., et al., *[Effect of high performance sports on puberty development of female and male gymnasts]*. Wien Med Wochenschr, 1998. 148(10): p. 231–4.

52. Russell, G.F., *Premenarchal anorexia nervosa and its sequelae*. J Psychiatr Res, 1985. 19(2–3): p. 363–9.

第五章　胰岛素抵抗与癌症

1. Xu, J., et al., *Deaths: final data for 2007*. Natl Vital Stat Rep, 2010. 58(19): p. 1–19.

2. Seyfried, T.N., *Cancer as a mitochondrial metabolic disease*. Front Cell Dev Biol, 2015. 3: p. 43.

3. Kim, J.W. and C.V. Dang, *Cancer's molecular sweet tooth and the Warburg effect*. Cancer Res, 2006. 66(18): p. 8927–30.

4. Baserga, R., F. Peruzzi, and K. Reiss, The IGF-1 *receptor in cancer biology*. Int J Cancer, 2003. 107(6): p. 873–7; Peyrat, J.P., et al., *Plasma insulin-like growth factor-1 (IGF-1) concentrations in human breast cancer*. Eur J Cancer, 1993. 29A(4): p. 492–7; Cohen, P., D.M. Peehl, and R. Rosenfeld, *Insulin-like growth factor 1 in relation to prostate cancer and benign prostatic hyperplasia*. Br J Cancer, 1998. 78(4): p. 554–6.

5. Tsujimoto, T., H. Kajio, and T. Sugiyama, *Association between hyperinsulinemia and increased risk of cancer death in nonobese and obese people: A population-based observational study*. Int J Cancer, 2017. 141(1): p. 102–111.

6. Goodwin, P.J., et al., *Fasting insulin and outcome in early-stage breast cancer: results of a prospective cohort study*. J Clin Oncol, 2002. 20(1): p. 42–51.

7. Papa, V., et al., *Elevated insulin receptor content in human breast cancer*. J Clin Invest, 1990. 86(5): p. 1503–10.

8. Bodmer, M., et al., *Long-term metformin use is associated with decreased risk of breast cancer*. Diabetes Care, 2010. 33(6): p. 1304–8.

9. Cleary, M.P. and M.E. Grossmann, *Minireview: Obesity and breast cancer: the estrogen connection*. Endocrinology, 2009. 150(6): p. 2537–42.

10. Dahle, S.E., et al., *Body size and serum levels of insulin and leptin in relation to the risk of benign prostatic hyperplasia*. J Urol, 2002. 168(2): p. 599–604.

11. Hsing, A.W., et al., *Insulin resistance and prostate cancer risk*. J Natl Cancer Inst, 2003. 95(1): p. 67–71.

12. Barnard, R.J., et al., *Prostate cancer: another aspect of the insulin-resistance syndrome?* Obes Rev, 2002. 3(4): p. 303–8.

13. Albanes, D., et al., *Serum insulin, glucose, indices of insulin resistance, and risk of prostate cancer.* J Natl Cancer Inst, 2009. 101(18): p. 1272–9.

14. Cox, M.E., et al., *Insulin receptor expression by human prostate cancers.* Prostate, 2009. 69(1): p. 33–40.

15. Trevisan, M., et al., *Markers of insulin resistance and colorectal cancer mortality.* Cancer Epidemiol Biomarkers Prev, 2001. 10(9): p. 937–41; Kang, H.W., et al., *Visceral obesity and insulin resistance as risk factors for colorectal adenoma: a cross-sectional, case-control study.* Am J Gastroenterol, 2010. 105(1): p. 178–87; Colangelo, L.A., et al., *Colorectal cancer mortality and factors related to the insulin resistance syndrome.* Cancer Epidemiol Biomarkers Prev, 2002. 11(4): p. 385–91.

16. Komninou, D., et al., *Insulin resistance and its contribution to colon carcinogenesis.* Exp Biol Med (Maywood), 2003. 228(4): p. 396–405; Tran, T.T., et al., *Hyperinsulinemia, but not other factors associated with insulin resistance, acutely enhances colorectal epithelial proliferation in vivo.* Endocrinology, 2006. 147(4): p. 1830–7.

17. Sukhotnik, I., et al., *Oral insulin enhances intestinal regrowth following massive small bowel resection in rat.* Dig Dis Sci, 2005. 50(12): p. 2379–85.

第六章 胰岛素抵抗与衰老、皮肤问题、肌肉和骨关节疾病

1. Colman, R.J., et al., *Caloric restriction delays disease onset and mortality in rhesus monkeys.* Science, 2009. 325(5937): p. 201–4.

2. Mattison, J.A., et al., *Impact of caloric restriction on health and survival in rhesus monkeys from the NIA study.* Nature, 2012. 489(7415): p. 318–21.

3. Wijsman, C.A., et al., *Familial longevity is marked by enhanced insulin sensitivity.* Aging Cell, 2011. 10(1): p. 114–21.

4. Bonafe, M., et al., *Polymorphic variants of insulin-like growth factor I (IGF-I) receptor and phosphoinositide 3-kinase genes affect IGF-I plasma levels and human longevity: cues for an evolutionarily conserved mechanism of life span control.* J Clin Endocrinol Metab, 2003. 88(7): p. 3299–304.

5. Flier, J.S., *Metabolic importance of acanthosis nigricans.* Arch Dermatol, 1985. 121(2): p. 193–4.

6. Kahana, M., et al., *Skin tags: a cutaneous marker for diabetes mellitus.* Acta Derm Venereol, 1987. 67(2): p. 175–7.

7. Davidovici, B.B., et al., *Psoriasis and systemic inflammatory diseases: potential mechanistic links between skin disease and co-morbid conditions.* J Invest Dermatol, 2010. 130(7): p. 1785–96.

8. Pereira, R.R., S.T. Amladi, and P.K. Varthakavi, *A study of the prevalence of diabetes, insulin resistance, lipid abnormalities, and cardiovascular risk factors in patients with chronic plaque psoriasis.* Indian J Dermatol, 2011. 56(5): p. 520–6; Boehncke, S., et al., *Psoriasis patients show signs of insulin resistance.* Br J Dermatol, 2007. 157(6): p. 1249–51.

9. Del Prete, M., et al., *Insulin resistance and acne: a new risk factor for men?* Endocrine, 2012. 42(3): p. 555–60.

10. Frisina, S.T., et al., *Characterization of hearing loss in aged type II diabetics.* Hear Res, 2006. 211(1–2): p. 103–13.

11. Proctor, B. and C. Proctor, *Metabolic management in Meniere's disease.* Ann Otol Rhinol Laryngol, 1981. 90(6 Pt 1): p. 615–8.

12. Lavinsky, L., et al., *Hyperinsulinemia and tinnitus: a historical cohort.* Int Tinnitus J, 2004. 10(1): p. 24–30.

13. Updegraff, W.R., *Impaired carbohydrate metabolism and idiopathic Meniere's disease.* Ear Nose Throat J, 1977. 56(4): p. 160–3.

14. Srikanthan, P. and A.S. Karlamangla, *Relative muscle mass is inversely associated with insulin resistance and prediabetes. Findings from the third National Health and Nutrition Examination Survey.* J Clin Endocrinol Metab, 2011. 96(9): p. 2898–903.

15. DeFronzo, R.A., *Lilly lecture 1987. The triumvirate: beta-cell, muscle, liver. A collusion responsible for NIDDM. Diabetes,* 1988. 37(6): p. 667–87.

16. Goodpaster, B.H., et al., *The loss of skeletal muscle strength, mass, and quality in older adults: the Health, Aging and Body Composition Study.* J Gerontol A Biol Sci Med Sci, 2006. 61(10): p. 1059–64.

17. Siew, E.D., et al., *Insulin resistance is associated with skeletal muscle protein breakdown in non-diabetic chronic hemodialysis patients.* Kidney Int, 2007. 71(2): p. 146–52; Park, S.W., et al., *Excessive loss of skeletal muscle mass in older adults with type 2 diabetes.* Diabetes Care, 2009. 32(11): p. 1993–7; Guillet, C. and Y. Boirie, *Insulin resistance: a contributing factor to age-related muscle mass loss?* Diabetes Metab, 2005. 31 Spec No 2: p. 5S20–5S26.

18. Pappolla, M.A., et al., *Is insulin resistance the cause of fibromyalgia? A preliminary*

report. PLoS One, 2019. 14(5): p. e0216079.

19. Verhaeghe, J., et al., *The effects of systemic insulin, insulin-like growth factor-I and growth hormone on bone growth and turnover in spontaneously diabetic BB rats.* J Endocrinol, 1992. 134(3): p. 485–92.

20. Thomas, D.M., et al., *Insulin receptor expression in primary and cultured osteoclast-like cells.* Bone, 1998. 23(3): p. 181–6.

21. Ferron, M., et al., *Intermittent injections of osteocalcin improve glucose metabolism and prevent type 2 diabetes in mice.* Bone, 2012. 50(2): p. 568–75.

22. Saleem, U., T.H. Mosley, Jr., and I.J. Kullo, *Serum osteocalcin is associated with measures of insulin resistance, adipokine levels, and the presence of metabolic syndrome.* Arterioscler Thromb Vasc Biol, 2010. 30(7): p. 1474–8.

23. Skjodt, H., et al., *Vitamin D metabolites regulate osteocalcin synthesis and proliferation of human bone cells in vitro.* J Endocrinol, 1985. 105(3): p. 391–6.

24. Ronne, M.S., et al., *Bone mass development is sensitive to insulin resistance in adolescent boys.* Bone, 2019. 122: p. 1–7.

25. Haffner, S.M. and R.L. Bauer, *The association of obesity and glucose and insulin concentrations with bone density in premenopausal and postmenopausal women.* Metabolism, 1993. 42(6): p. 735–8.

26. Kelsey, J.L., et al., *Risk factors for fractures of the distal forearm and proximal humerus. The Study of Osteoporotic Fractures Research Group.* Am J Epidemiol, 1992. 135(5): p. 477–89.

27. Erbagci, A.B., et al., *Serum prolidase activity as a marker of osteoporosis in type 2 diabetes mellitus.* Clin Biochem, 2002. 35(4): p. 263–8; Krakauer, J.C., et al., *Bone loss and bone turnover in diabetes.* Diabetes, 1995. 44(7): p. 775–82; Isaia, G.C., et al., *Bone metabolism in type 2 diabetes mellitus.* Acta Diabetol, 1999. 36(1–2): p. 35–8.

28. Thrailkill, K.M., et al., *Is insulin an anabolic agent in bone? Dissecting the diabetic bone for clues.* Am J Physiol Endocrinol Metab, 2005. 289(5): p. E735–45.

29. Faulhaber, G.A., et al., *Low bone mineral density is associated with insulin resistance in bone marrow transplant subjects.* Bone Marrow Transplant, 2009. 43(12): p. 953–7.

30. Silveri, F., et al., *Serum levels of insulin in overweight patients with osteoarthritis of the knee.* J Rheumatol, 1994. 21(10): p. 1899–902.

31. Mobasheri, A., et al., *Glucose transport and metabolism in chondrocytes: a key to*

understanding chondrogenesis, skeletal development and cartilage degradation in osteoarthritis. Histol Histopathol, 2002. 17(4): p. 1239–67.

32. Qiao, L., Li, Y., Sun, S., *Insulin exacerbates inflammation in fibroblast-like synoviocytes.* Inflammation, 2020. doi: 10.1007/s10753–020–01178–0.

33. Svenson, K.L., et al., *Impaired glucose handling in active rheumatoid arthritis: relationship to peripheral insulin resistance.* Metabolism, 1988. 37(2): p. 125–30.

34. Clegg, D.O., et al., *Glucosamine, chondroitin sulfate, and the two in combination for painful knee osteoarthritis.* N Engl J Med, 2006. 354(8): p. 795–808.

35. Pham, T., et al., *Oral glucosamine in doses used to treat osteoarthritis worsens insulin resistance.* Am J Med Sci, 2007. 333(6): p. 333–9.

36. Vuorinen–Markkola, H. and H. Yki–Jarvinen, *Hyperuricemia and insulin resistance.* J Clin Endocrinol Metab, 1994. 78(1): p. 25–9.

第七章　胰岛素抵抗与消化系统及肾脏疾病

1. Locke, G.R., 3rd, et al., *Prevalence and clinical spectrum of gastroesophageal reflux: a population-based study in Olmsted County, Minnesota.* Gastroenterology, 1997. 112(5): p. 1448–56.

2. Chung, S.J., et al., *Metabolic syndrome and visceral obesity as risk factors for reflux oesophagitis: a cross-sectional case-control study of 7078 Koreans undergoing health check-ups.* Gut, 2008. 57(10): p. 1360–5.

3. Hsu, C.S., et al., *Increasing insulin resistance is associated with increased severity and prevalence of gastro-oesophageal reflux disease.* Aliment Pharmacol Ther, 2011. 34(8): p. 994–1004.

4. Duggan, C., et al., *Association between markers of obesity and progression from Barrett's esophagus to esophageal adenocarcinoma.* Clin Gastroenterol Hepatol, 2013. 11(8): p. 934–43.

5. Cameron, A.J., et al., *Adenocarcinoma of the esophagogastric junction and Barrett's esophagus.* Gastroenterology, 1995. 109(5): p. 1541–6.

6. Guy, R.J., et al., *Diabetic gastroparesis from autonomic neuropathy: surgical considerations and changes in vagus nerve morphology.* J Neurol Neurosurg Psychiatry, 1984. 47(7): p. 686–91; Annese, V., et al., *Gastrointestinal motor dysfunction, symptoms, and neuropathy in noninsulin-dependent (type 2) diabetes mellitus.* J Clin Gastroenterol, 1999. 29(2): p. 171–7.

7. Eliasson, B., et al., *Hyperinsulinaemia impairs gastrointestinal motility and slows*

carbohydrate absorption. Diabetologia, 1995. 38(1): p. 79–85.

8. Playford, R.J., et al., *Use of the alpha glucosidase inhibitor acarbose in patients with 'Middleton syndrome': normal gastric anatomy but with accelerated gastric emptying causing postprandial reactive hypoglycemia and diarrhea.* Can J Gastroenterol, 2013. 27(7): p. 403–4.

9. Johnsson, K.M., et al., *Urinary tract infections in patients with diabetes treated with dapagliflozin.* J Diabetes Complications, 2013. 27(5): p. 473–8.

10. Kraegen, E.W., et al., *Development of muscle insulin resistance after liver insulin resistance in high-fat-fed rats.* Diabetes, 1991. 40(11): p. 1397–403.

11. Li, S., M.S. Brown, and J.L. Goldstein, *Bifurcation of insulin signaling pathway in rat liver: mTORC1 required for stimulation of lipogenesis, but not inhibition of gluconeogenesis.* Proc Natl Acad Sci U S A, 2010. 107(8): p. 3441–6.

12. Choi, S.H. and H.N. Ginsberg, *Increased very low density lipoprotein (VLDL) secretion, hepatic steatosis, and insulin resistance.* Trends Endocrinol Metab, 2011. 22(9): p. 353–63.

13. Ruhl, C.E. and J.E. Everhart, *Fatty liver indices in the multiethnic United States National Health and Nutrition Examination Survey.* Aliment Pharmacol Ther, 2015. 41(1): p. 65–76.

14. Paschos, P. and K. Paletas, *Non alcoholic fatty liver disease and metabolic syndrome.* Hippokratia, 2009. 13(1): p. 9–19.

15. Le, K.A., et al., *Fructose overconsumption causes dyslipidemia and ectopic lipid deposition in healthy subjects with and without a family history of type 2 diabetes.* Am J Clin Nutr, 2009. 89(6): p. 1760–5.

16. Stanhope, K.L., et al., *Consuming fructose-sweetened, not glucose-sweetened, beverages increases visceral adiposity and lipids and decreases insulin sensitivity in overweight/obese humans.* J Clin Invest, 2009. 119(5): p. 1322–34.

17. Vos, M.B., et al., *Dietary fructose consumption among US children and adults: the Third National Health and Nutrition Examination Survey.* Medscape J Med, 2008. 10(7): p. 160.

18. Wojcicki, J.M. and M.B. Heyman, *Reducing childhood obesity by eliminating 100% fruit juice.* Am J Public Health, 2012. 102(9): p. 1630–3.

19. Bray, G.A., S.J. Nielsen, and B.M. Popkin, *Consumption of high-fructose corn syrup in beverages may play a role in the epidemic of obesity.* Am J Clin Nutr, 2004. 79(4): p. 537–43.

20. Yuan, J., et al., *Fatty Liver Disease Caused by High-Alcohol-Producing Klebsiella pneumoniae.* Cell Metab, 2019. 30(4): p. 675–688.e7.

21. Marchesini, G., et al., *Association of nonalcoholic fatty liver disease with insulin resistance.* Am J Med, 1999. 107(5): p. 450–5.

22. Fabbrini, E. and F. Magkos, *Hepatic steatosis as a marker of metabolic dysfunction.* Nutrients, 2015. 7(6): p. 4995–5019.

23. Sheth, S.G., F.D. Gordon, and S. Chopra, *Nonalcoholic steatohepatitis.* Ann Intern Med, 1997. 126(2): p. 137–45.

24. El-Serag, H.B., *Hepatocellular carcinoma: recent trends in the United States.* Gastroenterology, 2004. 127(5 Suppl 1): p. S27–34.

25. Fartoux, L., et al., *Insulin resistance is a cause of steatosis and fibrosis progression in chronic hepatitis C.* Gut, 2005. 54(7): p. 1003–8.

26. D'Souza, R., C.A. Sabin, and G.R. Foster, *Insulin resistance plays a significant role in liver fibrosis in chronic hepatitis C and in the response to antiviral therapy.* Am J Gastroenterol, 2005. 100(7): p. 1509–15.

27. Tsai, C.J., et al., *Macronutrients and insulin resistance in cholesterol gallstone disease.* Am J Gastroenterol, 2008. 103(11): p. 2932–9; *Mendez-Sanchez, N., et al., Metabolic syndrome as a risk factor for gallstone disease.* World J Gastroenterol, 2005. 11(11): p. 1653–7.

28. Dubrac, S., et al., *Insulin injections enhance cholesterol gallstone incidence by changing the biliary cholesterol saturation index and apo A-I concentration in hamsters fed a lithogenic diet.* J Hepatol, 2001. 35(5): p. 550–7.

29. Biddinger, S.B., et al., *Hepatic insulin resistance directly promotes formation of cholesterol gallstones.* Nat Med, 2008. 14(7): p. 778–82.

30. Festi, D., et al., *Gallbladder motility and gallstone formation in obese patients following very low calorie diets. Use it (fat) to lose it (well).* Int J Obes Relat Metab Disord, 1998. 22(6): p. 592–600.

31. Nakeeb, A., et al., *Insulin resistance causes human gallbladder dysmotility.* J Gastrointest Surg, 2006. 10(7): p. 940–8; discussion 948–9.

32. Gielkens, H.A., et al., *Effect of insulin on basal and cholecystokinin-stimulated gallbladder motility in humans.* J Hepatol, 1998. 28(4): p. 595–602.

33. Maringhini, A., et al., *Biliary sludge and gallstones in pregnancy: incidence, risk factors, and natural history.* Ann Intern Med, 1993. 119(2): p. 116–20.

34. Maringhini, A., et al., *Biliary sludge and gallstones in pregnancy: incidence, risk*

factors, and natural history. Ann Intern Med, 1993. 119(2): p. 116–20.

35. Chiu, K.C., et al., *Insulin sensitivity is inversely correlated with plasma intact parathyroid hormone level.* Metabolism, 2000. 49(11): p. 1501–5.

36. Saxe, A.W., et al., *Parathyroid hormone decreases in vivo insulin effect on glucose utilization.* Calcif Tissue Int, 1995. 57(2): p. 127–32.

37. Kurella, M., J.C. Lo, and G.M. Chertow, *Metabolic syndrome and the risk for chronic kidney disease among nondiabetic adults.* J Am Soc Nephrol, 2005. 16(7): p. 2134–40.

38. Chen, J., et al., *Insulin resistance and risk of chronic kidney disease in nondiabetic US adults.* J Am Soc Nephrol, 2003. 14(2): p. 469–77.

39. Cusumano, A.M., et al., *Glomerular hypertrophy is associated with hyperinsulinemia and precedes overt diabetes in aging rhesus monkeys.* Am J Kidney Dis, 2002. 40(5): p. 1075–85.

第八章　代谢综合征与肥胖

1. GBD 2017 Diet Collaborators, *Health effects of dietary risks in 195 countries, 1990-2017: a systematic analysis for the Global Burden of Disease Study 2017.* Lancet, 2019. 393(10184): 1958–72.

2. Carlsson, S., et al., *Weight history, glucose intolerance, and insulin levels in middle-aged Swedish men.* Am J Epidemiol, 1998. 148(6): p. 539–45.

3. Bao, W., S.R. Srinivasan, and G.S. Berenson, *Persistent elevation of plasma insulin levels is associated with increased cardiovascular risk in children and young adults. The Bogalusa Heart Study.* Circulation, 1996. 93(1): p. 54–9.

4. Lazarus, R., Sparrow, D., et al., *Temporal relations between obesity and insulin: longitudinal data from the Normative Aging Study.* Am J Epidemiol, 1998; 147: p. 173–179.

5. Hivert, M.F., et al., *The entero-insular axis and adipose tissue-related factors in the prediction of weight gain in humans.* Int J Obesity, 2007; 31: p. 731–742.

6. Falta, W., *Endocrine Diseases, Including Their Diagnosis and Treatment.* Philadelphia, PA: P. Blakiston's Son & Co., 1923.

7. Zhao, A.Z., K.E. Bornfeldt, and J.A. Beavo, *Leptin inhibits insulin secretion by activation of phosphodiesterase 3B.* J Clin Invest, 1998. 102(5): p. 869–73.

8. Martin, S.S., A. Qasim, and M.P. Reilly, *Leptin resistance: a possible interface of inflammation and metabolism in obesity-related cardiovascular disease.* J Am Coll

Cardiol, 2008. 52(15): p. 1201–10; Feinstein, A.R., *The treatment of obesity: an analysis of methods, results, and factors which influence success.* J Chronic Dis, 1960. 11: p. 349–93.

9. Larranaga, A., M.F. Docet, and R.V. Garcia–Mayor, *Disordered eating behaviors in type 1 diabetic patients.* World J Diabetes, 2011. 2(11): p. 189–95.

10. ADVANCE Collaborative Group, et al., *Intensive blood glucose control and vascular outcomes in patients with type 2 diabetes.* N Engl J Med, 2008. 358(24): p. 2560–72.

11. Henry, R.R., et al., *Intensive conventional insulin therapy for type II diabetes. Metabolic effects during a 6-mo outpatient trial.* Diabetes Care, 1993. 16(1): p. 21–31.

12. Torbay, N., et al., *Insulin increases body fat despite control of food intake and physical activity.* Am J Physiol, 1985. 248(1 Pt 2): p. R120–4.

第九章　遗传因素与年龄对胰岛素的影响

1. Pankow, J.S., et al., *Insulin resistance and cardiovascular disease risk factors in children of parents with the insulin resistance (metabolic) syndrome.* Diabetes Care, 2004. 27(3): p. 775–80.

2. Vaag, A., et al., *Insulin secretion, insulin action, and hepatic glucose production in identical twins discordant for non-insulin-dependent diabetes mellitus.* J Clin Invest, 1995. 95(2): p. 690–8; Edwards, K.L., et al., *Heritability of factors of the insulin resistance syndrome in women twins.* Genet Epidemiol, 1997. 14(3): p. 241–53; Mayer, E.J., et al., *Genetic and environmental influences on insulin levels and the insulin resistance syndrome: an analysis of women twins.* Am J Epidemiol, 1996. 143(4): p. 323–32.

3. Gerich, J.E., *The genetic basis of type 2 diabetes mellitus: impaired insulin secretion versus impaired insulin sensitivity.* Endocr Rev, 1998. 19(4): p. 491–503.

4. Chiu, K.C., et al., *Insulin sensitivity differs among ethnic groups with a compensatory response in beta-cell function.* Diabetes Care, 2000. 23(9): p. 1353–8.

5. Fagot–Campagna, A., *Emergence of type 2 diabetes mellitus in children: epidemiological evidence.* J Pediatr Endocrinol Metab, 2000. 13 Suppl 6: p. 1395–402.

6. Neel, J.V., *Diabetes mellitus: a "thrifty" genotype rendered detrimental by "progress"?* Am J Hum Genet, 1962. 14: p. 353–62.

7. Baschetti, R., *Diabetes epidemic in newly Westernized populations: is it due to thrifty genes or to genetically unknown foods?* J R Soc Med, 1998. 91(12): p. 622–5.

8. Fink, R.I., et al., *Mechanisms of insulin resistance in aging.* J Clin Invest, 1983. 71(6): p. 1523–35.

9. Thurston, R.C., et al., *Vasomotor symptoms and insulin resistance in the study of women's health across the nation.* J Clin Endocrinol Metab, 2012. 97(10): p. 3487–94.

10. Verma, N., et al., *Growth and hormonal profile from birth to adolescence of a girl with aromatase deficiency.* J Pediatr Endocrinol Metab, 2012. 25(11–12): p. 1185–90; Rochira, V., et al., *Oestradiol replacement treatment and glucose homeostasis in two men with congenital aromatase deficiency: evidence for a role of oestradiol and sex steroids imbalance on insulin sensitivity in men.* Diabet Med, 2007. 24(12): p. 1491–5.

11. Carr, M.C., *The emergence of the metabolic syndrome with menopause.* J Clin Endocrinol Metab, 2003. 88(6): p. 2404–11.

12. Salpeter, S.R., et al., *Meta-analysis: effect of hormone-replacement therapy on components of the metabolic syndrome in postmenopausal women.* Diabetes Obes Metab, 2006. 8(5): p. 538–54.

13. Muller, M., et al., *Endogenous sex hormones and metabolic syndrome in aging men.* J Clin Endocrinol Metab, 2005. 90(5): p. 2618–23.

14. Kapoor, D., et al., *Testosterone replacement therapy improves insulin resistance, glycaemic control, visceral adiposity and hypercholesterolaemia in hypogonadal men with type 2 diabetes.* Eur J Endocrinol, 2006. 154(6): p. 899–906.

第十章　胰岛素抵抗的激素成因

1. Marchesini, G., et al., *Association of nonalcoholic fatty liver disease with insulin resistance.* Am J Med, 1999. 107(5): p. 450–5.

2. Pontiroli, A.E., M. Alberetto, and G. Pozza, *Patients with insulinoma show insulin resistance in the absence of arterial hypertension.* Diabetologia, 1992. 35(3): p. 294–5; Pontiroli, A.E., et al., *The glucose clamp technique for the study of patients with hypoglycemia: insulin resistance as a feature of insulinoma.* J Endocrinol Invest, 1990. 13(3): p. 241–5.

3. Penicaud, L., et al., *Development of VMH obesity: in vivo insulin secretion and tissue insulin sensitivity.* Am J Physiol, 1989. 257(2 Pt 1): p. E255–60.

4. Del Prato, S., et al., *Effect of sustained physiologic hyperinsulinaemia and hyperglycaemia on insulin secretion and insulin sensitivity in man.* Diabetologia, 1994. 37(10): p. 1025–35.

5. Henry, R.R., et al., *Intensive conventional insulin therapy for type II diabetes. Metabolic effects during a 6-mo outpatient trial.* Diabetes Care, 1993. 16(1): p. 21–31.

6. Fourlanos, S., et al., *Insulin resistance is a risk factor for progression to type 1 diabetes.* Diabetologia, 2004. 47(10): p. 1661–7.

7. Kasper, J.S. and E. Giovannucci, *A meta-analysis of diabetes mellitus and the risk of prostate cancer.* Cancer Epidemiol Biomarkers Prev, 2006. 15(11): p. 2056–62; Shanik, M.H., et al., *Insulin resistance and hyperinsulinemia: is hyperinsulinemia the cart or the horse?* Diabetes Care, 2008. 31 Suppl 2: p. S262–8.

8. Gleason, C.E., et al., *Determinants of glucose toxicity and its reversibility in the pancreatic islet beta-cell line, HIT-T15.* Am J Physiol Endocrinol Metab, 2000. 279(5): p. E997–1002.

9. Lim, E.L., et al., *Reversal of type 2 diabetes: normalisation of beta cell function in association with decreased pancreas and liver triacylglycerol.* Diabetologia, 2011. 54(10): p. 2506–14.

10. Fiaschi–Taesch, N., et al., *Survey of the human pancreatic beta-cell G1/S proteome reveals a potential therapeutic role for cdk-6 and cyclin D1 in enhancing human beta-cell replication and function in vivo.* Diabetes, 2009. 58(4): p. 882–93.

11. McFarlane, S.I., et al., *Near-normoglycaemic remission in African-Americans with type 2 diabetes mellitus is associated with recovery of beta cell function.* Diabet Med, 2001. 18(1): p. 10–6.

12. Meier, J.J., *Beta cell mass in diabetes: a realistic therapeutic target?* Diabetologia, 2008. 51(5): p. 703–13.

13. Deibert, D.C. and R.A. DeFronzo, *Epinephrine-induced insulin resistance in man.* J Clin Invest, 1980. 65(3): p. 717–21.

14. Holland, W.L., et al., *Inhibition of ceramide synthesis ameliorates glucocorticoid-, saturated-fat-, and obesity-induced insulin resistance.* Cell Metab, 2007. 5(3): p. 167–79.

15. Fukuta, H., et al., *Characterization and comparison of insulin resistance induced by Cushing syndrome or diestrus against healthy control dogs as determined by euglycemic-hyperinsulinemic glucose clamp profile glucose infusion rate using an*

artificial pancreas apparatus. J Vet Med Sci, 2012. 74(11): p. 1527–30.

16. Galitzky, J. and A. Bouloumie, *Human visceral-fat-specific glucocorticoid tuning of adipogenesis.* Cell Metab, 2013. 18(1): p. 3–5.

17. Bastemir, M., et al., *Obesity is associated with increased serum TSH level, independent of thyroid function.* Swiss Med Wkly, 2007. 137(29–30): p. 431–4.

18. Reinehr, T. and W. Andler, *Thyroid hormones before and after weight loss in obesity.* Arch Dis Child, 2002. 87(4): p. 320–3.

19. Dimitriadis, G., et al., The effects of insulin on transport and metabolism of glucose in skeletal muscle from hyperthyroid and hypothyroid rats. Eur J Clin Invest, 1997. 27(6): p. 475–83; Dimitriadis, G., et al., Insulin action in adipose tissue and muscle in hypothyroidism. J Clin Endocrinol Metab, 2006. 91(12): p. 4930–7.

20. Arner, P., et al., Influence of thyroid hormone level on insulin action in human adipose tissue. Diabetes, 1984. 33(4): p. 369–75.

第十一章 再论肥胖与胰岛素抵抗

1. Item, F. and D. Konrad, *Visceral fat and metabolic inflammation: the portal theory revisited.* Obes Rev, 2012. 13 Suppl 2: p. 30–9.

2. Tran, T.T., et al., *Beneficial effects of subcutaneous fat transplantation on metabolism.* Cell Metab, 2008. 7(5): p. 410–20.

3. Amatruda, J.M., J.N. Livingston, and D.H. Lockwood, *Insulin receptor: role in the resistance of human obesity to insulin.* Science, 1975. 188(4185): p. 264–6.

4. Taylor, R. and R.R. Holman, *Normal weight individuals who develop Type 2 diabetes: the personal fat threshold.* Clin Sci, 2015. 128: p. 405–410.

5. Tang, W., et al., *Thiazolidinediones regulate adipose lineage dynamics.* Cell Metab, 2011. 14(1): p. 116–22.

6. Tandon, P., R. Wafer, and J.E.N. Minchin, *Adipose morphology and metabolic disease.* J Exp Biol, 2018. 221(Pt Suppl 1).

7. Kim, J.Y., et al., *Adipose tissue insulin resistance in youth on the spectrum from normal weight to obese and from normal glucose tolerance to impaired glucose tolerance to type 2 diabetes.* Diabetes Care, 2019. 42(2): p. 265–72.

8. Elrayess, M.A., et al., *4-hydroxynonenal causes impairment of human subcutaneous adipogenesis and induction of adipocyte insulin resistance.* Free Radic Biol Med, 2017. 104: p. 129–37.

9. Prabhu, H.R., *Lipid peroxidation in culinary oils subjected to thermal stress.* Indian

J Clin Biochem, 2000. 15(1): p. 1–5; Schneider, C., et al., *Two distinct pathways of formation of 4-hydroxynonenal. Mechanisms of nonenzymatic transformation of the 9- and 13-hydroperoxides of linoleic acid to 4-hydroxyalkenals.* J Biol Chem, 2001. 276(24): p. 20831–8; Schneider, C., N.A. Porter, and A.R. Brash, *Routes to 4-hydroxynonenal: fundamental issues in the mechanisms of lipid peroxidation.* J Biol Chem, 2008. 283(23): p. 15539–43.

10. Guyenet, S.J. and S.E. Carlson, *Increase in adipose tissue linoleic acid of US adults in the last half century.* Adv Nutr, 2015. 6(6): p. 660–4.

11. Ordonez, M., et al., *Regulation of adipogenesis by ceramide 1-phosphate.* Exp Cell Res, 2018. 372(2): p. 150–7; Long, S.D. and P.H. Pekala, *Lipid mediators of insulin resistance: ceramide signalling down-regulates GLUT4 gene transcription in 3T3-L1 adipocytes.* Biochem J, 1996. 319 (Pt 1): p. 179–84.

12. Weyer, C., et al., *Enlarged subcutaneous abdominal adipocyte size, but not obesity itself, predicts type II diabetes independent of insulin resistance.* Diabetologia, 2000. 43(12): p. 1498–506.

13. Gustafson, B., et al., *Insulin resistance and impaired adipogenesis.* Trends Endocrinol Metab, 2015. 26(4): p. 193–200.

14. Chavez, J.A. and S.A. Summers, *Lipid oversupply, selective insulin resistance, and lipotoxicity: molecular mechanisms.* Biochim Biophys Acta, 2010. 1801(3): p. 252–65.

15. Catanzaro, R., et al., *Exploring the metabolic syndrome: Nonalcoholic fatty pancreas disease.* World J Gastroenterol, 2016. 22(34): p. 7660–75.

16. Wang, C.Y., et al., *Enigmatic ectopic fat: prevalence of nonalcoholic fatty pancreas disease and its associated factors in a Chinese population.* J Am Heart Assoc, 2014. 3(1): p. e000297; Lim, E.L., et al., *Reversal of type 2 diabetes: normalisation of beta cell function in association with decreased pancreas and liver triacylglycerol.* Diabetologia, 2011. 54(10): p. 2506–14.

17. Dube, J.J., et al., *Exercise-induced alterations in intramyocellular lipids and insulin resistance: the athlete's paradox revisited.* Am J Physiol Endocrinol Metab, 2008. 294(5): p. E882–8.

18. Turner, M.C., Martin, N.R.W., Player, D.J., et al., *Characterising hyperinsulinaemia induced insulin resistance in human skeletal muscle cells.* J Mol Endocrinol, 2020. doi: 10.1530/JME–19–0169.; Hansen, M.E., Tippetts, T.S., et al., *Insulin increases ceramide synthesis in skeletal muscle.* J Diabetes Res, 2014. 765784.

19. Bindlish, S., L.S. Presswala, and F. Schwartz, *Lipodystrophy: Syndrome of severe*

insulin resistance. Postgrad Med, 2015. 127(5): p. 511–6.

第十二章 炎症、氧化应激与胰岛素抵抗

1. Sherrill, J.W. and R. Lawrence, Jr., *Insulin resistance. The mechanisms involved and the influence of infection and refrigeration.* U S Armed Forces Med J, 1950. 1(12): p. 1399–1409.

2. Drobny, E.C., E.C. Abramson, and G. Baumann, *Insulin receptors in acute infection: a study of factors conferring insulin resistance.* J Clin Endocrinol Metab, 1984. 58(4): p. 710–6.

3. Chee, B., B. Park, and P.M. Bartold, *Periodontitis and type II diabetes: a two-way relationship.* Int J Evid Based Healthc, 2013. 11(4): p. 317–29; Taylor, G.W., et al., *Severe periodontitis and risk for poor glycemic control in patients with non-insulin-dependent diabetes mellitus.* J Periodontol, 1996. 67(10 Suppl): p. 1085–93; Preshaw, P.M., et al., *Periodontitis and diabetes: a two-way relationship.* Diabetologia, 2012. 55(1): p. 21–31.

4. Liefmann, R., *Endocrine imbalance in rheumatoid arthritis and rheumatoid spondylitis; hyperglycemia unresponsiveness, insulin resistance, increased gluconeogenesis and mesenchymal tissue degeneration; preliminary report.* Acta Med Scand, 1949. 136(3): p. 226–32; Chung, C.P., et al., *Inflammation-associated insulin resistance: differential effects in rheumatoid arthritis and systemic lupus erythematosus define potential mechanisms.* Arthritis Rheum, 2008. 58(7): p. 2105–12.

5. Bregenzer, N., et al., *Increased insulin resistance and beta cell activity in patients with Crohn's disease.* Inflamm Bowel Dis, 2006. 12(1): p. 53–6.

6. Wolfe, R.R., *Substrate utilization/insulin resistance in sepsis/trauma.* Baillieres Clin Endocrinol Metab, 1997. 11(4): p. 645–57.

7. Visser, M., et al., *Elevated C-reactive protein levels in overweight and obese adults.* JAMA, 1999. 282(22): p. 2131–5.

8. Hotamisligil, G.S., et al., *IRS-1-mediated inhibition of insulin receptor tyrosine kinase activity in TNF-alpha- and obesity-induced insulin resistance.* Science, 1996. 271(5249): p. 665–8.

9. Hotamisligil, G.S., N.S. Shargill, and B.M. Spiegelman, *Adipose expression of tumor necrosis factor-alpha: direct role in obesity-linked insulin resistance.* Science, 1993. 259(5091): p. 87–91.

·236

10. Holland, W.L., et al., *Lipid-induced insulin resistance mediated by the proinflammatory receptor TLR4 requires saturated fatty acid-induced ceramide biosynthesis in mice.* J Clin Invest, 2011. 121(5): p. 1858–70; Hansen, M.E., et al., *Lipopolysaccharide Disrupts Mitochondrial Physiology in Skeletal Muscle via Disparate Effects on Sphingolipid Metabolism.* Shock, 2015. 44(6): p. 585–92.

11. Bikman, B.T., *A role for sphingolipids in the pathophysiology of obesity-induced inflammation.* Cell Mol Life Sci, 2012. 69(13): p. 2135–46.

12. Ibrahim, M.M., *Subcutaneous and visceral adipose tissue: structural and functional differences.* Obes Rev, 2010. 11(1): p. 11–8.

13. Robinson, A.B., et al., *RAGE signaling by alveolar macrophages influences tobacco smokeinduced inflammation.* Am J Physiol Lung Cell Mol Physiol, 2012. 302(11): p. L1192–9; Reynolds, P.R., K.M. Wasley, and C.H. Allison, *Diesel particulate matter induces receptor for advanced glycation end-products (RAGE) expression in pulmonary epithelial cells, and RAGE signaling influences NF-kappaB-mediated inflammation.* Environ Health Perspect, 2011. 119(3): p. 332–6.

14. Chuang, K.J., et al., *The effect of urban air pollution on inflammation, oxidative stress, coagulation, and autonomic dysfunction in young adults.* Am J Respir Crit Care Med, 2007. 176(4): p. 370–6.

15. Al-Shawwa, B.A., et al., *Asthma and insulin resistance in morbidly obese children and adolescents.* J Asthma, 2007. 44(6): p. 469–73.

16. Thuesen, B.H., et al., *Insulin resistance as a predictor of incident asthma-like symptoms in adults.* Clin Exp Allergy, 2009. 39(5): p. 700–7.

17. Shoelson, S.E., L. Herrero, and A. Naaz, *Obesity, inflammation, and insulin resistance.* Gastroenterology, 2007. 132(6): p. 2169–80.

18. Fisher-Wellman, K.H. and P.D. Neufer, *Linking mitochondrial bioenergetics to insulin resistance via redox biology.* Trends Endocrinol Metab, 2012. 23(3): p. 142–53.

19. Furukawa, S., et al., *Increased oxidative stress in obesity and its impact on metabolic syndrome. J Clin Invest, 2004. 114(12): p. 1752-61; De Mattia, G., et al., Influence of reduced glutathione infusion on glucose metabolism in patients with non-insulin-dependent diabetes mellitus.* Metabolism, 1998. 47(8): p. 993–7.

20. Evans, J.L., et al., *Are oxidative stress-activated signaling pathways mediators of insulin resistance and beta-cell dysfunction?* Diabetes, 2003. 52(1): p. 1–8.

21. Asemi, Z., et al., *Vitamin D supplementation affects serum high-sensitivity C-reactive*

protein, insulin resistance, and biomarkers of oxidative stress in pregnant women. J Nutr, 2013. 143(9): p. 1432–8; Fang, F., Z. Kang, and C. Wong, *Vitamin E tocotrienols improve insulin sensitivity through activating peroxisome proliferator-activated receptors.* Mol Nutr Food Res, 2010. 54(3): p. 345–52.

22. de Oliveira, A.M., et al., *The effects of lipoic acid and alpha-tocopherol supplementation on the lipid profile and insulin sensitivity of patients with type 2 diabetes mellitus: a randomized, double-blind, placebo-controlled trial.* Diabetes Res Clin Pract, 2011. 92(2): p. 253–60; Hsu, C.H., et al., *Does supplementation with green tea extract improve insulin resistance in obese type 2 diabetics? A randomized, double-blind, and placebo-controlled clinical trial.* Altern Med Rev, 2011. 16(2): p. 157–63.

第十三章　生活方式因素

1. Coogan, P.F., et al., *Air pollution and incidence of hypertension and diabetes mellitus in black women living in Los Angeles.* Circulation, 2012. 125(6): p. 767–72; Brook, R.D., et al., *Reduced metabolic insulin sensitivity following sub-acute exposures to low levels of ambient fine particulate matter air pollution.* Sci Total Environ, 2013. 448: p. 66–71.

2. Nemmar, A., et al., *Passage of inhaled particles into the blood circulation in humans.* Circulation, 2002. 105(4): p. 411–4.

3. Pirkle, J.L., et al., *Exposure of the US population to environmental tobacco smoke: the Third National Health and Nutrition Examination Survey, 1988 to 1991.* JAMA, 1996. 275(16): p. 1233–40; Pirkle, J.L., et al., *Trends in the exposure of nonsmokers in the U.S. population to secondhand smoke: 1988-2002.* Environ Health Perspect, 2006. 114(6): p. 853–8.

4. *Vital signs: nonsmokers' exposure to secondhand smoke—United States, 1999–2008.* MMWR Morb Mortal Wkly Rep, 2010. 59(35): p. 1141–6.

5. Facchini, F.S., et al., *Insulin resistance and cigarette smoking.* Lancet, 1992. 339(8802): p. 1128–30.

6. Ebersbach–Silva, P., et al., *Cigarette smoke exposure severely reduces peripheral insulin sensitivity without changing GLUT4 expression in oxidative muscle of Wistar rats.* Arq Bras Endocrinol Metabol, 2013. 57(1): p. 19–26; Thatcher, M.O., et al., *Ceramides mediate cigarette smoke-induced metabolic disruption in mice.* Am J Physiol Endocrinol Metab, 2014. 307(10): p. E919–27; Borissova, A.M., et al.,

The effect of smoking on peripheral insulin sensitivity and plasma endothelin level. Diabetes Metab, 2004. 30(2): p. 147–52; Attvall, S., et al., *Smoking induces insulin resistance—a potential link with the insulin resistance syndrome.* J Intern Med, 1993. 233(4): p. 327–32.

7. Borissova, A.M., et al., *The effect of smoking on peripheral insulin sensitivity and plasma endothelin level.* Diabetes Metab, 2004. 30(2): p. 147–52; *Vital signs: nonsmokers' exposure to secondhand smoke—United States, 1999-2008.* MMWR Morb Mortal Wkly Rep, 2010. 59(35): p. 1141–6.

8. Attvall, S., et al., *Smoking induces insulin resistance—a potential link with the insulin resistance syndrome.* J Intern Med, 1993. 233(4): p. 327–32; Thatcher, M.O., et al., *Ceramides mediate cigarette smoke-induced metabolic disruption in mice.* Am J Physiol Endocrinol Metab, 2014. 307(10): p. E919–27.

9. Adhami, N., et al., *A Health Threat to Bystanders Living in the Homes of Smokers: How Smoke Toxins Deposited on Surfaces Can Cause Insulin Resistance.* PLoS One, 2016. 11(3): p. e0149510.

10. Wu, Y., et al., *Activation of AMPKα2 in adipocytes is essential for nicotine-induced insulin resistance in vivo.* Nat Med, 2015. 21(4): p. 373–82.

11. Bergman, B.C., et al., *Novel and reversible mechanisms of smoking-induced insulin resistance in humans.* Diabetes, 2012. 61(12): p. 3156–66.

12. Assali, A.R., et al., *Weight gain and insulin resistance during nicotine replacement therapy.* Clin Cardiol, 1999. 22(5): p. 357–60.

13. van Zyl–Smit, R.N., *Electronic cigarettes: the potential risks outweigh the benefits.* S Afr Med J, 2013. 103(11): p. 833.

14. Olney, J.W., *Brain lesions, obesity, and other disturbances in mice treated with monosodium glutamate.* Science, 1969. 164(3880): p. 719–21.

15. Chevassus, H., et al., *Effects of oral monosodium (L)-glutamate on insulin secretion and glucose tolerance in healthy volunteers.* Br J Clin Pharmacol, 2002. 53(6): p. 641–3.

16. Insawang, T., et al., *Monosodium glutamate (MSG) intake is associated with the prevalence of metabolic syndrome in a rural Thai population.* Nutr Metab (Lond), 2012. 9(1): p. 50.

17. Cotrim, H.P., et al., *Nonalcoholic fatty liver and insulin resistance among petrochemical workers.* JAMA, 2005. 294(13): p. 1618–20.

18. Lin, Y., et al., *Exposure to bisphenol A induces dysfunction of insulin secretion and*

apoptosis through the damage of mitochondria in rat insulinoma (INS-1) cells. Cell Death Dis, 2013. 4: p. e460; Magliano, D.J. and J.G. Lyons, *Bisphenol A and diabetes, insulin resistance, cardiovascular disease and obesity: controversy in a (plastic) cup?* J Clin Endocrinol Metab, 2013. 98(2): p. 502–4.

19. Alonso–Magdalena, P., et al., *Pancreatic insulin content regulation by the estrogen receptor ER alpha.* PLoS One, 2008. 3(4): p. e2069.

20. Alonso–Magdalena, P., et al., *The estrogenic effect of bisphenol A disrupts pancreatic betacell function in vivo and induces insulin resistance.* Environ Health Perspect, 2006. 114(1): p. 106–12.

21. Lee, D.H., et al., *Low dose organochlorine pesticides and polychlorinated biphenyls predict obesity, dyslipidemia, and insulin resistance among people free of diabetes.* PLoS One, 2011. 6(1): p. e15977.

22. Kim, K.S., et al., *Associations of organochlorine pesticides and polychlorinated biphenyls in visceral vs. subcutaneous adipose tissue with type 2 diabetes and insulin resistance.* Chemosphere, 2014. 94: p. 151–7; Lee, D.H., et al., *Association between serum concentrations of persistent organic pollutants and insulin resistance among nondiabetic adults: results from the National Health and Nutrition Examination Survey 1999-2002.* Diabetes Care, 2007. 30(3): p. 622–8.

23. Kim, K.S., et al., *Associations of organochlorine pesticides and polychlorinated biphenyls in visceral vs. subcutaneous adipose tissue with type 2 diabetes and insulin resistance.* Chemosphere, 2014. 94: p. 151–7.

24. Melanson, K.J., et al., *Effects of high-fructose corn syrup and sucrose consumption on circulating glucose, insulin, leptin, and ghrelin and on appetite in normal-weight women.* Nutrition, 2007. 23(2): p. 103–12; Basciano, H., L. Federico, and K. Adeli, *Fructose, insulin resistance, and metabolic dyslipidemia.* Nutr Metab (Lond), 2005. 2(1): p. 5.

25. Vos, M.B. and C.J. McClain, *Fructose takes a toll.* Hepatology, 2009. 50(4): p. 1004–6.

26. Diniz, Y.S., et al., *Effects of N-acetylcysteine on sucrose-rich diet-induced hyperglycaemia, dyslipidemia and oxidative stress in rats.* Eur J Pharmacol, 2006. 543(1–3): p. 151–7; Blouet, C., et al., *Dietary cysteine alleviates sucrose-induced oxidative stress and insulin resistance.* Free Radic Biol Med, 2007. 42(7): p. 1089–97; Feillet–Coudray, C., et al., *Oxidative stress in rats fed a high-fat high-sucrose diet and preventive effect of polyphenols: Involvement of mitochondrial and*

NAD(P)H oxidase systems. Free Radic Biol Med, 2009. 46(5): p. 624–32.

27. Hu, Y., et al., *Relations of glycemic index and glycemic load with plasma oxidative stress markers.* Am J Clin Nutr, 2006. 84(1): p. 70–6; quiz 266–7.

28. Nettleton, J.A., et al., *Diet soda intake and risk of incident metabolic syndrome and type 2 diabetes in the Multi-Ethnic Study of Atherosclerosis (MESA).* Diabetes Care, 2009. 32(4): p. 688–94.

29. Blundell, J.E. and A.J. Hill, *Paradoxical effects of an intense sweetener (aspartame) on appetite.* Lancet, 1986. 1(8489): p. 1092–3.

30. Swithers, S.E. and T.L. Davidson, *A role for sweet taste: calorie predictive relations in energy regulation by rats.* Behav Neurosci, 2008. 122(1): p. 161–73.

31. Tonosaki, K., et al., *Relationships between insulin release and taste.* Biomed Res, 2007. 28(2): p. 79–83.

32. Anton, S.D., et al., *Effects of stevia, aspartame, and sucrose on food intake, satiety, and postprandial glucose and insulin levels.* Appetite, 2010. 55(1): p. 37–43.

33. Wolf–Novak, L.C., et al., *Aspartame ingestion with and without carbohydrate in phenylketonuric and normal subjects: effect on plasma concentrations of amino acids, glucose, and insulin.* Metabolism, 1990. 39(4): p. 391–6.

34. Spiers, P.A., et al., *Aspartame: neuropsychologic and neurophysiologic evaluation of acute and chronic effects.* Am J Clin Nutr, 1998. 68(3): p. 531–7.

35. Beards, E., K. Tuohy, and G. Gibson, *A human volunteer study to assess the impact of confectionery sweeteners on the gut microbiota composition.* Br J Nutr, 2010. 104(5): p. 701–8.

36. Suez, J., et al., *Artificial sweeteners induce glucose intolerance by altering the gut microbiota.* Nature, 2014. 514(7521): p. 181–6.

37. Fageras Bottcher, M., et al., *A TLR4 polymorphism is associated with asthma and reduced lipopolysaccharide-induced interleukin-12(p70) responses in Swedish children.* J Allergy Clin Immunol, 2004. 114(3): p. 561–7.

38. Ruiz, A.G., et al., *Lipopolysaccharide-binding protein plasma levels and liver TNF-alpha gene expression in obese patients: evidence for the potential role of endotoxin in the pathogenesis of non-alcoholic steatohepatitis.* Obes Surg, 2007. 17(10): p. 1374–80.

39. Cani, P.D., et al., *Metabolic endotoxemia initiates obesity and insulin resistance.* Diabetes, 2007. 56(7): p. 1761–2.

40. Dekker, M.J., et al., *Fructose: a highly lipogenic nutrient implicated in insulin*

resistance, hepatic steatosis, and the metabolic syndrome. Am J Physiol Endocrinol Metab, 2010. 299(5): p. E685–94.

41. Wurfel, M.M., et al., *Lipopolysaccharide (LPS)-binding protein is carried on lipoproteins and acts as a cofactor in the neutralization of LPS.* J Exp Med, 1994. 180(3): p. 1025–35; Sprong, T., et al., *Human lipoproteins have divergent neutralizing effects on E. coli LPS, N. meningitidis LPS, and complete Gram-negative bacteria.* J Lipid Res, 2004. 45(4): p. 742–9; Vreugdenhil, A.C., et al., *LPS-binding protein circulates in association with apoB-containing lipoproteins and enhances endotoxin-LDL/VLDL interaction.* J Clin Invest, 2001. 107(2): p. 225–34; Munford, R.S., J.M. Andersen, and J.M. Dietschy, *Sites of tissue binding and uptake in vivo of bacterial lipopolysaccharide-high density lipoprotein complexes: studies in the rat and squirrel monkey.* J Clin Invest, 1981. 68(6): p. 1503–13.

42. Shor, R., et al., *Low serum LDL cholesterol levels and the risk of fever, sepsis, and malignancy.* Ann Clin Lab Sci, 2007. 37(4): p. 343–8; Kaysen, G.A., et al., *Lipid levels are inversely associated with infectious and all-cause mortality: international MONDO study results.* J Lipid Res, 2018. 59(8): p. 1519–1528.

43. Weder, A.B. and B.M. Egan, *Potential deleterious impact of dietary salt restriction on cardiovascular risk factors.* Klin Wochenschr, 1991. 69 Suppl 25: p. 45–50.

44. Garg, R., et al., *Low-salt diet increases insulin resistance in healthy subjects.* Metabolism, 2011. 60(7): p. 965–8.

45. Luther, J.M., *Effects of aldosterone on insulin sensitivity and secretion.* Steroids, 2014. 91: p. 54–60.

46. He, Y., et al., *The transcriptional repressor DEC2 regulates sleep length in mammals.* Science, 2009. 325(5942): p. 866–70.

47. Spiegel, K., R. Leproult, and E. Van Cauter, *Impact of sleep debt on metabolic and endocrine function.* Lancet, 1999. 354(9188): p. 1435–9.

48. Sweeney, E.L., et al., *Skeletal muscle insulin signaling and whole-body glucose metabolism following acute sleep restriction in healthy males.* Physiol Rep, 2017. 5(23).

49. Gil–Lozano, M., et al., *Short-term sleep deprivation with nocturnal light exposure alters time-dependent glucagon-like peptide-1 and insulin secretion in male volunteers.* Am J Physiol Endocrinol Metab, 2016. 310(1): p. E41–50.

50. Baoying, H., et al., *Association of napping and night-time sleep with impaired glucose regulation, insulin resistance and glycated haemoglobin in Chinese*

middle-aged adults with no diabetes: a cross-sectional study. BMJ Open, 2014. 4(7): p. e004419.

51. Amati, F., et al., *Physical inactivity and obesity underlie the insulin resistance of aging.* Diabetes Care, 2009. 32(8): p. 1547–9.

52. Hamburg, N.M., et al., *Physical inactivity rapidly induces insulin resistance and microvascular dysfunction in healthy volunteers.* Arterioscler Thromb Vasc Biol, 2007. 27(12): p. 2650–6; Liatis, S., et al., *Vinegar reduces postprandial hyperglycaemia in patients with type II diabetes when added to a high, but not to a low, glycaemic index meal.* Eur J Clin Nutr, 2010. 64(7): p. 727–32.

53. Pereira, A.F., et al., *Muscle tissue changes with aging.* Acta Med Port, 2013. 26(1): p. 51–5.

54. Myllynen, P., V.A. Koivisto, and E.A. Nikkila, *Glucose intolerance and insulin resistance accompany immobilization.* Acta Med Scand, 1987. 222(1): p. 75–81.

55. Crossland, H., et al., *The impact of immobilisation and inflammation on the regulation of muscle mass and insulin resistance: different routes to similar endpoints.* J Physiol, 2019. 597(5): p. 1259–70.

56. Kwon, O.S., et al., *MyD88 regulates physical inactivity-induced skeletal muscle inflammation, ceramide biosynthesis signaling, and glucose intolerance.* Am J Physiol Endocrinol Metab, 2015. 309(1): p. E11–21.

57. Yates, T., et al., *Self-reported sitting time and markers of inflammation, insulin resistance, and adiposity.* Am J Prev Med, 2012. 42(1): p. 1–7.

58. Dunstan, D.W., et al., *Breaking up prolonged sitting reduces postprandial glucose and insulin responses.* Diabetes Care, 2012. 35(5): p. 976–83.

59. Tabata, I., et al., *Resistance training affects GLUT-4 content in skeletal muscle of humans after 19 days of head-down bed rest.* J Appl Physiol (1985), 1999. 86(3): p. 909–14.

第十四章 动起来：锻炼的重要性

1. Bergman, B.C., et al., *Muscle sphingolipids during rest and exercise: a C18 : 0 signature for insulin resistance in humans.* Diabetologia, 2016. 59(4): p. 785–98.

2. Hughes, V.A., et al., *Exercise increases muscle GLUT-4 levels and insulin action in subjects with impaired glucose tolerance.* Am J Physiol, 1993. 264(6 Pt 1): p. E855–62.

3. Lehmann, R., et al., *Loss of abdominal fat and improvement of the cardiovascular*

risk profile by regular moderate exercise training in patients with NIDDM. Diabetologia, 1995. 38(11): p. 1313–9.

4. Oh, S., et al., *Exercise reduces inflammation and oxidative stress in obesity-related liver diseases.* Med Sci Sports Exerc, 2013. 45(12): p. 2214–22.

5. Kubitz, K.A., et al., *The effects of acute and chronic exercise on sleep. A meta-analytic review.* Sports Med, 1996. 21(4): p. 277–91; de Geus, E.J., L.J. van Doornen, and J.F. Orlebeke, *Regular exercise and aerobic fitness in relation to psychological make-up and physiological stress reactivity.* Psychosom Med, 1993. 55(4): p. 347–63; Gerber, M., et al., *Fitness and exercise as correlates of sleep complaints: is it all in our minds?* Med Sci Sports Exerc, 2010. 42(5): p. 893–901.

6. Miller, W.C., D.M. Koceja, and E.J. Hamilton, *A meta-analysis of the past 25 years of weight loss research using diet, exercise or diet plus exercise intervention.* Int J Obes Relat Metab Disord, 1997. 21(10): p. 941–7; Kratz, M., T. Baars, and S. Guyenet, *The relationship between high-fat dairy consumption and obesity, cardiovascular, and metabolic disease.* Eur J Nutr, 2013. 52(1): p. 1–24.

7. Ferguson, M.A., et al., *Effects of exercise training and its cessation on components of the insulin resistance syndrome in obese children.* Int J Obes Relat Metab Disord, 1999. 23(8): p. 889–95; Poehlman, E.T., et al., *Effects of resistance training and endurance training on insulin sensitivity in nonobese, young women: a controlled randomized trial.* J Clin Endocrinol Metab, 2000. 85(7): p. 2463–8; Miller, J.P., et al., *Strength training increases insulin action in healthy 50-to 65-yr-old men.* J Appl Physiol (1985), 1994. 77(3): p. 1122–7.

8. Ishii, T., et al., *Resistance training improves insulin sensitivity in NIDDM subjects without altering maximal oxygen uptake.* Diabetes Care, 1998. 21(8): p. 1353–5; Ibanez, J., et al., *Twice-weekly progressive resistance training decreases abdominal fat and improves insulin sensitivity in older men with type 2 diabetes.* Diabetes Care, 2005. 28(3): p. 662–7.

9. Eriksson, J., et al., *Aerobic endurance exercise or circuit-type resistance training for individuals with impaired glucose tolerance?* Horm Metab Res, 1998. 30(1): p. 37–41.

10. Grontved, A., et al., *A prospective study of weight training and risk of type 2 diabetes mellitus in men.* Arch Intern Med, 2012. 172(17): p. 1306–12.

11. Lee, S., et al., *Effects of aerobic versus resistance exercise without caloric restriction on abdominal fat, intrahepatic lipid, and insulin sensitivity in obese*

adolescent boys: a randomized, controlled trial. Diabetes, 2012. 61(11): p. 2787–95.

12. Yardley, J.E., et al., *Resistance versus aerobic exercise: acute effects on glycemia in type 1 diabetes.* Diabetes Care, 2013. 36(3): p. 537–42.

13. Kavookjian, J., B.M. Elswick, and T. Whetsel, *Interventions for being active among individuals with diabetes: a systematic review of the literature.* Diabetes Educ, 2007. 33(6): p. 962–88; discussion 989–90.

14. Taylor, H.L., et al., *Post-exercise carbohydrate-energy replacement attenuates insulin sensitivity and glucose tolerance the following morning in healthy adults.* Nutrients, 2018. 10(2).

15. Achten, J., M. Gleeson, and A.E. Jeukendrup, *Determination of the exercise intensity that elicits maximal fat oxidation.* Med Sci Sports Exerc, 2002. 34(1): p. 92–7.

16. Babraj, J.A., et al., *Extremely short duration high intensity interval training substantially improves insulin action in young healthy males.* BMC Endocr Disord, 2009. 9: p. 3.

17. Orava, J., et al., *Different metabolic responses of human brown adipose tissue to activation by cold and insulin.* Cell Metab, 2011. 14(2): p. 272–9.

18. Iwen, K.A., et al., *Cold-induced brown adipose tissue activity alters plasma fatty acids and improves glucose metabolism in men.* J Clin Endocrinol Metab, 2017. 102(11): p. 4226–34; Saito, M., et al., *High incidence of metabolically active brown adipose tissue in healthy adult humans: effects of cold exposure and adiposity.* Diabetes, 2009. 58(7): p. 1526–31.

19. Sasaki, Y. and H. Takahashi, *Insulin secretion in sheep exposed to cold.* J Physiol, 1980. 306: p. 323–35; Harada, E., Y. Habara, and T. Kanno, *Cold acclimation in insulin secretion of isolated perfused pancreas of the rat.* Am J Physiol, 1982. 242(6): p. E360–7.

20. Imbeault, P., I. Depault, and F. Haman, *Cold exposure increases adiponectin levels in men.* Metabolism, 2009. 58(4): p. 552–9.

第十五章　合理膳食：饮食的影响

1. Donnelly, J.E., et al., *Effects of a very-low-calorie diet and physical-training regimens on body composition and resting metabolic rate in obese females.* Am J Clin Nutr, 1991. 54(1): p. 56–61; Duska, F., et al., *Effects of acute starvation on insulin resistance in obese patients with and without type 2 diabetes mellitus.* Clin

Nutr, 2005. 24(6): p. 1056–64; Bacon, L., et al., *Low bone mass in premenopausal chronic dieting obese women.* Eur J Clin Nutr, 2004. 58(6): p. 966–71.

2. Kanis, J.A., et al., *Anorexia nervosa: a clinical, psychiatric, and laboratory study. I. Clinical and laboratory investigation.* Q J Med, 1974. 43(170): p. 321–38.

3. Koffler, M. and E.S. Kisch, *Starvation diet and very-low-calorie diets may induce insulin resistance and overt diabetes mellitus.* J Diabetes Complications, 1996. 10(2): p. 109–12.

4. Douyon, L. and D.E. Schteingart, *Effect of obesity and starvation on thyroid hormone, growth hormone, and cortisol secretion.* Endocrinol Metab Clin North Am, 2002. 31(1): p. 173–89.

5. Maratou, E., et al., *Studies of insulin resistance in patients with clinical and subclinical hypothyroidism.* Eur J Endocrinol, 2009. 160(5): p. 785–90.

6. Kahleova, H., et al., *Vegetarian diet improves insulin resistance and oxidative stress markers more than conventional diet in subjects with type 2 diabetes.* Diabet Med, 2011. 28(5): p. 549–59.

7. Barnard, N.D., et al., *The effects of a low-fat, plant-based dietary intervention on body weight, metabolism, and insulin sensitivity.* Am J Med, 2005. 118(9): p. 991–7.

8. Shukla, A.P., et al., *The impact of food order on postprandial glycaemic excursions in prediabetes.* Diabetes Obes Metab, 2019. 21(2): p. 377–81.

9. Marshall, J.A., D.H. Bessesen, and R.F. Hamman, *High saturated fat and low starch and fibre are associated with hyperinsulinaemia in a non-diabetic population: the San Luis Valley Diabetes Study.* Diabetologia, 1997. 40(4): p. 430–8.

10. Tagliaferro, V., et al., *Moderate guar-gum addition to usual diet improves peripheral sensitivity to insulin and lipaemic profile in NIDDM.* Diabete Metab, 1985. 11(6): p. 380–5.

11. Cavallo–Perin, P., et al., *Dietary guar gum supplementation does not modify insulin resistance in gross obesity.* Acta Diabetol Lat, 1985. 22(2): p. 139–42.

12. McKeown, N.M., et al., *Carbohydrate nutrition, insulin resistance, and the prevalence of the metabolic syndrome in the Framingham Offspring Cohort.* Diabetes Care, 2004. 27(2): p. 538–46.

13. Chandalia, M., et al., *Beneficial effects of high dietary fiber intake in patients with type 2 diabetes mellitus.* N Engl J Med, 2000. 342(19): p. 1392–8.

14. Lunde, M.S., et al., *Variations in postprandial blood glucose responses and satiety after intake of three types of bread.* J Nutr Metab, 2011. 2011: p. 437587.

15. Frost, G.S., et al., *The effects of fiber enrichment of pasta and fat content on gastric emptying, GLP-1, glucose, and insulin responses to a meal.* Eur J Clin Nutr, 2003. 57(2): p. 293–8.

16. Weickert, M.O. and A.F. Pfeiffer, *Metabolic effects of dietary fiber consumption and prevention of diabetes.* J Nutr, 2008. 138(3): p. 439–42.

17. Popkin, B.M. and K.J. Duffey, *Does hunger and satiety drive eating anymore? Increasing eating occasions and decreasing time between eating occasions in the United States.* Am J Clin Nutr, 2010. 91(5): p. 1342–7.

18. Horne, B.D., et al., *Relation of routine, periodic fasting to risk of diabetes mellitus, and coronary artery disease in patients undergoing coronary angiography.* Am J Cardiol, 2012. 109(11): p. 1558–62.

19. Hutchison, A.T. and L.K. Heilbronn, *Metabolic impacts of altering meal frequency and timing—Does when we eat matter?* Biochimie, 2016. 124: p. 187–97; Kahleova, H., et al., *Eating two larger meals a day (breakfast and lunch) is more effective than six smaller meals in a reduced-energy regimen for patients with type 2 diabetes: a randomised crossover study.* Diabetologia, 2014. 57(8): p. 1552–60.

20. Halberg, N., et al., *Effect of intermittent fasting and refeeding on insulin action in healthy men.* J Appl Physiol (1985), 2005. 99(6): p. 2128–36.

21. Soeters, M.R., et al., *Intermittent fasting does not affect whole-body glucose, lipid, or protein metabolism.* Am J Clin Nutr, 2009. 90(5): p. 1244–51.

22. Furmli, S., et al., *Therapeutic use of intermittent fasting for people with type 2 diabetes as an alternative to insulin.* BMJ Case Rep, 2018. 2018.

23. Zakaria, A., *Ramadan-like fasting reduces carbonyl stress and improves glycemic control in insulin treated type 2 diabetes mellitus patients.* Life Sci J, 2013. 10(2): p. 384–90.

24. Harvie, M.N., et al., *The effects of intermittent or continuous energy restriction on weight loss and metabolic disease risk markers: a randomized trial in young overweight women.* Int J Obes (Lond), 2011. 35(5): p. 714–27.

25. McCutcheon, N.B. and A.M. Tennissen, *Hunger and appetitive factors during total parenteral nutrition.* Appetite, 1989. 13(2): p. 129–41.

26. de Graaf, C., et al., *Short-term effects of different amounts of protein, fats, and carbohydrates on satiety.* Am J Clin Nutr, 1992. 55(1): p. 33–8.

27. Stewart, W.K. and L.W. Fleming, *Features of a successful therapeutic fast of 382 days' duration.* Postgrad Med J, 1973. 49(569): p. 203–9.

28. Mehanna, H.M., J. Moledina, and J. Travis, *Refeeding syndrome: what it is, and how to prevent and treat it.* BMJ, 2008. 336(7659): p. 1495–8.

29. Bolli, G.B., et al., *Demonstration of a dawn phenomenon in normal human volunteers. Diabetes,* 1984. 33(12): p. 1150–3.

30. Jarrett, R.J., et al., *Diurnal variation in oral glucose tolerance: blood sugar and plasma insulin levels morning, afternoon, and evening.* Br Med J, 1972. 1(5794): p. 199–201.

31. Schmidt, M.I., et al., *The dawn phenomenon, an early morning glucose rise: implications for diabetic intraday blood glucose variation.* Diabetes Care, 1981. 4(6): p. 579–85.

32. Schlundt, D.G., et al., *The role of breakfast in the treatment of obesity: a randomized clinical trial.* Am J Clin Nutr, 1992. 55(3): p. 645–51.

33. Dhurandhar, E.J., et al., *The effectiveness of breakfast recommendations on weight loss: a randomized controlled trial.* Am J Clin Nutr, 2014. 100(2): p. 507–13.

34. Carrasco–Benso, M.P., et al., *Human adipose tissue expresses intrinsic circadian rhythm in insulin sensitivity.* FASEB J, 2016. 30(9): p. 3117–23.

35. Chakrabarti, P., et al., *Insulin inhibits lipolysis in adipocytes via the evolutionarily conserved mTORC1-Egr1-ATGL-mediated pathway.* Mol Cell Biol, 2013. 33(18): p. 3659–66.

36. Stahl, A., et al., *Insulin causes fatty acid transport protein translocation and enhanced fatty acid uptake in adipocytes.* Dev Cell, 2002. 2(4): p. 477–88.

37. Unger, R.H., *Glucagon and the insulin: glucagon ratio in diabetes and other catabolic illnesses. Diabetes,* 1971. 20(12): p. 834–8; Muller, W.A., G.R. Faloona, and R.H. Unger, *The effect of alanine on glucagon secretion.* J Clin Invest, 1971. 50(10): p. 2215–8.

38. Hans–Rudolf Berthoud, R.J.S., *Neural and metabolic control of macronutrient intake.* 1999: CRC Press. 528.

39. Goodman, B.E., *Insights into digestion and absorption of major nutrients in humans.* Adv Physiol Educ, 2010. 34(2): p. 44–53.

40. Unger, R.H., *Insulin-glucagon ratio.* Isr J Med Sci, 1972. 8(3): p. 252–7.

41. US Centers for Disease Control and Prevention, *Trends in intake of energy and macronutrients—United States, 1971-2000.* MMWR Morb Mortal Wkly Rep, 2004. 53(4): p. 80–2.

42. Shai, I., et al., *Weight loss with a low-carbohydrate, Mediterranean, or low-fat diet.*

N Engl J Med, 2008. 359(3): p. 229–41.

43. Volek, J.S., et al., *Dietary carbohydrate restriction induces a unique metabolic state positively affecting atherogenic dyslipidemia, fatty acid partitioning, and metabolic syndrome.* Prog Lipid Res, 2008. 47(5): p. 307–18.

44. Nielsen, J.V. and E.A. Joensson, *Low-carbohydrate diet in type 2 diabetes: stable improvement of bodyweight and glycemic control during 44 months follow-up.* Nutr Metab (Lond), 2008. 5: p. 14.

45. Garg, A., S.M. Grundy, and R.H. Unger, *Comparison of effects of high and low carbohydrate diets on plasma lipoproteins and insulin sensitivity in patients with mild NIDDM.* Diabetes, 1992. 41(10): p. 1278–85.

46. Hu, T., et al., *Effects of low-carbohydrate diets versus low-fat diets on metabolic risk factors: a meta-analysis of randomized controlled clinical trials.* Am J Epidemiol, 2012. 176 Suppl 7: p. S44–54; Santos, F.L., et al., *Systematic review and meta-analysis of clinical trials of the effects of low carbohydrate diets on cardiovascular risk factors.* Obes Rev, 2012. 13(11): p. 1048–66.

47. *Lifestyle Management: Standards of Medical Care in Diabetes—2019.* Diabetes Care, 2019. 42(s1): p. S46–S60.

48. Foster-Powell, K., S.H. Holt, and J.C. Brand-Miller, *International table of glycemic index and glycemic load values: 2002.* Am J Clin Nutr, 2002. 76(1): p. 5–56.

49. Fukagawa, N.K., et al., *High-carbohydrate, high-fiber diets increase peripheral insulin sensitivity in healthy young and old adults.* Am J Clin Nutr, 1990. 52(3): p. 524–8; Siri-Tarino, P.W., et al., *Saturated fat, carbohydrate, and cardiovascular disease.* Am J Clin Nutr, 2010. 91(3): p. 502–9.

50. Ebbeling, C.B., et al., *Effects of a low-glycemic load vs low-fat diet in obese young adults: a randomized trial.* JAMA, 2007. 297(19): p. 2092–102.

51. Smith, U., *Impaired ('diabetic') insulin signaling and action occur in fat cells long before glucose intolerance—is insulin resistance initiated in the adipose tissue?* Int J Obes Relat Metab Disord, 2002. 26(7): p. 897–904.

52. Gardner, C.D., et al., *Comparison of the Atkins, Zone, Ornish, and LEARN diets for change in weight and related risk factors among overweight premenopausal women: the A TO Z Weight Loss Study: a randomized trial.* JAMA, 2007. 297(9): p. 969–77; McClain, A.D., et al., *dherence to a low-fat vs. low-carbohydrate diet differs by insulin resistance status.* Diabetes Obes Metab, 2013. 15(1): p. 87–90.

53. Zeevi, D., et al., *Personalized nutrition by prediction of glycemic responses.* Cell,

2015. 163(5): p. 1079–94.

54. Goodpaster, B.H., et al., *Skeletal muscle lipid content and insulin resistance: evidence for a paradox in endurance-trained athletes.* J Clin Endocrinol Metab, 2001. 86(12): p. 5755–61.

55. Bikman, B.T. and S.A. Summers, *Ceramides as modulators of cellular and whole-body metabolism.* J Clin Invest, 2011. 121(11): p. 4222–30.

56. Helge, J.W., et al., *Muscle ceramide content is similar after 3 weeks' consumption of fat or carbohydrate diet in a crossover design in patients with type 2 diabetes.* Eur J Appl Physiol, 2012. 112(3): p. 911–8.

57. Volek, J.S., et al., *Carbohydrate restriction has a more favorable impact on the metabolic syndrome than a low fat diet.* Lipids, 2009. 44(4): p. 297–309.

58. Teng, K.T., et al., *Palm olein and olive oil cause a higher increase in postprandial lipemia compared with lard but had no effect on plasma glucose, insulin and adipocytokines.* Lipids, 2011. 46(4): p. 381–8.

59. Ramsden, C.E., et al., *Use of dietary linoleic acid for secondary prevention of coronary heart disease and death: evaluation of recovered data from the Sydney Diet Heart Study and updated meta-analysis.* BMJ, 2013. 346: p. e8707; Gillman, M.W., et al., *Margarine intake and subsequent coronary heart disease in men.* Epidemiology, 1997. 8(2): p. 144–9; Ramsden, C.E., et al., *Re-evaluation of the traditional diet-heart hypothesis: analysis of recovered data from Minnesota Coronary Experiment (1968-73).* BMJ, 2016. 353: p. i1246.

60. Rhee, Y. and A. Brundt, *Flaxseed supplementation improved insulin resistance in obese glucose intolerant people: a randomized crossover design.* Nutr J, 2011. 10(44): p. 1–7.

61. Milder, J. and M. Patel, *Modulation of oxidative stress and mitochondrial function by the ketogenic diet.* Epilepsy Res, 2012. 100(3): p. 295–303; Forsythe, C.E., et al., *Comparison of low fat and low carbohydrate diets on circulating fatty acid composition and markers of inflammation.* Lipids, 2008. 43(1): p. 65–77.

62. Nazarewicz, R.R., et al., *Effect of short-term ketogenic diet on redox status of human blood.* Rejuvenation Res, 2007. 10(4): p. 435–40; Shimazu, T., et al., *Suppression of oxidative stress by beta-hydroxybutyrate, an endogenous histone deacetylase inhibitor.* Science, 2013. 339(6116): p. 211–4; Maalouf, M., et al., *Ketones inhibit mitochondrial production of reactive oxygen species production following glutamate excitotoxicity by increasing NADH oxidation.* Neuroscience,

2007. 145(1): p. 256–64; Kim, D.Y., et al., *Ketone bodies are protective against oxidative stress in neocortical neurons.* J Neurochem, 2007. 101(5): p. 1316–26; Facchini, F.S., et al., *Hyperinsulinemia: the missing link among oxidative stress and age-related diseases?* Free Radic Biol Med, 2000. 29(12): p. 1302–6; Krieger– Brauer, H.I. and H. Kather, *Human fat cells possess a plasma membrane-bound H2O2- generating system that is activated by insulin via a mechanism bypassing the receptor kinase.* J Clin Invest, 1992. 89(3): p. 1006–13; Evans, J.L., B.A. Maddux, and I.D. Goldfine, *The molecular basis for oxidative stress-induced insulin resistance.* Antioxid Redox Signal, 2005. 7(7–8): p. 1040–52.

63. Youm, Y.H., et al., *The ketone metabolite beta-hydroxybutyrate blocks NLRP3 inflammasome-mediated inflammatory disease.* Nat Med, 2015. 21(3): p. 263–9.

64. Bough, K.J., et al., *Mitochondrial biogenesis in the anticonvulsant mechanism of the ketogenic diet.* Ann Neurol, 2006. 60(2): p. 223–35.

65. Kim, D.Y., et al., *Ketone bodies are protective against oxidative stress in neocortical neurons.* J Neurochem, 2007. 101(5): p. 1316–26; Youm, Y.H., et al., *The ketone metabolite beta-hydroxybutyrate blocks NLRP3 inflammasome-mediated inflammatory disease.* Nat Med, 2015. 21(3): p. 263–9.

66. Edwards, C., N. Copes, and P.C. Bradshaw, *D-ss-hydroxybutyrate: an anti-aging ketone body.* Oncotarget, 2015. 6(6): p. 3477–8; Roberts, M.N., et al., *A Ketogenic Diet Extends Longevity and Healthspan in Adult Mice.* Cell Metab, 2018. 27(5): p. 1156.

67. Parker, B., et al., *Beta-hydroxybutyrate favorably alters muscle cell survival and mitochondrial bioenergetics.* FASEB J, 2017. 31.

68. Cahill, G.F., Jr., *Fuel metabolism in starvation.* Annu Rev Nutr, 2006. 26: p. 1–22.

69. Myette–Cote, E., et al., *Prior ingestion of exogenous ketone monoester attenuates the glycaemic response to an oral glucose tolerance test in healthy young individuals.* J Physiol, 2018. 596(8): p. 1385–95.

70. Benedict F.G. and E.P. Joslin, *A Study of Metabolism in Severe Diabetes.* Washington DC: Carnegie Institution of Washington, 1912.

71. Franssila–Kallunki, A. and L. Groop, *Factors associated with basal metabolic rate in patients with type 2 (non-insulin-dependent) diabetes mellitus.* Diabetologia, 1992. 35(10): p. 962–6; *Weight gain associated with intensive therapy in the diabetes control and complications trial. The DCCT Research Group.* Diabetes Care, 1988. 11(7): p. 567–73; Nathan, D.M., et al., *Medical management of*

hyperglycemia in type 2 diabetes: a consensus algorithm for the initiation and adjustment of therapy: a consensus statement of the American Diabetes Association and the European Association for the Study of Diabetes. Diabetes Care, 2009. 32(1): p. 193–203.

72. Srivastava, S., et al., *A ketogenic diet increases brown adipose tissue mitochondrial proteins and UCP1 levels in mice.* IUBMB Life, 2013. 65(1): p. 58–66; Srivastava, S., et al., *Mitochondrial biogenesis and increased uncoupling protein 1 in brown adipose tissue of mice fed a ketone ester diet.* FASEB J, 2012. 26(6): p. 2351–62.

73. Brehm, B.J., et al., *A randomized trial comparing a very low carbohydrate diet and a calorie-restricted low fat diet on body weight and cardiovascular risk factors in healthy women.* J Clin Endocrinol Metab, 2003. 88(4): p. 1617–23.

74. Sharman, M.J., et al., *A ketogenic diet favorably affects serum biomarkers for cardiovascular disease in normal-weight men.* J Nutr, 2002. 132(7): p. 1879–85.

75. Ebbeling, C.B., et al., *Effects of dietary composition on energy expenditure during weightloss maintenance.* JAMA, 2012. 307(24): p. 2627–34.

76. Ebbeling, C.B., et al., *Effects of a low carbohydrate diet on energy expenditure during weight loss maintenance: randomized trial.* BMJ, 2018. 363: p. k4583; Hall, K.D., et al., *Energy expenditure and body composition changes after an isocaloric ketogenic diet in overweight and obese men.* Am J Clin Nutr, 2016. 104(2): p. 324–33.

77. Sharman, M.J., et al., *A ketogenic diet favorably affects serum biomarkers for cardiovascular disease in normal-weight men.* J Nutr, 2002. 132(7): p. 1879–85.

78. Westman, E.C., et al., *Effect of a low-carbohydrate, ketogenic diet program compared to a low-fat diet on fasting lipoprotein subclasses.* Int J Cardiol, 2006. 110(2): p. 212–6.

79. Garvey, W.T., et al., *Effects of insulin resistance and type 2 diabetes on lipoprotein subclass particle size and concentration determined by nuclear magnetic resonance.* Diabetes, 2003. 52(2): p. 453–62.

80. Gardner, C.D., et al., *Comparison of the Atkins, Zone, Ornish, and LEARN diets for change in weight and related risk factors among overweight premenopausal women: the A TO Z Weight Loss Study: a randomized trial.* JAMA, 2007. 297(9): p. 969–77.

81. Mavropoulos, J.C., et al., *The effects of a low-carbohydrate, ketogenic diet on the polycystic ovary syndrome: a pilot study.* Nutr Metab (Lond), 2005. 2: p. 35.

82. Hamalainen, E.K., et al., *Decrease of serum total and free testosterone during a low-fat high-fibre diet.* J Steroid Biochem, 1983. 18(3): p. 369–70.

83. Molteni, R., et al., *A high-fat, refined sugar diet reduces hippocampal brain-derived neurotrophic factor, neuronal plasticity, and learning.* Neuroscience, 2002. 112(4): p. 803–14; Jurdak, N. and R.B. Kanarek, *Sucrose-induced obesity impairs novel object recognition learning in young rats.* Physiol Behav, 2009. 96(1): p. 1–5.

84. Young, K.W., et al., *A randomized, crossover trial of high-carbohydrate foods in nursing home residents with Alzheimer's disease: associations among intervention response, body mass index, and behavioral and cognitive function.* J Gerontol A Biol Sci Med Sci, 2005. 60(8): p. 1039–45.

85. Reger, M.A., et al., *Effects of beta-hydroxybutyrate on cognition in memory-impaired adults.* Neurobiol Aging, 2004. 25(3): p. 311–4.

86. Bredesen, D.E., *Reversal of cognitive decline: a novel therapeutic program.* Aging (Albany NY), 2014. 6(9): p. 707–17.

87. Berger, A., *Insulin resistance and reduced brain glucose metabolism in the aetiology of Alzheimer's disease.* J Insulin Resistance, 2016. 1(1).

88. Vanitallie, T.B., et al., *Treatment of Parkinson disease with diet-induced hyperketonemia: a feasibility study.* Neurology, 2005. 64(4): p. 728–30.

89. Cheng, B., et al., *Ketogenic diet protects dopaminergic neurons against 6-OHDA neurotoxicity via up-regulating glutathione in a rat model of Parkinson's disease.* Brain Res, 2009. 1286: p. 25–31.

90. Schnabel, T.G., *An experience with a ketogenic dietary in migraine.* Ann Intern Med, 1928. 2(4): p. 341–7.

91. Barborka, C.J., *Migraine: results of treatments by ketogenic diet in fifty cases.* JAMA, 1930. 95(24): p. 1825–8.

92. Di Lorenzo, C., et al., *Diet transiently improves migraine in two twin sisters: possible role of ketogenesis?* Funct Neurol, 2013. 28(4): p. 305–8.

93. Dexter, J.D., J. Roberts, and J.A. Byer, *The five hour glucose tolerance test and effect of low sucrose diet in migraine.* Headache, 1978. 18(2): p. 91–4.

94. Austin, G.L., et al., *A very low-carbohydrate diet improves gastroesophageal reflux and its symptoms.* Dig Dis Sci, 2006. 51(8): p. 1307–12.

95. Yancy, W.S., Jr., D. Provenzale, and E.C. Westman, *Improvement of gastroesophageal reflux disease after initiation of a low-carbohydrate diet: five brief case reports.* Altern Ther Health Med, 2001. 7(6): p. 120, 116–9.

96. Hermanns–Le, T., A. Scheen, and G.E. Pierard, *Acanthosis nigricans associated with insulin resistance: pathophysiology and management.* Am J Clin Dermatol, 2004. 5(3): p. 199–203.

97. Paoli, A., et al., *Nutrition and acne: therapeutic potential of ketogenic diets.* Skin Pharmacol Physiol, 2012. 25(3): p. 111–7.

98. Fomin, D.A., B. McDaniel, and J. Crane, *The promising potential role of ketones in inflammatory dermatologic disease: a new frontier in treatment research.* J Dermatolog Treat, 2017: p. 1–16.

99. Tatar, M., A. Bartke, and A. Antebi, *The endocrine regulation of aging by insulin-like signals.* Science, 2003. 299(5611): p. 1346–51.

100. Li, Y., L. Liu, and T.O. Tollefsbol, *Glucose restriction can extend normal cell lifespan and impair precancerous cell growth through epigenetic control of hTERT and p16 expression.* FASEB J, 2010. 24(5): p. 1442–53; Mair, W. and A. Dillin, *Aging and survival: the genetics of life span extension by dietary restriction.* Annu Rev Biochem, 2008. 77: p. 727–54; Anderson, R.M., et al., *Yeast life-span extension by calorie restriction is independent of NAD fluctuation.* Science, 2003. 302(5653): p. 2124–6.

101. Yancy, W.S., Jr., et al., *A low-carbohydrate, ketogenic diet versus a low-fat diet to treat obesity and hyperlipidemia: a randomized, controlled trial.* Ann Intern Med, 2004. 140(10): p. 769–77; Gasior, M., M.A. Rogawski, and A.L. Hartman, *Neuroprotective and diseasemodifying effects of the ketogenic diet.* Behav Pharmacol, 2006. 17(5–6): p. 431–9; Wijsman, C.A., et al., *Familial longevity is marked by enhanced insulin sensitivity.* Aging Cell, 2011. 10(1): p. 114–21.

第十六章　常规手段：药物与手术

1. Bhatti, J.A., et al., *Self-harm emergencies after bariatric surgery: a population-based cohort study.* JAMA Surg, 2015: p. 1–7.

2. Odom, J., et al., *Behavioral predictors of weight regain after bariatric surgery.* Obes Surg, 2010. 20(3): p. 349–56.

3. Wickremesekera, K., et al., *Loss of insulin resistance after Roux-en-Y gastric bypass surgery: a time course study.* Obes Surg, 2005. 15(4): p. 474–81.

4. Zhu, Y., et al., *Evaluation of insulin resistance improvement after laparoscopic sleeve gastrectomy or gastric bypass surgery with HOMA-IR.* Biosci Trends, 2017. 11(6): p. 675–81.

5. Stefater, M.A., et al., *All bariatric surgeries are not created equal: insights from mechanistic comparisons*. Endocr Rev, 2012. 33(4): p. 595–622.

6. Saliba, C., et al., *Weight regain after sleeve gastrectomy: a look at the benefits of re-sleeve*. Cureus, 2018. 10(10): p. e3450.

第十七章　行动方案：从研究成果到实际行动

1. Johnson, J.L., et al., *Identifying prediabetes using fasting insulin levels*. Endocr Pract, 2010. 16(1): p. 47–52.

2. Crofts, C., et al., *Identifying hyperinsulinaemia in the absence of impaired glucose tolerance: An examination of the Kraft database*. Diabetes Res Clin Pract, 2016. 118: p. 50–7.

3. Hayashi, T., Boyko, E.J., Sato, K.K., et al., *Patterns of insulin concentration during the OGTT predict the risk of type 2 diabetes in Japanese Americans*. Diabetes Care, 2013. 36: p. 1229–1235.

4. Westman, E.C. and M.C. Vernon, *Has carbohydrate-restriction been forgotten as a treatment for diabetes mellitus? A perspective on the ACCORD study design*. Nutr Metab (Lond), 2008. 5: p. 10.

5. Grontved, A., et al., *A prospective study of weight training and risk of type 2 diabetes mellitus in men*. Arch Intern Med, 2012. 172(17): p. 1306–12.

6. Segerstrom, A.B., et al., *Impact of exercise intensity and duration on insulin sensitivity in women with T2D*. Eur J Intern Med, 2010. 21(5): p. 404–8.

7. Ismail, A.D., et al., *The effect of short duration resistance training on insulin sensitivity and muscle adaptations in overweight men*. Exp Physiol, 2019.

8. Walton, C.M., et al., *Improvement in glycemic and lipid profiles in type 2 diabetics with a 90-day ketogenic diet*. J Diabetes Res, 2019. 2019: p. 8681959.

9. Bolton, R.P., et al., *The role of dietary fiber in satiety, glucose, and insulin: studies with fruit and fruit juice*. Am J Clin Nutr, 1981 34(2): 211–7.

10. Liatis, S., et al., *Vinegar reduces postprandial hyperglycaemia in patients with type II diabetes when added to a high, but not to a low, glycaemic index meal*. Eur J Clin Nutr, 2010. 64(7): p. 727–32; Johnston, C.S., C.M. Kim, and A.J. Buller, *Vinegar improves insulin sensitivity to a high-carbohydrate meal in subjects with insulin resistance or type 2 diabetes*. Diabetes Care, 2004. 27(1): p. 281–2.

11. Johnston, C.S., A.M. White, and S.M. Kent, *Preliminary evidence that regular vinegar ingestion favorably influences hemoglobin A1c values in individuals with*

type 2 diabetes mellitus. Diabetes Res Clin Pract, 2009. 84(2): p. e15–7.

12. White, A.M. and C.S. Johnston, *Vinegar ingestion at bedtime moderates waking glucose concentrations in adults with well-controlled type 2 diabetes.* Diabetes Care, 2007. 30(11): p. 2814–5.

13. Maioli, M., et al., *Sourdough-leavened bread improves postprandial glucose and insulin plasma levels in subjects with impaired glucose tolerance.* Acta Diabetol, 2008. 45(2): p. 91–6.

14. Lappi, J.S., et al., *Sourdough fermentation of wholemeal wheat bread increases solubility of arabinoxylan and protein and decreases postprandial glucose and insulin responses.* J Cereal Sci, 2010. 51(1): p. 152–8.

15. Ostman, E.M., H.G. Liljeberg Elmstahl, and I.M. Bjorck, *Inconsistency between glycemic and insulinemic responses to regular and fermented milk products.* Am J Clin Nutr, 2001. 74(1): p. 96–100.

16. Ostadrahimi, A., et al., *Effect of probiotic fermented milk (kefir) on glycemic control and lipid profile in type 2 diabetic patients: a randomized double-blind placebo-controlled clinical trial.* Iran J Public Health, 2015. 44(2): p. 228–37.

17. An, S.Y., et al., *Beneficial effects of fresh and fermented kimchi in prediabetic individuals.* Ann Nutr Metab, 2013. 63(1–2): p. 111–9.

18. Cheon, J.M., D.I. Kim, and K.S. Kim, *Insulin sensitivity improvement of fermented Korean Red Ginseng (Panax ginseng) mediated by insulin resistance hallmarks in old-aged ob/ob mice.* J Ginseng Res, 2015. 39(4): p. 331–7; Kwon, D.Y., et al., *Long-term consumption of fermented soybean-derived Chungkookjang attenuates hepatic insulin resistance in 90% pancreatectomized diabetic rats.* Horm Metab Res, 2007. 39(10): p. 752–7.

19. Ruan, Y., et al., *Effect of probiotics on glycemic control: a systematic review and metaanalysis of randomized, controlled trials.* PLoS One, 2015. 10(7): p. e0132121.

20. Morton, R.W., et al., *A systematic review, meta-analysis and meta-regression of the effect of protein supplementation on resistance training-induced gains in muscle mass and strength in healthy adults.* Br J Sports Med, 2018. 52(6): p. 376–84; Muller, W.A., G.R. Faloona, and R.H. Unger, *The effect of alanine on glucagon secretion.* J Clin Invest, 1971. 50(10): p. 2215–8; Unger, R.H., *Insulin-glucagon ratio.* Isr J Med Sci, 1972. 8(3): p. 252–7.

21. Traylor, D.A., S.H.M. Gorissen, and S.M. Phillips, *Perspective: protein requirements and optimal intakes in aging: are we ready to recommend more than the*

recommended daily allowance? Adv Nutr, 2018. 9(3): p. 171–82.

22. Hoffman, J.R. and M.J. Falvo, *Protein—which is best?* J Sports Sci Med, 2004. 3(3): p. 118–30.

23. Holmberg, S. and A. Thelin, *High dairy fat intake related to less central obesity: a male cohort study with 12 years' follow-up.* Scand J Prim Health Care, 2013. 31(2): p. 89–94.

24. Yakoob, M.Y., et al., *Circulating biomarkers of dairy fat and risk of incident diabetes mellitus among us men and women in two large prospective cohorts.* Circulation, 2016. 133(17): p. 1645–54.

25. Humphries, S., H. Kushner, and B. Falkner, *Low dietary magnesium is associated with insulin resistance in a sample of young, nondiabetic Black Americans.* Am J Hypertens, 1999. 12(8 Pt 1): p. 747–56; Paolisso, G. and E. Ravussin, *Intracellular magnesium and insulin resistance: results in Pima Indians and Caucasians.* J Clin Endocrinol Metab, 1995. 80(4): p. 1382–5.

26. Paolisso, G., et al., *Daily magnesium supplements improve glucose handling in elderly subjects.* Am J Clin Nutr, 1992. 55(6): p. 1161–7.

27. Rodriguez–Moran, M. and F. Guerrero–Romero, *Oral magnesium supplementation improves insulin sensitivity and metabolic control in type 2 diabetic subjects: a randomized double-blind controlled trial.* Diabetes Care, 2003. 26(4): p. 1147–52.

28. Guerrero–Romero, F., et al., *Oral magnesium supplementation improves insulin sensitivity in non-diabetic subjects with insulin resistance. A double-blind placebo-controlled randomized trial.* Diabetes Metab, 2004. 30(3): p. 253–8.

29. Morris, B.W., et al., *Chromium supplementation improves insulin resistance in patients with type 2 diabetes mellitus.* Diabet Med, 2000. 17(9): p. 684–5.

30. Blouet, C., et al., *Dietary cysteine alleviates sucrose-induced oxidative stress and insulin resistance.* Free Radic Biol Med, 2007. 42(7): p. 1089–97.

31. Shalileh, M., et al., *The influence of calcium supplement on body composition, weight loss and insulin resistance in obese adults receiving low calorie diet.* J Res Med Sci, 2010. 15(4): p. 191–201.

32. Zemel, M.B., et al., *Effects of calcium and dairy on body composition and weight loss in African-American adults.* Obes Res, 2005. 13(7): p. 1218–25.

33. Zemel, M.B., et al., *Calcium and dairy acceleration of weight and fat loss during energy restriction in obese adults.* Obes Res, 2004. 12(4): p. 582–90.

34. Pereira, M.A., et al., *Dairy consumption, obesity, and the insulin resistance*

syndrome in young adults: the CARDIA Study. JAMA, 2002. 287(16): p. 2081–9.

35. Chiu, K.C., et al., *Hypovitaminosis D is associated with insulin resistance and beta cell dysfunction.* Am J Clin Nutr, 2004. 79(5): p. 820–5.

36. von Hurst, P.R., W. Stonehouse, and J. Coad, *Vitamin D supplementation reduces insulin resistance in South Asian women living in New Zealand who are insulin resistant and vitamin D deficient—a randomised, placebo-controlled trial.* Br J Nutr, 2010. 103(4): p. 549–55.

37. Islam, M.R., *Zinc supplementation for improving glucose handling in pre-diabetes: A double blind randomized placebo controlled pilot study.* Diabetes Res Clin Prac, 2016. 115: p. 39–46.

38. Roshanravan, N., et al., *Effect of zinc supplementation on insulin resistance, energy and macronutrients intakes in pregnant women with impaired glucose tolerance.* Iran J Public Health, 2015. 44(2): p. 211–7.

39. Avena, N.M., P. Rada, and B.G. Hoebel, *Evidence for sugar addiction: behavioral and neurochemical effects of intermittent, excessive sugar intake.* Neurosci Biobehav Rev, 2008. 32(1): p. 20–39.

40. Hutchison, A.T. and L.K. Heilbronn, *Metabolic impacts of altering meal frequency and timing—Does when we eat matter?* Biochimie, 2016. 124: p. 187–97.